Fortschritte der Onkologie · Band 8

Renate Ziegenbein

# Tumor-Marker
Neue Aspekte für die Labordiagnostik

Fortschritte der Onkologie · Band 8

**Renate Ziegenbein**

# Tumor-Marker

# Neue Aspekte für die Labordiagnostik

Herausgegeben am Zentralinstitut für Krebsforschung
der Akademie der Wissenschaften der DDR, Berlin-Buch
von
S. Eckardt, Budapest; A. Graffi, Berlin-Buch;
E. Magdon, Berlin-Buch; Th. Matthes, Berlin-Buch;
St. Tanneberger, Berlin-Buch; H. Wrba, Wien

Mit 15 Abbildungen und 42 Tabellen

AKADEMIE-VERLAG · BERLIN
1982

Dr. sc. nat. Renate Ziegenbein
Zentralinstitut für Krebsforschung
der AdW der DDR, Berlin-Buch

ISSN 0323-5084

Erschienen im Akademie-Verlag, DDR-1086 Berlin, Leipziger Straße 3–4
Lektor: Christiane Grunow

Lizenznummer: 200 · 100/529/82
Einband und Schutzumschlag: Rolf Kunze
Gesamtherstellung: VEB Druckhaus „Maxim Gorki", 7400 Altenburg
Bestell-Nr.: 7629631 (2165/8) · LSV 2725
Printed in GDR
DDR 32,– M

# Inhalt

# Einführung

Die frühzeitige Erkennung einer malignen Erkrankung bildet nach wie vor eines der Hauptprobleme der Medizin, von dessen Lösung weitgehend die Verbesserung der Kurabilität der Erkrankung abhängt. Große Hoffnungen werden in diesem Zusammenhang an die Entwicklung biochemischer Methoden geknüpft. Neben der notwendigen Grundlagenforschung, z. B. zur biochemischen Charakterisierung präneoplastischer Zustände und zur Erfassung pathobiochemischer Veränderungen im Zusammenhang mit der Kanzerogenese, ist die Suche nach Indikatorsubstanzen maligner Erkrankungen in Körperflüssigkeiten und die Entwicklung zu ihrer Quantifizierung ausreichend empfindlicher und spezifischer Analysenverfahren von entscheidender Bedeutung. Die Untersuchungen dei letzten zwei Jahrzehnte haben zur Entdeckung einer ganzen Reihe von Substanzen geführt, deren Konzentrationsverhalten in Körperflüssigkeiten Korrelationen zum malignen Prozeß aufweist. Für diese Substanzen hat sich der Begriff „Tumor-Marker" herausgebildet. Ihrer Einführung in die Labordiagnostik stehen heute noch vielfach Schwierigkeiten auf analytischem Gebiet entgegen. Außerdem ist auch ihre verbesserte Tumorspezifität und Nachweisempfindlichkeit nicht ausreichend für eine Erkennung der malignen Erkrankung im Frühstadium. Die klinischen Erfahrungen mit einer Reihe von Tumor-Markern haben vielmehr gezeigt, daß ihnen überwiegend Bedeutung für die Therapie- und Verlaufskontrolle zukommt. Mit Hilfe bestimmter Parameterkombinationen lassen sich auch differentialdiagnostische Fragen beantworten. Für Screening-Untersuchungen im Sinne von „Krebstests" sind sie dagegen nicht geeignet.

Trotz vieler Einschränkungen ist dieser noch relativ jungen Entwicklung eine große Bedeutung beizumessen. Sie hat uns zu dem Versuch ermutigt, den gegenwärtigen Stand auf diesem Gebiet zu analysieren und künftige Möglichkeiten und Tendenzen einzuschätzen.

Die Anzahl der Substanzen, für die Tumor-Marker-Eigenschaften nachgewiesen worden sind, ist sehr groß, und ihre jeweiligen Beziehungen zum Tumor sind, soweit bekannt, vielfältiger Natur. Es ist daher gegenwärtig außerordentlich schwierig, eine Gruppierung zu finden, die allen Kriterien gerecht wird. Die vorliegende Einteilung nach Substanzgruppen berücksichtigt am besten vorhandene Ähnlichkeiten in Herkunft und Verhalten. Bei der Vielzahl von Fakten ist keine enzyklopädische Vollständigkeit zu erwarten.

# 1. Allgemeine Betrachtungen

## *1.1. Zur Situation der Labordiagnostik*

Die gebräuchlichen Laborparameter sind, auf Tumorerkrankungen bezogen, im allgemeinen unspezifisch. Pathologische Konzentrationen sind meist Ausdruck von Malfunktionen oder Dysfunktionen verschiedener Organe, oder sie sind das Resultat zellschädigender Einflüsse. In ihrer Anwendung auf Tumorpatienten beschränkt sich ihre klinische Aussagefähigkeit daher im wesentlichen auf die Funktionsfähigkeit einzelner Organe, z. B. zur Einschätzung der prätherapeutischen Belastbarkeit des Patienten, zur Erkennung von Begleiterkrankungen und zur Feststellung therapie- und unter Umständen tumorbedingter Organschäden.

Mit der Entdeckung von Substanzen mit Tumor-Marker-Eigenschaften sind die labordiagnostischen Möglichkeiten beim Tumorpatienten spezifischer geworden. Ihr Nachweis und ihre Bestimmung in Körperflüssigkeiten wurden erst möglich durch die Entwicklung empfindlicher Bestimmungsmethoden, z. B. Radioimmunoassays. Sie sind rund eine Million mal empfindlicher als die herkömmlichen Eiweiß- und Enzymbestimmungsmethoden, reichen aber trotzdem noch nicht aus, um die Substanzmengen zu erfassen, die im Frühstadium der Erkrankung im Blut zirkulieren. Ihre Nachweisgrenze liegt in der Größenordnung von µg/l und eine sichere Abgrenzung von pathologischen Veränderungen benigner Ursache ist meist nur bei höheren Konzentrationen möglich, wo der Tumor bereits manifest ist. Die Verfolgung der Konzentrationsveränderungen dieser Parameter im Serum eignet sich aber ausgezeichnet zur Therapie- und Verlaufskontrolle von Tumorpatienten, da ihre Bildung und Freisetzung in die Zirkulation direkt mit dem malignen Prozeß in Beziehung stehen.

Die klinische Bedeutung von Substanzen mit Tumor-Markerfunktionen wird durch folgende Eigenschaften verdeutlicht, die allerdings im Einzelfall mehr oder weniger ausgeprägt und vollständig sind:

Die zirkulierende Menge dieser Substanzen

- steht in einer eindeutigen Beziehung zur malignen Erkrankung und erlaubt die Abgrenzung benigner Veränderungen,
- ermöglicht Aussagen zur Tumorlokalisation, zum Tumortyp und zum Stadium der Erkrankung,
- zeigt therapiebedingte Veränderungen an,
- spricht auf die Entwicklung von Metastasen und Rezidiven an,
- erlaubt prognostische Schlußfolgerungen.

Es sind inzwischen sehr viele Parameter mit Tumor-Marker-Eigenschaften beschrieben worden. Nicht alle genügen strengeren Maßstäben. Erst sehr wenig haben Eingang in die klinische Praxis gefunden. Das liegt zum Teil an den noch erheblichen Schwierigkeiten auf analytischem Gebiet, häufig sind auch die Aussagen noch nicht ausreichend durch klinische Studien abgesichert. In Zukunft dürften jedoch mit einer Palette derartiger Parameter gezielte Informationen zum Krankheitsverlauf bei Tumorpatienten zu erhalten sein.

## 1.2. *Zur Herkunft zirkulierender Tumor-Marker*

Für den Begriff „Tumor-Marker" fehlt gegenwärtig noch jede einschränkende Definition. Er wird auf alle Substanzen angewendet, deren Konzentrationsveränderungen in Körperflüssigkeiten Beziehungen zu malignen Prozessen im Organismus zeigen, auch wenn noch keine pathobiochemischen Zusammenhänge erkennbar sind. Dabei kann es sich grundsätzlich um Substanzen handeln, die entweder direkt aus der Tumorzelle stammen (tumor derived products), oder um solche, deren Bildung bzw. Freisetzung aus anderen Geweben vom Tumor unmittelbar beeinflußt wird (tumor associated products).

Häufig werden nur die „tumor derived products" als eigentliche Tumor-Marker betrachtet. Hier sind zu unterscheiden die speziellen Syntheseprodukte der Tumorzelle und Stoffwechselsubstanzen, die auf Grund des veränderten Tumorstoffwechsels in

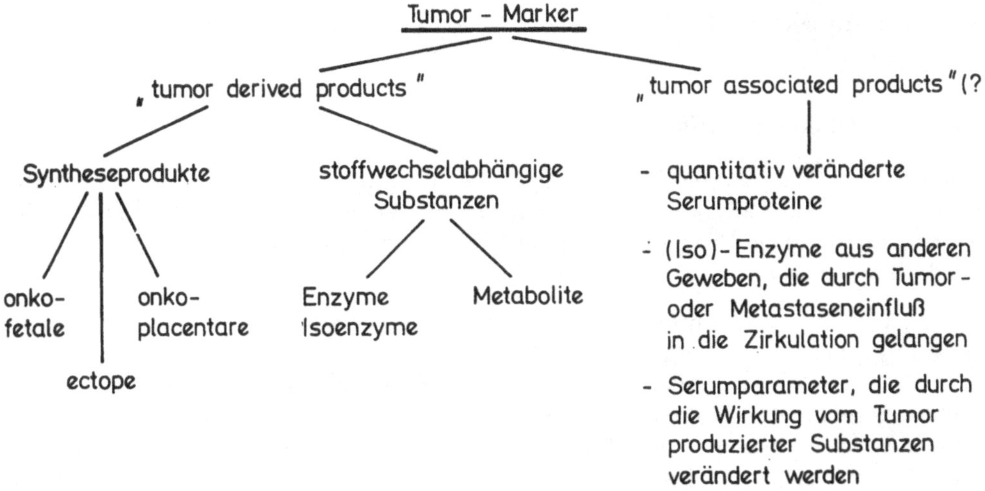


Abb. 1. Substanzen mit Tumor-Marker-Eigenschaften — Übersicht

ihrer Konzentration verändert sind (s. Abb. 1). In den Syntheseleistungen kann sich die Tumorzelle sehr deutlich von der Normalzelle abgrenzen. Folgende Gruppen vom Tumor produzierter Substanzen sind bekannt:

1. Onkofetale (karzinoembryonale, phasenspezifische) Proteine (Antigene) und Isoenzyme

Zu dieser Gruppe gehören die markantesten Vertreter der Tumor-Marker. Es sind durchweg Substanzen, die physiologisch in frühen Entwicklungsphasen, z. B. in der Embryonal- und Fetalperiode, in bestimmten Geweben gebildet werden und deren Synthese postnatal eingestellt oder stark vermindert wird. Im Zusammenhang mit einer malignen Entartung der adulten Gewebe kann ihre Synthese erneut einsetzen oder sich signifikant verstärken. Ihre gleichzeitige Sekretion in die Zirkulation verleiht ihnen den Status echter biochemischer Tumor-Indikatoren. Leider wird ihre Tumorspezifität eingeschränkt durch die Tatsache, daß auch in entzündlich veränderten Geweben eine gesteigerte Synthese

dieser Substanzen eintreten kann, die jedoch quantitativ nicht das Ausmaß der Bildung in Tumorgeweben erreicht. Als Ursache für die Bildung fetaler Proteine in Tumorgeweben wird im allgemeinen eine Derepression in der reifen Zelle reprimierter Gene angenommen.
Zu dieser Gruppe gehören die „klassischen“ Tumor-Marker: das Carcinoembryonale Antigen (CEA) und das Alpha-Fetoprotein (AFP). Diese beiden Substanzen sind mit Abstand klinisch und biochemisch am eingehendsten untersucht worden. Sie gehören zu den eingeführten Laborparametern.

2. Onkoplazentale Substanzen

Verschiedene Tumorgewebe sind in der Lage, Substanzen zu bilden, wie sie in gleicher oder ähnlicher Form nur in der Plazenta synthetisiert werden. Hierzu gehören vor allem das schwangerschaftsspezifische Beta-1-Glykoprotein, die Plazenta-typischen alkalischen Phosphatasen und das humane Choriongonadotropin (HCG). Über die pathobiochemischen Ursachen der Synthese von Plazenta-Produkten in Tumorzellen ist noch nichts bekannt.

3. Ektope Produkte der Tumorzelle

Ebenfalls unbekannt sind die Mechanismen, die in Tumorzellen zur Synthese von Substanzen mit Proteincharakter führen, die in den vergleichbaren normalen Zellen nicht gebildet werden. Es sind neben bestimmten Tumorproteinen bzw. -antigenen vor allem spezielle Isoenzymformen und Hormone.

Der in Richtung einer erhöhten Zellproliferation ausgerichtete Stoffwechsel der Tumorzelle bedingt mehr oder weniger ausgeprägte quantitative Veränderungen im Enzymprofil. Das äußert sich besonders in einer Aktivitätszunahme der Enzyme der Glykolyse sowie der Protein- und Nukleinsäuresynthese. Die Enzyme der entsprechenden katabolen Stoffwechselwege und der Glukoneogenese sind häufig vermindert. Die mit der Stoffwechselregulation in Beziehung stehende Isoenzymzusammensetzung entspricht in Tumorzellen häufig der in den undifferenzierten Vorstufen der Zelle. Diese Isoenzyme sind meist weniger abhängig von äußeren Einflüssen, wie Nahrung und Hormonen. Auf Grund der erhöhten Permeabilität der Tumorzellmembran oder deren therapie- bzw. nekrosebedingter Zerstörung, gelangen die Tumor-Enzyme bzw. -Isoenzyme in die Zirkulation. Ihr Aussagewert für Tumorerkrankungen wird jedoch durch ihre Unspezifität beeinträchtigt. Bedingt durch das veränderte Enzymprofil kann es aber in der Tumorzelle zu einem verstärkten Anfall bestimmter Metabolite kommen, die eine eindeutigere Unterscheidung von der normalen Zelle erlauben, häufig jedoch nicht tumor-, sondern nur proliferationsspezifisch sind. Ein charakteristisches Beispiel hierfür ist die mit der Stimulierung der RNS-Synthese in Zusammenhang stehende Bildung der Polyamine.

Im Gegensatz zu diesen Substanzen, deren Herkunft aus der Tumorzelle erwiesen ist, wurden bei den „tumor associated products“ Zusammenhänge zwischen Konzentrationsverhalten und malignem Prozeß häufig nur empirisch ermittelt. Da diese Veränderungen sekundär vom Tumor beeinflußt werden, sind pathobiochemische Korrelationen schwieriger zu erkennen. Ob für diese Substanzen die Bezeichnung „Tumor-Marker“ gerechtfertigt ist, wird zunächst eine Streitfrage bleiben. Auf jeden Fall werden sie als Parameter, deren Konzentrationen in Körperflüssigkeiten sich im Zusammenhang mit einem malignen Prozeß verändern, hier behandelt. Dazu gehören

- die tumorbedingten quantitativen Unterschiede in den normalen Serumproteinen,
- die Freisetzung von organtypischen Enzymen und Isoenzymen durch Metastaseneinwirkung und
- die Beeinflussung bestimmter Parameter durch vom Tumor produzierte Hormone.

Für die Beschreibung der einzelnen Tumormarker wurde die Anordnung nach Substanzklassen gewählt, da sie der labordiagnostischen Betrachtungsweise am besten entspricht. Außerdem ließ sich hierdurch weitgehend vermeiden, einzelne Parameter mehreren Tumor-Marker-Gruppen zuordnen zu müssen. Durchbrochen wurde dieses Prinzip nur im Interesse gegebener Zusammenhänge.

# Tumor-Marker — Biochemische Charakterisierung und klinische Bedeutung

## 2. Tumor-Proteine

### *2.1. Onkofetale Proteine*

Obwohl zahlreiche dieser, auch als phasenspezifische Proteine bezeichneten Substanzen inzwischen beschrieben worden sind, haben bislang nur das Alpha-Fetoprotein (AFP) und das Carcinoembryonale Antigen (CEA) Eingang in die Labordiagnostik gefunden (Übersicht s. Tab. 1). Die molekularen und biochemischen Eigenschaften dieser Proteine und ihre klinische Aussagefähigkeit wurden in den letzten Jahren intensiv untersucht. Für ihre Bestimmung liegen eine Reihe kommerzieller Test-Kits vor. Für die übrigen onkofetalen Proteine ist die Analytik vorerst noch mangelhaft entwickelt, was als das entscheidende Hindernis für ihre klinische Anwendung anzusehen ist.

Tabelle 1. Onkofetale Proteine

| Bezeichnung | Abkürzung | Vorkommen | |
|---|---|---|---|
| | | fetales Gewebe | malignes Gewebe |
| Alpha-Fetoprotein | AFP | Leber<br>Dottersack | Leber-Ca<br>Dottersack-Tumoren |
| Carcinoembryonales Antigen | CEA | Gastrointestinaltrakt | Dickdarm-Ca u. a. |
| Alpha-2-H-Fetoprotein | A2HF | Leber<br>Serum | Leber-Ca |
| Beta-S-Fetoprotein | BSF | Leber<br>Serum | Leber-Ca |
| Gamma-Fetoprotein | GFP | Colon<br>Jejunum<br>Milz<br>Thymus | verschiedene |
| Beta-Onkofetalantigen | BOFA | Dünndarm<br>Lunge<br>Leber<br>Niere | Colon-Ca<br>Bronchial-Ca<br>Leber-Ca<br>Mamma-Ca<br>Pankreas-Ca |
| Colon-spezifisches Antigen p | CSAP | Dünndarm | Colon-Ca<br>Ovarial-Ca |
| Pankreas-Onkofetalprotein | POP | Pankreas | Pankreas-Ca |
| Fetales Sulfoglykoprotein-Antigen | FSA | Gastrointestinaltrakt | Magensaft<br>bei Magen-Ca |
| Carcinofetales Glia-Antigen | CFGA | Hirn | Glioblastome<br>Astrocytome |

### 2.1.1. Alpha-Fetoprotein (AFP)

AFP ist ein Glykoprotein mit einem Molgewicht zwischen 61000 und 75000 D. Sein Kohlenhydratgehalt beträgt 3—4,3% und besteht vorwiegend aus Mannose, Galaktose, Glukosamin und Sialinsäure, mit einem Hexose-Hexosamin-Sialinsäureverhältnis von 2,2:1,2:0,9. Den Proteinanteil bildet eine einfache Polypeptidkette, deren N-terminales Ende aufgeklärt wurde. Die elektrophoretische Beweglichkeit des AFP ist die eines Alpha-1-Globulins.

AFP-Präparationen unterschiedlicher Herkunft waren biochemisch und immunologisch identisch. Strukturelle Unterschiede in der Kohlenhydratkomponente und die Neigung des AFP zur Aggregation zu Di- und Trimeren führen zu einer elektrophoretisch und chromatographisch nachweisbaren Mikroheterogenität. Das Auftreten genetischer Varianten ist jedoch nicht eindeutig bewiesen (SMITH u. KELLEHER 1980).

AFP ist relativ hitzestabil und bei Tieftemperaturlagerung über Jahre haltbar (Übersicht s. LAMERZ u. FATEH-MOGHADAM 1975a).

Physiologisch wird AFP in der frühen Embryogenese zuerst im Dottersack, später in der fetalen Leber gebildet. Hier erfolgt die maximale Synthese zwischen der 14. und 20. Gestationswoche, wobei 19—26 µg AFP/Min. gebildet werden. Während dieser Zeit wird mit 3—4 g/l die höchste AFP-Konzentration im Fetalserum erreicht. Über Niere und Harn des Feten gelangt AFP in das Fruchtwasser und über die Plazenta in den mütterlichen Kreislauf. Während die zeitlichen Veränderungen der AFP-Konzentrationen in Fetalserum und Fruchtwasser parallel verlaufen, erreicht der AFP-Wert im mütterlichen Serum sein Maximum erst in der 35.—38. Schwangerschaftswoche. Das Konzentrationsgefälle zwischen fetalem Serum, Fruchtwasser und mütterlichem Serum beträgt in den jeweiligen Maxima normalerweise 10000:100:1. Bei pathologischer Schwangerschaft oder verschiedenen Formen fetaler Mißbildungen kommt es zu Abweichungen in den AFP-Konzentrationen der einzelnen Verteilungsräume, woraus sich entsprechende Möglichkeiten für die pränatale Diagnostik ergeben. (Übersicht s. NØRGAARD-PEDERSEN 1976)

Postnatal ist die AFP-Synthese nur noch in minimalem Umfang vorhanden, woraus beim gesunden Erwachsenen AFP-Serumkonzentrationen von maximal etwa 20 µg/l resultieren. Die Halbwertszeit des AFP im Blut beträgt 5—6 Tage.

Maligne oder entzündliche Veränderungen der Zellen, die während der Fetalperiode AFP bilden, können eine erneute Zunahme der AFP-Synthese bewirken. Sie wird daher in erster Linie beobachtet

— in maligne und entzündlich veränderten Leberzellen und
— in Keimzelltumoren mit Dottersackkomponenten.

Hieraus ergibt sich die Lokalisationsspezifität des AFP für primäre Leberzell-Karzinome und Keimzelltumoren, vor allem endotermale Sinustumoren.

In fetaler Leber und in embryonalen Lebertumoren (Hepatoblastome), die ausschließlich in der frühen Kindheit auftreten, ist eine AFP-Bildung in nahezu allen Zellen nachweisbar. In hepatozellulären Karzinomen sowie in regenerierender Leber unter dem Einfluß entzündlicher Prozesse findet sich dagegen stets nur eine begrenzte Anzahl AFP-produzierender Zellen (ca. 5—20%). Es wird vermutet, daß es sich dabei um einen Zelltyp mit einer dem Embryonalzustand entsprechenden Differenzierungsstufe handelt.

Das in den Gewebszellen gebildete AFP wird in das Blut sezerniert. Untersuchungen über einen Zusammenhang zwischen Tumorgröße, AFP-Gehalt von Tumorgeweben und AFP-Serumkonzentration ergaben nur eine Beziehung zwischen Serumspiegel und

Gesamt-AFP-Gehalt des Tumors, wobei letzterer nicht der Tumorgröße proportional ist, so daß sich aus der jeweiligen Serumkonzentration keine Schlüsse auf die Tumorgröße ableiten lassen (LEHMANN u. LEHMANN 1974). Nach Xenotransplantation menschlicher Leberkarzinomzellen in Nude-Mäuse ließ sich eine positive Korrelation zwischen Wachstumsgeschwindigkeit, cytologischer Differenzierung und AFP-Synthese feststellen (HIROHASHI u. a. 1979).

Die *klinische Aussagefähigkeit* des AFP ist auf Grund zahlreicher Untersuchungen gut einschätzbar (Übersicht s. WEPSIC u. KIRKPATRICK 1979).

Im Zusammenhang mit Lebererkrankungen wurden erhöhte AFP-Konzentrationen im Serum beobachtet

- bei 80—90% der Patienten mit primärem Leberzellkarzinom,
- mit wesentlich geringeren und in den Angaben sehr unterschiedlichen Trefferquoten bei Patienten mit extrahepatischen, vorwiegend gastrointestinalen Karzinomen mit Lebermetastasen und
- bei Patienten mit akuten Hepatitiden und Zirrhosen.

Bei Patienten mit primären Leberzellkarzinomen wurden die höchsten AFP-Konzentrationen im Serum gemessen. Sie können sich über 7 Zehnerpotenzen erstrecken. Bei den anderen Erkrankungen sind die AFP-Konzentrationen wesentlich niedriger, so daß sich hieraus gewisse Differenzierungsmöglichkeiten ableiten lassen. Nähere Angaben hierzu sind der Tab. 2 zu entnehmen. Benigne Lebererkrankungen lassen sich außerdem von den malignen dadurch abgrenzen, daß bei ihnen meist nur eine vorübergehende AFP-Erhöhung auftritt, während bei den malignen eine Verminderung nur nach einem entsprechenden therapeutischen Eingriff beobachtet wird.

Tabelle 2. AFP-Konzentrationen im Serum bei malignen und benignen Lebererkrankungen (nach POLTERAUER u. a. 1979)

| AFP (μg/l): | < 10 | 10—215 | 215—7500 | > 7500 |
|---|---|---|---|---|
| Gesunde | ca. 100% | | | |
| Leberzirrhose/Hepatitis | ca. 80% | ca. 15% | ca. 5% | |
| Extrahepatische Karzinome mit Lebermetastasen | ca. 65% | ca. 30% | ca. 5% | |
| Primäre Leberzell-Karzinome | ca. 5% | ca. 10% | ca. 35% | ca. 50% |

Nach chirurgischer Behandlung des primären Leberzellkarzinoms sinkt die AFP-Konzentration im Serum entsprechend der Entfernung AFP-synthetisierenden Gewebes. Rezidivierungen lassen sich durch einen erneuten AFP-Anstieg erkennen. Auch unter Chemotherapie zeigt der AFP-Spiegel Korrelationen zum Tumorverhalten.

Einige großangelegte Studien haben ergeben, daß die AFP-Bestimmung als screening-Untersuchung auf primäres Leberzell-Karzinom an unausgewählten Populationen nicht geeignet ist. Sie wird aber empfohlen zur gezielten Überwachung von Risikogruppen, z. B. Patienten mit Leberzirrhose, beruflich exponierten Personen und Bevölkerungsgruppen mit regional hoher Leberzell-Karzinom-Inzidenz. Auch eine Hepatitis-B-Virus-Infektion wird als Risikofaktor diskutiert, ist jedoch noch nicht sicher erwiesen.

Entsprechend der AFP-Bildung im Dottersack während der frühen Embryogenese ist eine erneute AFP-Synthese zu verzeichnen in Dottersack-Tumoren (entodermale Sinus-

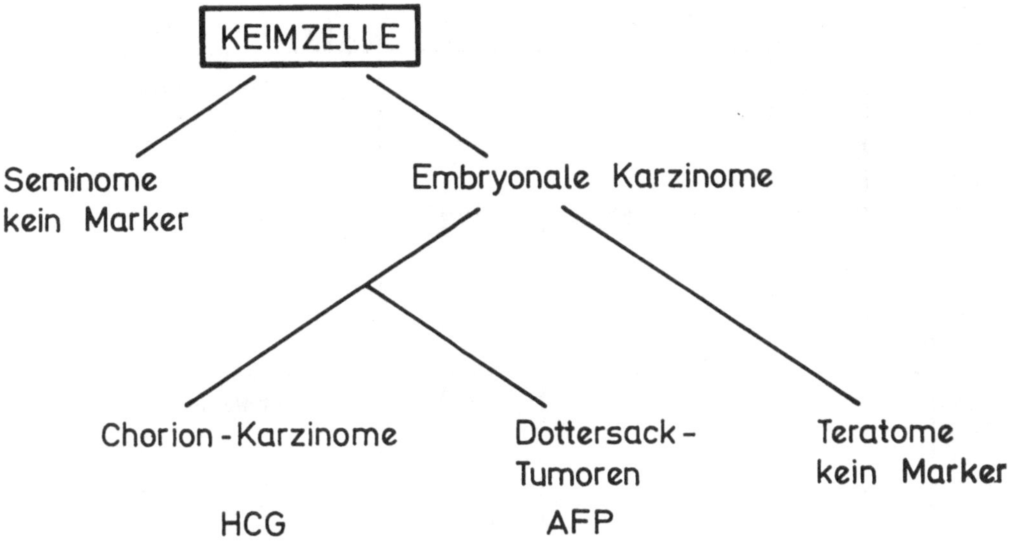

Abb. 2. Keimzelltumoren: Einteilung und Marker-Produktion

Tabelle 3. AFP und HCG bei Keimzelltumoren (nach Javadpour 1979a)

| Keimzelltumor | AFP | HCG |
|---|---|---|
| Embryonale Karzinome*) | + | + |
| Entodermale Sinustumoren*) | + | – |
| Chorionkarzinome | – | + |
| Seminome*) | – | – |
| Teratome | – | – |

*) bei Formen mit Syncytiotrophoblastischen Riesenzellen ist HCG positiv

tumoren) sowie in anderen embryonalen Karzinomen, sofern sie histologisch Dottersack-Komponenten aufweisen. Eine Differenzierung zwischen den verschiedenen Formen von Keimzelltumoren (s. Abb. 2) ist möglich durch die gleichzeitige Bestimmung von AFP und HCG (humanes Choriongonadotropin) im Serum (s. S. 45). 90% der AFP- bzw. HCG-produzierenden Keimzelltumoren lassen sich mit Hilfe der beiden Marker erkennen und nach dem in Tab. 3 angegebenen Differenzierungsschema unterscheiden. Bei Marker-positiven Patienten findet man eine gute Korrelation der Konzentration mit der Therapie-Wirkung und dem Krankheitsverlauf (Javadpour 1980).
Im Zusammenhang mit anderen Erkrankungen wurden erhöhte AFP-Konzentrationen im Serum nachgewiesen bei Hämochromatose, Ataxia teleangiectasia, Down-Syndrom und hereditärer Tyrosinämie.
Die *Analytik* des AFP ist sehr vielfältig. Die mitunter sehr hohen pathologischen AFP-Konzentrationen ermöglichten die Anwendung nahezu aller Methoden der Eiweißanalytik, einschließlich der unempfindlichen einfachen radialen Immunodiffusion (ERID). Diese Methoden erfassen jedoch nur die Spitze des Eisberges (s. Abb. 3). Zur eindeutigen Beurteilung des Konzentrationsverhaltens auch in den unteren Bereichen ist die Anwendung empfindlicher Bestimmungsmethoden unerläßlich. Diese sind gegeben durch Radio- oder Enzymimmunoassays (s. S. 116).

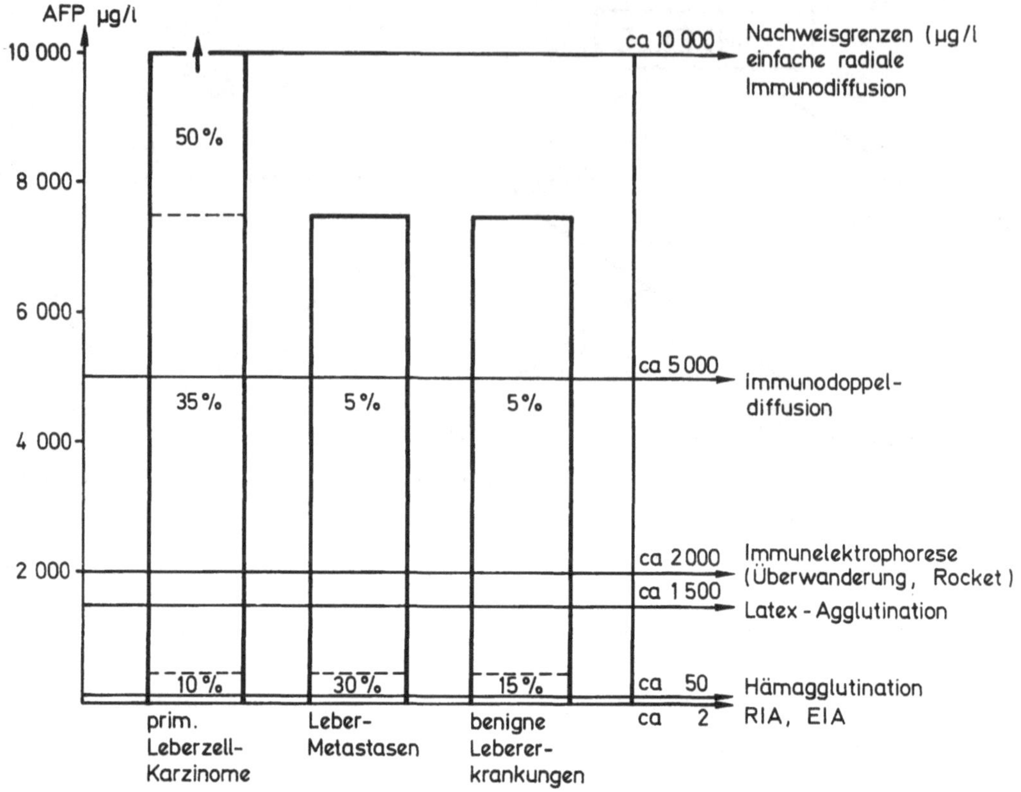


Abb. 3. Erfassungsgrenzen verschiedener Methoden zur AFP-Bestimmung

Die AFP-Serumkonzentration bei Gesunden ist nur mit diesen Methoden meßbar. Entsprechende Angaben mit verschiedenen Immunoassays schwanken jedoch beträchtlich, sie bewegen sich zwischen 1 und 50 µg/l (ng/ml). In letzter Zeit wird häufig ein *Referenzbereich* von

1—10 µg/l (ng/ml)

empfohlen. Neben der Angabe in Masseeinheiten findet man die AFP-Konzentration mitunter auch in Internationalen Einheiten (IU) ausgedrückt. Nach Sizaret und Breslow 1979 ist

1 IU = 1,21 µg/l (ng/ml).

Während bei Gesunden keine alters- oder geschlechtsbedingten Differenzen in den AFP-Konzentrationen bekannt sind, wurden bei Patienten mit primären Leberzell-Karzinomen bei jüngeren männlichen Patienten häufiger höhere AFP-Werte gefunden.

Über den Einfluß von Medikamenten auf den Serum-AFP-Spiegel ist erst wenig bekannt. Nach Robert 1970 kann eine Kortikoid-Therapie zum AFP-Anstieg führen. Keinen Einfluß hat die Einnahme von Ovulationshemmern. Über die Wirkung einer Langzeit-Therapie mit Androgenen, Phenobarbital, Oxazepam oder immunsuppressiven Maßnahmen gibt es z. Z. keine Angaben.

Zur Bestimmung des AFP stehen kommerzielle Radio- und Enzymimmunoassays zur

Verfügung. Sie basieren auf zahlreichen, in der Literatur beschriebenen Methoden, von denen einige charakteristische in Tab. 4 zusammengefaßt sind.
Zur Herstellung des markierten Antigens und neuerdings zur Gewinnung monoklonaler Antikörper mit der Hybridomtechnik (UOTILA u. a. 1980) wird hochgereinigtes AFP benötigt. Zu seiner Gewinunng gibt es verschiedene Verfahren. Als Ausgangsmaterial wird entweder Leberkarzinom-Gewebe oder fetales Serum bzw. Nabelschnurserum verwendet. LEHMANN und LEHMANN präparierten 1971 AFP kristallin aus primärem Leberzell-Karzinom. Sie erhielten aus 1000 g Gewebe 57,1 mg Reinsubstanz, das

Tabelle 4. Immunoassays zur AFP-Bestimmung

| Methode | Charakterisierung | Autoren (Ref.) |
|---|---|---|
| RIA | Doppelantikörper- | MASSEYEFF u. a. 1974 |
| RIA | Methoden | BLANK-LISS u. a. 1978 |
| RIA | Feste-Phase-Methode | JOHANSSON u. a. 1974 |
| EIA | ELISA | BÉLANGER u. a. 1973 |
| EIA | Sandwich-Technik mit monoklonalen Antikörpern | UOTILA u. a. 1981 |

Tabelle 5. Reindarstellung von AFP

| Ausgangs-material | Reinigungsschritte | Immunadsorbens (Sepharose 4(6)B gekoppelt mit:) | Autoren (Ref.) |
|---|---|---|---|
| Fetalserum | 1. DEAE-Zellulose-Chromatographie<br>2. Dgl.<br>3. Affinitätschromatographie → | Kaninchen-Antiserum gegen Human-Serum-Albumin | YOUNG u. a. 1976 |
| Fetalserum | 1. Isoelektrische Fokussierung<br>2. Affinitätschromatographie → | Kaninchen-Antiserum gegen menschliche Serumproteine des Erwachsenen | ŽIŽKOVSKÝ u. a. 1978 |
| Nabelschnur-serum | 1. Affinitätschromatographie →<br>2. Präp. Polyacrylamidgel-Elektrophorese | Pferde-Anti-Human AFP | KAPADIA u. a. 1979 |

entspricht einer Ausbeute von 8,8%, bezogen auf den ersten Reinigungsschritt. Dieses Verfahren ist noch relativ umständlich, inzwischen sind Methoden bekannt, die auf der Verwendung von Immunadsorbentien beruhen und mit weniger Reinigungsschritten auskommen (Beispiele s. Tab. 5). Alle so gewonnenen AFP-Präparate sind mit einem Standard-AFP zu vergleichen. Hierzu wird als internationales Referenzpräparat der IARC-Standard No 72/225[1]) empfohlen. In Anlehnung an diesen Standard wurden auch sekundäre Standardpräparate entwickelt (GRIFFITHS u. a. 1980).

---

[1]) International Agency for Research on Cancer
150 Cours Albert Thomas
F-69008 Lyon, Frankreich

### 2.1.2. Carcinoembryonales Antigen (CEA)

CEA ist ein Glykoprotein mit hohem Kohlenhydratanteil. Er schwankt zwischen 50 und 75%. Das Molgewicht liegt bei 200000 D. Bei $p_H$ 8,6 hat CEA die elektrophoretische Beweglichkeit eines $\beta$-Globulins. (Übersicht und Literaturzitate s. LAMERZ u. FATEH-MOGHADAM 1975b.)
CEA zeigt eine ausgeprägte inter- und intramolekulare Heterogenität. Trotz zahlreicher Untersuchungen zur Strukturaufklärung des Moleküls sind, besonders im Zusammenhang mit den antigenen Eigenschaften des CEA, noch viele Fragen offen. Folgende Fakten konnten ermittelt werden:
Der Proteinanteil des CEA besteht wahrscheinlich aus einer einzelnen Polypeptidkette von etwa 800 Aminosäuren (NEVILLE u. LAURENCE 1974). Die N-terminale Sequenz der Aminosäuren 1—30 wurde aufgeklärt (COLIGAN u. a. 1975) und basierend auf dieser Primärstruktur ein Sekundärstruktur-Raummodell entwickelt (KANIA u. a. 1978). Die Polypeptidkette verschiedener CEA-Präparationen scheint zwar sehr ähnlich, aber nicht absolut identisch zu sein (C. C. WANG u. a. 1976). Gemeinsam ist allen ein hoher Anteil von Carboxyl- und Hydroxylaminosäuren, relativ wenig basischen und sehr wenig schwefelhaltigen.
Die Kohlenhydratkomponente ist der Hauptsitz der molekularen Heterogenität. Etwa 48 Oligosaccharidketten sind an verschiedene Stellen der Polypeptidkette gebunden (SUNDBLAD u. a. 1979). Die Bindung erfolgt wahrscheinlich über die Amidgruppe des Asparagins und die Glykosylgruppe des N-Azetylglukosamins. Die Kohlenhydratzusammensetzung verschiedener CEA-Präparate zeigt erhebliche Schwankungen. Die am stärksten vertretene Komponente ist N-Azetylglukosamin, die geringste und variabelste Sialinsäure. Daneben kommen Galaktose, Fukose, Mannose und N-Azetylgalaktosamin vor.
Die molekulare Heterogenität, vor allem der Kohlenhydratkomponente führt zu einer entsprechenden immunologischen Heterogenität, so daß häufig von einer „CEA-Familie" bzw. von „Isoantigenen" gesprochen wird. Das CEA-Molekül ist Sitz verschiedener antigener Determinanten, von denen einige eine gewisse Gewebs- bzw. Tumorspezifität aufweisen. Folgende Beispiele sind bekannt:

1. PLOW und EDGINGTON isolierten 1975 aus Colon-Karzinomgewebe eine CEA-Komponente, die nur 5% des Standard-CEA ausmacht. Mit Antiseren gegen diese, als CEA-S bezeichnete Form, konnte für den Radioimmunoassay eine größere Spezifität für gastrointestinale Tumoren erzielt werden.
2. CEA aus Bronchial- und Mamma-Karzinomen läßt sich immunologisch von dem aus gastrointestinalen Tumoren unterscheiden. Hier konnten zwei verschiedene antigene Determinanten erkannt werden:
   Eine spezifische Determinante der unteren Teile des Gastrointestinaltrakts, die nicht bei CEA aus Mamma- oder Bronchial-Karzinomen vorkommt, und eine
   allgemeine Determinante für Bronchial- und gastrointestinale Tumoren (HARLOZINSKA u. a. 1979).
3. In Prostata-Gewebe wurde eine CEA-Form nachgewiesen, die sich als gewebsspezifisch, aber nicht als tumorspezifisch für Prostata-Karzinome herausstellte (WILLIAMS u. a. 1979).
4. LEUNG u. a. beschrieben 1977 eine unlösliche, membrangebundene CEA-Variante, die sie als CEA-M bezeichneten.

Mit der Existenz derartiger CEA-Formen werden Hoffnungen auf eine Verbesserung der Spezifität der Immunoassays für CEA geknüpft. Damit ließe sich auch ein weiteres

Problem hinsichtlich der Spezifität der immunologischen CEA-Bestimmung lösen, das sich aus dem Vorhandensein von Substanzen ergibt, die sich zwar strukturell deutlich vom eigentlichen CEA-Molekül unterscheiden, die aber eine antigene CEA-Determinante aufweisen, mithin CEA immunologisch vortäuschen können. Es sind eine ganze Reihe dieser CEA-ähnlichen Substanzen bzw. Substanzen mit „CEA-like activity" beschrieben worden. Tab. 6 zeigt eine Übersicht.

Eine gemeinsame Eigenschaft aller CEA-Varianten ist ihre gute Hitzestabilität und lange Haltbarkeit im eingefrorenen Zustand. CEA ist löslich in Wasser (Ausnahme CEA-M), 1,2 M Perchlorsäure, 3,78 M (50%) Ammoniumsulfatlösung, aber unlöslich in Äthanol.

Tabelle 6. CEA-ähnliche Substanzen

| Abkürzung (Bezeichnung) | Charakterisierung | Vorkommen (isoliert aus) | Autoren (Ref.) |
|---|---|---|---|
| NCA (non specific cross reacting antigen) | Glykoprotein, MG ca. 70000 D, $\beta$-Globulin | Colon-Ca u. normale Colonschleimhaut | v. KLEIST u. a. 1972 |
| NGP (normal glycoprotein) | Glykoprotein, kleiner als CEA KH-Gehalt: 25% | (normale Lunge, Milz, Mamma, Pankreas, Darm) | MACH u. PUSZTASZERI 1972 |
| CEX | wahrscheinlich mit NCA und NGP übereinstimmendes Antigen | | DARCY u. a. 1973 |
| NCA-2 | Glykoprotein, Alpha-Globulin MG 60000 D | Mekonium, normale Magen- und Colonschleimhaut (Stuhl von Patienten mit gastrointestinalen Tumoren) | HIRSCH-MARIE u. a. 1973 |
| NC (normal colon mucosa antigen) | | (Colon-Polypen) | TAPPEINER u. a. 1973 |
| CMA (colon mucosa antigen) | | normale Colonschleimhaut, fehlt im fetalen Darm und bei Colon-Ca, bei Colon-Polypen vermindert | BURTIN u. a. 1971 |
| MTA (membrane associated tissular autoantigen) | Glykoprotein Alpha-Globulin MG 23000–24000 D | (Plasmamembran norm. Darm, Magen, Ösophagus, Lunge, Niere, Milz, fetaler Darm, Colon- u. Bronchial-Ca) | v. KLEIST u. a. 1969 |
| CELIA (CEA-like antigen) | MG ähnlich CEA | normaler Magensaft | VUENTO u. a. 1976 |
| BCGP (breast cancer glycoprotein) | Glykoprotein | (Lebermetastasen von Mamma-Ca-Patienten) | KUO u. a. 1973 |
| PCA-AS-TU | Beta-Globulin MG zwischen IgG und IgA | (Bronchial-Ca) | SCHLIPKÖTER u. a. 1973 |

Die *Synthese* des CEA findet physiologisch in den ersten zwei Trimestern der Gestation bevorzugt im Gastrointestinaltrakt sowie im Pankreas und in der Leber statt. Über das postnatale Vorkommen des CEA gab es zum Teil widersprüchliche Angaben, die meist aus der Existenz CEA-ähnlicher Substanzen resultierten. GOLD u. a. 1978 untersuchten 4000 Gewebeproben aus allen Körperteilen und fanden eine CEA-Synthese in allen primären und sekundären Karzinomgeweben, die sich aus dem gastrointestinalen Epithel entodermalen Ursprungs herleiten. Dabei zeigte sich die Konzentration in den unteren Teilen des Gastrointestinaltrakts größer als in den oberen. Das CEA-Vorkommen in anderen malignen und in normalen Geweben wird auf gewebstypische Formen oder CEA-ähnliche Substanzen zurückgeführt. Zudem gibt es deutliche quantitative Unterschiede im immunologischen CEA-Nachweis zwischen gastrointestinalen und extragastrointestinalen Geweben einerseits und normalen und malignen bzw. fetalen Geweben andererseits (s. Tab. 7).

Tabelle 7. CEA-Konzentrationen in Perchlorsäureextrakten verschiedener Gewebe (nach KHOO u. a. 1973)

| Gewebe | gastrointestinale Gewebe µg/g | extragastrointestinale Gewebe µg/g |
|---|---|---|
| fetale | ca. 50–200 | unter 10 |
| maligne | über 200 | ca. 20–150 |
| normale | ca. 30–90 | ca. 10–20 |

Intrazellulär wurde CEA im sogenannten Glykokalix, einer unmittelbar der Zellmembran anliegenden Schleimschicht, und bei verschiedenen Verdauungstrakt-Karzinomen im Cytoplasma nachgewiesen. In Form des CEA-M soll es Bestandteil der Zellmembran sein. Das in den Geweben gebildete CEA gelangt über einen bisher noch unbekannten Mechanismus in die Zirkulation. Der größte Teil wird in der Leber abgebaut (70%), der Rest wird über die Niere mit dem Harn ausgeschieden. Geringe Mengen gelangen aus den gastrointestinalen Bildungsorten in den Stuhl. Die CEA-Ausscheidung im Harn ist erhöht bei Patienten mit Blasen-Karzinomen und im Stuhl bei Patienten mit gastrointestinalen Karzinomen.

Beim gesunden Erwachsenen beträgt die zirkulierende CEA-Menge maximal 2,5 µg/l (Z-Gel-Methode). Bei Rauchern wird dieser Wert häufig überschritten und entsprechend dem CEA-Vorkommen in Lungengewebe wurde CEA auch im Sputum von Patienten mit cystischer Fibrose und Asthma nachgewiesen.

Ein Anstieg der CEA-Synthese in malignen Zellen und damit verbunden eine erhöhte Serum-Konzentration wird zwar bevorzugt beobachtet bei gastrointestinalen Tumoren, vor allem colorektalen und Pankreas-Karzinomen, ist jedoch nicht auf diese Lokalisationen beschränkt. CEA-Zunahmen wurden vielmehr beschrieben im Zusammenhang mit Mamma- und Bronchial-Karzinomen, weiblichen Genitaltumoren, medullären Schilddrüsen-Karzinomen u. a. Auch bei einer Reihe nicht maligner Erkrankungen kann die CEA-Konzentration im Serum ansteigen, bleibt jedoch quantitativ meist innerhalb bestimmter Grenzen und tritt nicht selten nur vorübergehend auf.

Obwohl der Schwerpunkt der klinischen Anwendung der CEA-Bestimmung eindeutig bei den colorektalen Karzinomen liegt, kann keineswegs von einer Gewebsspezifität gesprochen werden. Gegenwärtig sind Bemühungen im Gange, die CEA-Bestimmung durch die Entwicklung von Radioimmunoassays für die gewebstypischen CEA-Varianten spezifischer zu machen (SHUSTER u. a. 1977, MITCHELL 1980).

Die CEA-Synthese im Tumor ist unabhängig von Differenzierungsgrad und Wachstumsrate. Die CEA-Konzentration im Serum wird beeinflußt von

der Anzahl CEA-bildender Zellen,
der Syntheserate,
der Freisetzungsrate aus der Zelle,
der Vaskularisierung der Gewebe und
der Abbau- und Eliminierungsrate.

Aus zahlreichen Untersuchungen über die *klinische Aussagefähigkeit* der CEA-Bestimmung bei Krebspatienten haben sich folgende allgemeinen Möglichkeiten herauskristallisiert:

1. Überwachung von Risikogruppen,
2. Diagnosehilfe bei Patienten mit suspektem Krebs,
3. Kontrolle der operativen Tumorentfernung und der Wirksamkeit der Strahlen- und Chemotherapie,
4. Posttherapeutische Verlaufskontrolle zur Erkennung von Rezidiven und/oder Metastasen.

*Colorektale Karzinome* sind am häufigsten von einem Anstieg des Serum-CEA begleitet. Obwohl im Einzelfall keine direkte Beziehung zwischen Tumorgröße und CEA-Konzentration nachgewiesen werden konnte, ist im Kollektiv eine deutliche Stadienabhängigkeit festzustellen (s. Tab. 8). Je fortgeschrittener die Erkrankung, um so häufiger und um so höher sind pathologische CEA-Werte. Angaben über positive Trefferquoten sind daher stets nur im Zusammenhang mit dem jeweiligen Patientenkollektiv zu betrachten.

Tabelle 8. Häufigkeit erhöhter CEA-Serumkonzentrationen bei Patienten mit Dickdarm-Karzinomen verschiedener Stadien (nach LEHMANN 1975a)

| Stadium | CEA | |
|---|---|---|
| | über 2,5 µg/l | über 20 µg/l |
| DUKES A | 40% | 11% |
| DUKES B | 62% | 20% |
| DUKES C | 88% | 60% |

Bei der Bewertung des Serum-CEA ist außerdem zu berücksichtigen, daß leichte Anstiege auch durch nicht maligne Erkrankungen hervorgerufen werden. Ein Vergleich von Patienten mit Dickdarm-Karzinomen und Dickdarm-Polypen zeigt, daß im Konzentrationsbereich unter 10 µg/l keine Unterscheidung zwischen der malignen und der benignen Erkrankung möglich ist (s. Tab. 9).

Tabelle 9. Häufigkeitsverteilung von Plasma-CEA-Werten verschiedener Konzentrationsbereiche bei Patienten mit Dickdarm-Karzinomen und -Polypen (nach ZIEGENBEIN u. a. 1980)

| Erkrankung | CEA | | | |
|---|---|---|---|---|
| | unter 2,5 µg/l | über 2,5 µg/l | über 5 µg/l | über 10 µg/l |
| Karzinome | 18% | 82% | 48% | 24% |
| Polypen | 48% | 52% | 9% | 0% |

CEA-Konzentrationen im Normbereich schließen eine maligne, selbst fortgeschrittene Erkrankung nicht aus, in den unteren pathologischen Bereichen interferieren die nicht malignen Erkrankungen, und erst bei höheren Werten (über 10—20 µg/l nach der Z-Gel-Methode) werden Tumorerkrankungen suspekt, bei Konzentrationen über 50—100 µg/l besteht der Verdacht auf Metastasen. Für diagnostische Zwecke ist die CEA-Bestimmung im Serum daher nur unter Berücksichtigung dieser Einschränkungen zu verwenden.

Zamcheck 1976 weist außerdem darauf hin, daß die korrekte klinische Interpretation von Serum-CEA-Werten stets auch eine Betrachtung des jeweiligen Leber-Status erfordert, da erhöhte CEA-Werte häufig auch bei benignen Lebererkrankungen auftreten, was möglicherweise auf die Unfähigkeit der geschädigten Leber zurückzuführen ist, das CEA abzubauen. Auch die Lebertoxizität einiger chemotherapeutischer Präparate muß in diesem Zusammenhang berücksichtigt werden.

Trotz der dargelegten Vorbehalte hinsichtlich der diagnostischen Aussagefähigkeit ist die prätherapeutische CEA-Bestimmung zu empfehlen

— bei Patienten mit suspektem Karzinom zur möglichen Abklärung bei Werten über 10—20 µg/l,
— bei Patienten mit bewiesenem Karzinom zur möglichen Erkennung vorhandener Metastasen bei CEA-Werten über 50—100 µg/l und
— bei Karzinompatienten vor der Therapie als Basiswert für die Verlaufskontrolle.

Die prätherapeutische CEA-Konzentration im Serum (Plasma) ist außerdem von prognostischem Wert. Patienten mit normalem oder wenig erhöhtem CEA-Spiegel haben postoperativ meist eine längere krankheitsfreie Periode als Patienten mit prätherapeutisch hohen CEA-Werten (Lavin u. a. 1981).

Zahllose Untersuchungen haben die klinische Brauchbarkeit der CEA-Bestimmung für

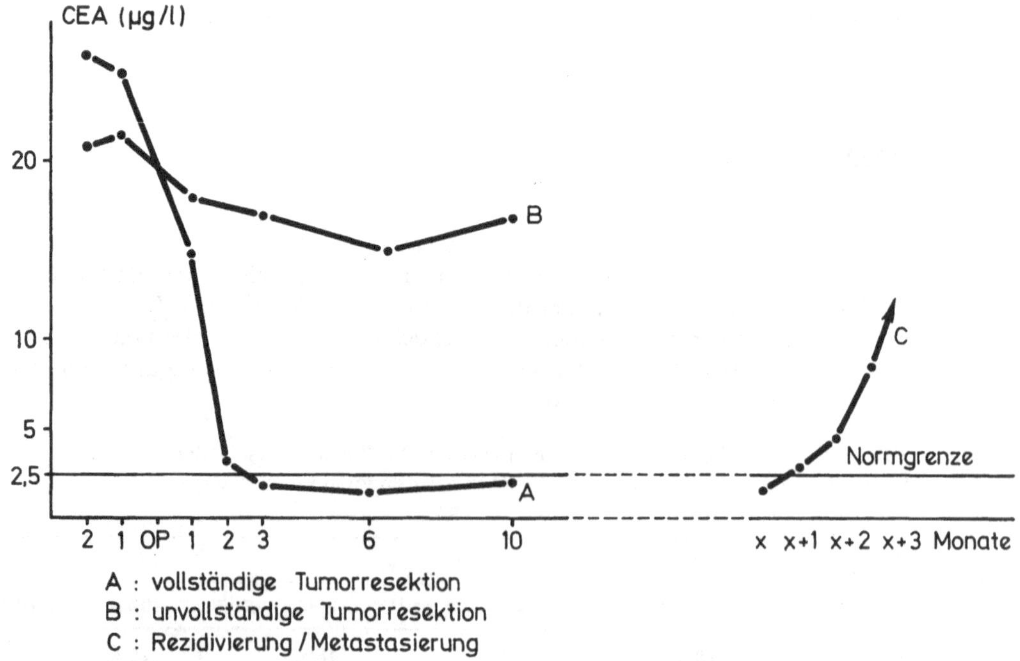


Abb. 4. CEA-Verlaufskontrollen

die Therapie- und Verlaufskontrolle von Patienten mit Dickdarm-Karzinomen bestätigt. Allerdings beschränkt sich die Anwendung der Untersuchung zur Therapiekontrolle auf diejenigen Patienten, die prätherapeutisch erhöhte CEA-Konzentrationen aufweisen. In diesen Fällen sind jedoch, vor allem nach chirurgischer Behandlung, drastische Veränderungen in den CEA-Werten zu beobachten. Bei totaler Tumorentfernung sinkt das präoperativ erhöhte Serum-CEA innerhalb von etwa 14 Tagen auf normale Konzentrationen. Bei unvollständiger Entfernung CEA-bildender Karzinome oder im Falle nicht erkannter Metastasen kommt es nur zu einem geringen und vorübergehenden Abfall des CEA-Spiegels (s. Abb. 4).

Weniger eindeutig ist erwartungsgemäß das Verhalten des Serum-CEA unter der Strahlen- oder Chemotherapie, da hier weniger spontane Veränderungen des CEA-bildenden Gewebes vor sich gehen. Trotzdem sind Korrelationen zwischen der Veränderung der CEA-Konzentration und dem Therapie-Effekt zu beobachten (Al-Sarraf u. a. 1979), die jedoch sorgfältig unter Berücksichtigung anderer klinischer Kriterien einzuschätzen sind.

Ein weiteres wichtiges Anwendungsgebiet der CEA-Bestimmung ist die postoperative Verlaufskontrolle, die auch auf die Patienten mit prätherapeutisch niedrigen CEA-Werten auszudehnen ist. Ein Anstieg des Serum-CEA in diesem Zeitraum wird als das wichtigste Anzeichen für eine frühzeitige Erkennung von Rezidiven und/oder Metastasen bei Patienten mit colorektalen Karzinomen angesehen. Ein solcher Anstieg konnte bis zu 18 Monaten vor dem Auftreten sogenannter klinischer Anzeichen beobachtet werden. Ein frühzeitiges Erkennen maligner Neubildungen erfordert daher systematische Kontrolluntersuchungen. Minton u. Martin 1978 empfehlen folgendes Zeitschema:

| | |
|---|---|
| bis 2 Jahre nach OP: | monatlich |
| 3—5 Jahre nach OP: | alle 2 Monate |
| 6—7 Jahre nach OP: | alle 6 Monate |
| danach: | einmal jährlich. |

Aus dem posttherapeutischen Anstieg bzw. Wiederanstieg des Serum-CEA allein kann jedoch nicht zwischen einer Rezidivierung und einer Metastasierung differenziert werden. Bei Vorliegen eines Lokalrezidivs wäre aber eine Second-Look-Operation indiziert, was bei rechtzeitiger Erkennung für den Patienten Kurabilität bedeutet. Es sind daher immer wieder Versuche unternommen worden, Möglichkeiten zu finden, zwischen Rezidiven und Metastasen zu unterscheiden. Einige Empfehlungen seien nachfolgend genannt, keine kann jedoch bislang voll befriedigen.

Nach Wood u. a. 1980 soll ein langsamer Anstieg der CEA-Werte im Laufe von 12 Monaten nach der OP für eine Rezidivierung sprechen, während ein rascher, steiler CEA-Anstieg innerhalb von 6 Monaten postoperativ mit dem Auftreten von Fernmetastasen, vor allem Lebermetastasen, verbunden sein soll.

Mach u. a. 1978 empfehlen dagegen als Kriterium für eine Second-Look-Operation den Nachweis eines stetigen Anstiegs bei 3 aufeinanderfolgenden CEA-Bestimmungen innerhalb von 3 Monaten bei Ausschluß einer nicht malignen Erkrankung, die an einer nur vorübergehenden CEA-Zunahme erkennbar ist.

Steele u. a. 1974 zeigten, daß mit einer Kombinationsbestimmung von CEA und Gamma-Glutamyltranspeptidase (GGT) Lebermetastasen zu erkennen und von Lokalrezidiven zu unterscheiden sind. GGT-Aktivitäten von über 750 nkat/l (45 IU/l) und CEA-Konzentrationen über 100 µg/l sprechen mit hoher Wahrscheinlichkeit für das Vorliegen von Lebermetastasen.

Staab u. a. berichteten 1980 (c) über die Möglichkeit durch die Bestimmung zirkulierender Immunkomplexe des CEA zwischen Lokalrezidiven und Lebermetastasen zu unterscheiden. Im Falle einer Metastasierung steigt neben dem CEA auch die Menge der CEA-Immunkomplexe an, was bei einer Rezidivierung ausbleibt.
Bei den *gastrointestinalen Tumoren anderer Lokalisation* gelten die bei den colorektalen Karzinomen erhobenen Befunde in analoger Weise, d. h.

- diagnostisch beweisend für Malignität sind nur hohe CEA-Konzentrationen,
- je höher die Konzentration um so fortgeschrittener ist die Erkrankung,
- bei Patienten mit prätherapeutisch erhöhten CEA-Werten ist ein Therapie-Monitoring möglich,
- posttherapeutische CEA-Anstiege deuten auf Rezidivierung und/oder Metastasierung.

Außer bei *Pankreas-Karzinomen* werden bei den anderen gastrointestinalen Tumoren jedoch weniger häufig erhöhte CEA-Konzentrationen im Serum gefunden. Im allgemeinen werden angegeben ca. 70% bei Ösophagus-Karzinomen und ca. 45% bei Magen-Karzinomen gegenüber rund 80% bei Pankreas- und Colon-Karzinomen. Tab. 10 zeigt zum Vergleich die positiven Trefferquoten bei malignen und benignen

Tabelle 10. Häufigkeit erhöhter CEA-Konzentrationen (über 2,5 µg/l) im Serum (Plasma) bei verschiedenen Erkrankungen (nach Sammelstatistik Lamerz u. Fateh-Moghadam 1975 b)

| Maligne Erkrankungen | % | Nicht maligne Erkrankungen | % |
|---|---|---|---|
| Colon/Rektum-Ca | 71 | M. Crohn | 27 |
| Pankreas-Ca | 80 | Divertikulitis | 23 |
| Magen-Ca | 45 | Colitis ulcerosa | 18 |
| Bronchial-Ca | 74 | Polypen | 16 |
| Mamma-Ca | 54 | Pankreatitis | 43 |
| Blasen-Ca | 28 | Magen/Duodenal-Ulkus | 30 |
| Cervix/Uterus-Ca | 43 | Leberzirrhose | 61 |
| Ovarial-Ca | 31 | akute Virushepatitis | 17 |
| Prostata-Ca | 34 | | |
| Prim. Leber-Ca | 69 | Gesunde | 6 |
| Malignes Melanom | 50 | Raucher | 19 |
| Leukämie | 35 | Nichtraucher | 3 |

Erkrankungen verschiedener Lokalisation. Bei allen Tumoren ist der Einfluß entsprechender entzündlicher Erkrankungen zu beachten. Besonders schwierig gestaltet sich die Abgrenzung zwischen Pankreas-Karzinom und Pankreatitis. Im Konzentrationsbereich bis zu 40 µg/l ist keine Differenzierung zwischen beiden Erkrankungen möglich. Sharma u. a. 1976 empfehlen eine gleichzeitige CEA-Bestimmung im Plasma und im Pankreas-Saft des Patienten. Bei CEA-Werten im Plasma unter 2,5 µg/l und im Pankreas-Saft unter 30 µg/l soll ein Pankreas-Karzinom auszuschließen sein. Als durchschnittliche Konzentrationen im Pankreas-Saft werden angegeben,

| | |
|---|---|
| bei Pankreatitis: | 18,6 µg/l |
| bei Pankreas-Karzinom: | 309 µg/l |
| bei Gesunden: | 8,1 µg/l. |

Für Prognose und Verlauf ließen sich aus der CEA-Konzentration im Serum folgende Zusammenhänge ermitteln:

- Die CEA-Konzentrationen steigen mit fortschreitender Ausdehnung der Erkrankung.
- Prätherapeutisch und im weiteren Verlauf anhaltend normale Werte sprechen für eine günstige Prognose.
- Die Resektion des Tumors, obwohl nicht kurativ, ist verbunden mit einem Abfall der Serum-CEA-Konzentration. Es zeigt sich jedoch keine Korrelation zur Überlebenszeit.
- Bestrahlung allein oder in Kombination mit 5-Fluorurazil-Behandlung führte zu keiner Veränderung des CEA-Wertes (Barkin u. a. 1978).
- Im weiteren Krankheitsverlauf deuten Abnahmen des CEA-Spiegels auf Remissionen, Zunahmen auf Progredienz (Zamchek u. Martin 1981).

Tabelle 11. Häufigkeiten erhöhter CEA-Werte in verschiedenen Konzentrationsbereichen bei einigen extragastrointestinalen Karzinomen

| Erkrankung | CEA | | | | Autoren |
|---|---|---|---|---|---|
| | über 2,5 µg/l | über 5 µg/l | über 10 µg/l | über 20 µg/l | |
| Bronchial-Ca | 76% | 52% | 30% | 20% | Lehmann 1975 b |
| Mamma-Ca | 57% | 40% | 24% | 18% | Lehmann 1975 b |
| Cervix-Ca, invasiv | 55% | | 8% | | van Nagell u. a. 1978 |
| Endometrium-Ca, invasiv | 36% | | 5% | | van Nagell u. a. 1978 |
| Ovarial-Ca | 49% | | 6% | | van Nagell u. a. 1978 |

Eine hormonelle Stimulation durch Verabreichung von Sekretin oder Cholezystokinin-Pankreozymin verursachte nur bei Pankreas-Erkrankungen eine Zunahme der zirkulierenden CEA-Konzentration. Allerdings erwies sich dieser Provokationstest als nicht empfindlich genug, da nur 7 von 31 Patienten darauf ansprachen. Außerdem war damit keine Unterscheidung zwischen Pankreas-Karzinomen und Pankreatitiden möglich (Lindstedt u. a. 1979).

Bei *Ösophagus-* und *Magen-Karzinomen* spielt die CEA-Bestimmung nur eine untergeordnete Rolle, bedingt durch die geringere Häufigkeit erhöhter Werte. Bei den CEA-positiven Fällen lassen sich aber auch hier Beziehungen zwischen Serum-CEA und Krankheitsverlauf erkennen.

Größere Bedeutung hat das CEA bei einer Reihe *extragastrointestinaler Tumoren* erlangt, vor allem bei Bronchial- und Mamma-Karzinomen (Häufigkeitsverteilung erhöhter CEA-Konzentrationen s. Tab. 11). Aber auch bei Patienten mit gynäkologischen Tumoren und medullären Schilddrüsen-Karzinomen wurde über Zusammenhänge mit dem Serum-CEA berichtet. Allgemein ist in bezug auf Diagnostik, Therapie- und Verlaufskontrolle sowie die Beeinflussung durch entzündliche Zustände ein analoges Verhalten wie bei den gastrointestinalen Karzinomen festzustellen.

*Bronchial-Karzinome* aller histologischer Typen können CEA produzieren, bei Adeno-Karzinomen wurden jedoch häufiger erhöhte Werte gefunden, und zwar 68% gegen-

über 45% bei kleinzelligen und Plattenepithel-Karzinomen (VINCENT u. a. 1979). Hohe CEA-Konzentrationen wurden bevorzugt bei Patienten mit metastasierenden Karzinomen beobachtet.
Der größte Wert der CEA-Bestimmung bei Patienten mit Bronchial-Karzinomen wird der Therapiekontrolle nach Tumor-Resektion zugeschrieben. Eine kurative Behandlung ist an einem Abfall des Serum-CEA und Verbleiben im Normbereich zu erkennen, Progredienz wird von einem CEA-Anstieg begleitet. Auch unter Chemotherapie und Strahlentherapie wurden positive Korrelationen beobachtet.
Bei Patienten mit *Mamma-Karzinomen* ließ sich eine deutliche Abhängigkeit zwischen Positivitätsrate und Stadium der Erkrankung feststellen. Unter Zugrundelegung der UICC-Stadieneinteilung und einer oberen Normgrenze von 4 μg/l ergaben sich folgende Häufigkeiten erhöhter CEA-Konzentrationen (MYERS u. a. 1978):

| | |
|---|---|
| Stadium I: | 14,8% |
| Stadium II: | 23,7% |
| Stadium III: | 73,1% |
| Stadium IV: | 20%. |

Eine Erfassung der Frühstadien oder ihre Abgrenzung von benignen Mamma-Erkrankungen ist mit Hilfe der CEA-Bestimmung nicht möglich. Erhöhte CEA-Werte bei Mamma-Ca-Patienten sind meist ein Hinweis auf eine metastasierende Erkrankung. Die höchsten und am häufigsten erhöhten Konzentrationen wurden bei Patienten mit Leber- und/oder Knochenmetastasen nachgewiesen. Über den prognostischen Wert prä- und postoperativer erhöhter CEA-Konzentrationen gibt es unterschiedliche Auffassungen. Teils wurden keine Korrelationen zum Krankheitsverlauf gefunden, teils wurden bei Patienten mit nach Mastektomie erhöhten Werten früher einsetzende Rezidivierungen beobachtet als nach Normalisierung des Serum-CEA (D. Y. WANG u. a. 1975).
Serielle CEA-Bestimmungen erwiesen sich als geeignet zur Kontrolle der Chemo-, Hormon- und Strahlentherapie von Patienten mit metastasierenden Mamma-Karzinomen (LAMERZ u. a. 1980). In der Verlaufskontrolle konnten 80% der Rezidive im Durchschnitt 4,8 Monate vor dem Auftreten klinischer Anzeichen erkannt werden (STAAB u. a. 1980a).
Zur Verbesserung der Treffsicherheit, vor allem zur Erkennung von Metastasen bei Patienten mit Mamma-Karzinomen, wurde eine Reihe von Kombinationsbestimmungen des CEA mit anderen Parametern empfohlen, z. B.:

- CEA und PAG (schwangerschaftsassoziiertes alpha-2-Glykoprotein, s. S. 59): Die Untersuchungen sollen bei Mamma-Karzinom-Patientinnen zur Erkennung von Mikrometastasen geeignet sein (ANDERSON u. a. 1979). PAG ist jedoch nicht spezifisch für eine Tumorlokalisation. Auch bei Patienten mit Bronchial-Karzinomen wurde durch die simultane Bestimmung von CEA und PAG eine Verbesserung der Positivitätsrate erreicht, da beide Parameter eine Diskordanz in ihren Zunahmen aufwiesen (BURT u. a. 1978).
- CEA und „gross cystic disease fluid protein“ (GCDFP): GCDFP ist immunologisch einem normalen humanen sekretorischen Protein verwandt, das in Speichel und Muttermilch vorkommt. Radioimmunoassays von GCDFP im Plasma von Patienten mit Karzinomen verschiedener Lokalisation haben ergeben, daß erhöhte Konzentrationen dieses Proteins nur vorkommen bei Patienten mit metastasierenden Mamma-Karzinomen, nicht dagegen bei Patienten mit Karzinomen des Gastrointestinaltrakts, der Lunge und bei gynäkologischen Tumoren. Auch bei Patienten mit Leukämien, Lymphomen, Sarkomen oder Melanomen wurde kein erhöhter

Wert für GCDFP gefunden. Mit der Bestimmung von GCDFP allein konnten 30% der Patienten mit metastasierenden Mamma-Karzinom erfaßt werden. Bei gleichzeitiger Bestimmung von CEA und GCDFP wurden bei 80% erhöhte Werte eines oder beider Parameter gefunden (HAAGENSEN u. a. 1978).

– CEA, Alkalische Phosphatase (AP) und Gamma-Glutamyl-Transpeptidase (GGT): Diese Kombination, ergänzt durch den Röntgen-Thorax-Befund und die klinische Untersuchung wurde von COOMBES u. a. 1980 als ausreichend erkannt für den Nachweis von Lebermetastasen bei Mamma-Karzinom-Patienten. Dieser Befund ergab sich aus der systematischen Untersuchung von 21 verschiedenen biochemischen Markern, darunter PAG, akute Phase-Proteine, Enzyme und der Hydroxyprolin-Ausscheidung.

Zweifellos ist für die Beantwortung bestimmter Fragestellungen die Bestimmung eines Parameters allein häufig nicht ausreichend. Mit zunehmender Anzahl multivariater Parameter läßt sich zwar im allgemeinen eine Verbesserung der Positivitätsraten erzielen, was jedoch nicht selten von einem Anstieg falsch positiver Befunde begleitet ist. Zur Zeit ist keine Parameterkombination bekannt, die geeignet wäre, bei Patienten mit Mamma-Karzinomen die Inzidenz pathologischer Befunde in den Frühstadien zu erhöhen und eine Abgrenzung von benignen Mamma-Erkrankungen zu erlauben. Die gleichzeitige Bestimmung von CEA und TPA („tissue polypeptide antigen) erlaubt die Erfassung der Aktivität der Erkrankung bei Mamma-Karzinom-Patienten (SCHLEGEL u. a. 1981).

Bei Patienten mit *gynäkologischen Tumoren* korreliert die Plasma-CEA-Konzentration mit dem Stadium der Erkrankung und mit der vaskulären Invasion der Tumorzellen, bei Ovarial-Karzinomen auch mit dem Zelltyp (VAN NAGELL jr. u. a. 1981). Das Plasma-CEA ist gewöhnlich am höchsten bei Patienten mit undifferenzierten Cervix- und Endometrium-Neoplasien und mit schleimbildenden Ovarial-Tumoren. Letztere können extrem hohe CEA-Konzentrationen sowohl in der Cystenflüssigkeit als auch in Epithelzellen enthalten. Es wurde eine Beziehung zwischen Plasma-CEA-Konzentration und dem CEA-Gehalt in Tumorgewebe und Cystenflüssigkeit gefunden. Seröse ovariale Cystadenokarzinome produzieren meist kein CEA. Bei Patienten mit CEA-positiven gynäkologischen Karzinomen ist sowohl eine Therapie- als auch eine Verlaufskontrolle mit Hilfe der CEA-Bestimmung möglich. Die CEA-Konzentrationen im Serum entsprechen im allgemeinen dem klinischen Status der Erkrankung, wobei auch hier erhöhte Werte prognostisch ungünstiger einzuschätzen sind (KHOO u. a. 1979).

Im Gegensatz zu anderen histologischen Typen von *Schilddrüsen-Karzinomen* wurde CEA immunhistologisch nur in verschiedenen Regionen medullärer Karzinome nachgewiesen. Es ist daher nur bei diesen Patienten in der Zirkulation nachweisbar, und zwar in etwa 60% der Fälle mit erhöhten Werten. Damit liegt die Treffsicherheit etwas niedriger als mit der Bestimmung von Calcitonin im Serum (s. S. 105), das bei etwa 70% der Patienten erhöht ist. Beide Parameter zeigen eine positive Korrelation (WELLS u. a. 1978).

Außer im Serum bzw. Plasma wurde CEA nachgewiesen und bestimmt im Harn, im Liquor, in Ascites und in Pleura-Ergüssen.

Über *CEA-Bestimmungen im Harn* wurde vorwiegend im Zusammenhang mit Patienten mit *urothelialen Karzinomen* berichtet. In etwa 50% der Fälle konnten erhöhte CEA-Konzentrationen im Harn nachgewiesen werden, wobei eine obere Normgrenze von 30–35 μg/l zugrunde gelegt wurde. Bei Frauen muß für die Untersuchung Katheter-Urin verwendet werden. Parallele Plasma-CEA-Bestimmungen zeigten eine wesentlich geringere Inzidenz erhöhter CEA-Werte bei Patienten mit Blasen-Karzinomen. Die Zunahme des Harn-CEA ist für diese Tumor-Lokalisation spezifisch. Hypernephrome,

Prostata- und Colon-Karzinome zeigen, auch bei erhöhten Plasma-Werten nur dann vermehrte Harn-Konzentrationen, wenn diese Tumoren in den Harntrakt infiltrieren.
Das im Harn gemessene CEA ist molekular heterogen. Bei Harnwegsinfektionen kommt es zu einem weiteren Ansteigen CEA-ähnlicher Akti‵ıtäten. Diese Substanzen werden nicht von den Bakterien produziert, sondern wahrscheinlich durch die Bakterienwirkung aus der Blasenschleimhaut freigesetzt (KORSTEN u. a. 1976). Die CEA-Bestimmung im Harn bei Patienten mit urothelialen Karzinomen ist daher nur aussagefähig, wenn Harnwegsinfektionen ausgeschlossen werden können. In diesen Fällen wurden Beziehungen zwischen CEA-Konzentration im Harn und Tumorgröße, aber nicht zu Stadium oder Histologie ermittelt. Eindeutige Veränderungen in den Harn-CEA-Werten liefern Informationen zur Therapie- und Verlaufskontrolle (ZIMMERMANN u. a. 1980).
Über CEA *im Liquor* liegen nur wenig Untersuchungen vor. Nach SUZUKI u. TANAKA 1980 ist CEA im Liquor häufiger erhöht bei Tumoren, die in das Zentralnervensystem metastasieren, als bei primären Hirntumoren.
Der Wert der CEA-Bestimmung *in Ascites und Pleuraergüssen* wird unterschiedlich beurteilt. Nur bei 57% der malignen Ergüsse wurden erhöhte CEA-Konzentrationen gefunden. Die Titerhöhen zwischen Erguß und Serum können erheblich schwanken. In Einzelfällen kann eine gleichzeitige CEA-Bestimmung in beiden Körperflüssigkeiten zur Verbesserung der klinischen Aussagefähigkeit beitragen (EIMERMACHER u. a. 1979).
Bei der klinischen Bewertung pathologischer CEA-Konzentrationen sind stets auch mögliche Beeinflussungen durch *benigne Erkrankungen* in Betracht zu ziehen. Kennzeichnend für diese ist, daß der Plasma-CEA-Spiegel selten einen bestimmten niedrigen Grenzwert übersteigt und weniger häufig sowie oft nur vorübergehend erhöht ist.
Außer bei nicht malignen gastrointestinalen Erkrankungen (s. Tab. 12) findet man erhöhte CEA-Werte auch bei benignen Leber- und Lungenerkrankungen. Besonders hoch ist der Prozentsatz bei alkoholischer Leberzirrhose (s. Tab. 13). Nach MASSART u. a.

Tabelle 12. Häufigkeiten erhöhter Plasma-CEA-Konzentrationen bei benignen gastrointestinalen Erkrankungen (Sammelstatistik nach LEHMANN 1975b)

| Erkrankung | n | > 2,5 % | > 5 % | > 10 % | > 20 μg/l CEA % |
|---|---|---|---|---|---|
| Colitis ulcerosa | 417 | 28,6 | 15,5 | 7,6 | 2,3 |
| Morbus CROHN | 445 | 36,4 | 12,5 | 2,7 | 0,8 |
| Ulcus ventr./duod. | 301 | 33,6 | 8,0 | 2,1 | – |
| Polypen/Polyposis | 267 | 43,4 | 4,2 | 1,8 | – |
| Divertikulitis | 192 | 32,8 | 5,6 | 1,3 | – |
| Hämorrhoiden | 69 | 24,6 | 6,1 | – | – |
| Pankreatitis | 142 | 47,9 | 18,3 | 2,8 | – |

Tabelle 13. Häufigkeiten erhöhter CEA-Konzentrationen im Plasma bei verschiedenen Lebererkrankungen (nach KHOO u. MACKAY 1973)

| Erkrankung | Häufigkeit |
|---|---|
| Aktive chronische Hepatitis | 22% |
| Primäre biliäre Cirrhose | 46% |
| Hepatom | 63% |
| Cryptogene Zirrhose | 78% |
| Alkoholische Zirrhose | 88% |

1976 führt bereits die Gegenwart von Alkohol im Blut im Augenblick der Bestimmung zu einem erhöhten CEA-Wert, so daß empfohlen wird, Blut bei Alkoholikern erst nach 24stündiger Abstinenz zur CEA-Bestimmung abzunehmen.
Auf die Bedeutung erhöhter CEA-Werte im Zusammenhang mit akuter Virus-Hepatitis wiesen GITNICK u. MOLNAR 1978 hin. Sie konnten nachweisen, daß mit der Übertragung von CEA-positivem Blut (über 4,9 µg/l) ein höheres Risiko für eine Posttransfusions-Hepatitis verbunden ist. Nach Infusion von CEA-positivem und HBsAG-negativem Blut entwickelte sich in 46% der Fälle eine Hepatitis, in 16% ein chronischer CEA-Carrier-Status.
Im Zusammenhang mit Lungenerkrankungen wurden erhöhte Serum-CEA-Werte beobachtet bei Patienten mit gutartigen Lungentumoren, Lungenemphysem und chronischen Lungenentzündungen. Auch etwa 20% gesunder Raucher haben bereits einen erhöhten CEA-Spiegel.
Zusammenfassend ergeben sich für die klinische Anwendung der CEA-Bestimmung folgende allgemeinen Gesichtspunkte:

- Die CEA-Bestimmung im Serum (Plasma) ist für die Diagnostik maligner Erkrankungen nur bedingt geeignet: Im Konzentrationsbereich unter 10 µg/l[2]) ist die Untersuchung unspezifisch wegen der Interferenz mit nicht malignen Erkrankungen. Aus CEA-Werten zwischen 10 und 20 µg/l kann der Verdacht auf das Vorliegen einer malignen Erkrankung abgeleitet werden, CEA-Werte über 20 µg/l sprechen mit hoher Wahrscheinlichkeit für ein Malignom. Je höher der Wert, um so fortgeschrittener ist die Erkrankung.
- Die Untersuchung ist nicht spezifisch für eine bestimmte Tumorlokalisation. Am häufigsten ist die CEA-Konzentration erhöht bei Patienten mit colorektalen und Pankreas-Karzinomen. In der Reihenfolge abnehmender Häufigkeiten folgen Bronchial- und Mamma-Karzinome, andere gastrointestinale und gynäkologische Tumoren und medulläre Schilddrüsen-Karzinome.
  Speziell bei urothelialen Karzinomen treten erhöhte CEA-Konzentrationen im Harn auf, was jedoch nur bei Ausschluß von Harnwegsinfektionen klinisch verwertbar ist.
- Bei Patienten mit prätherapeutisch erhöhten CEA-Konzentrationen ist mit Hilfe der CEA-Bestimmung eine Therapie-Kontrolle möglich. Besonders geeignet ist die Untersuchung zur Kontrolle der operativen Tumorentfernung. Nach Radikaloperationen sinken die CEA-Werte innerhalb von 2 Wochen auf normale Konzentrationen, was nicht der Fall ist, wenn Tumorreste verbleiben oder Metastasen vorhanden sind.
  Es lassen sich auch Beziehungen zwischen dem CEA-Spiegel im Serum und dem Strahlen- bzw. Chemotherapie-Effekt erkennen.
- Ein posttherapeutischer Anstieg oder Wiederanstieg der CEA-Konzentration ist ein frühzeitiger Hinweis auf eine Rezidivierung oder Metastasierung.
- Prätherapeutisch hohe CEA-Werte sprechen häufig für eine schlechtere Prognose als normale oder gering erhöhte Werte.

Da CEA im Serum in Konzentrationen vorkommt, die etwa dem millionsten Teil der Gesamteiweißkonzentration entsprechen, sind für die *Analytik* nur empfindliche Methoden verwendbar. Am gebräuchlichsten sind Radioimmunoassays, es sind jedoch

---

[1]) Die Zahlenangaben beziehen sich auf die Z-Gel-Methode

auch Enzymimmunoassays beschrieben und kommerziell erhältlich. Einige der speziell für die CEA-Bestimmung entwickelten Varianten des Radio- und Enzymimmunoassays sollen kurz charakterisiert werden (s. a. S. 116).

### 1. Radioimmunoassays (RIA)

— *Erste beschriebene Methode* (Gold u. a. 1970):

Sie erforderte eine Perchlorsäureextraktion des Plasmas. Der Antigen-Antikörper-Komplex wurde mit 50%iger Ammonsulfatlösung gefällt. Der Plasma-Einsatz betrug 5 ml, die Untersuchungsdauer 5 Tage.

— *Z-Gel-Methode:*

Von Hansen u. a. 1971 eingeführte Verbesserung der ersten Methode, durch Fällung der Antigen-Antikörper-Komplexe mit Zirkonylphosphatgel (Z-Gel). Eine Perchlorsäureextraktion des Plasmas ist hier ebenfalls erforderlich, aber der Plasma-Einsatz beträgt nur 0,5 ml und die Untersuchungsdauer 2 Tage.

— *Doppelantikörpermethode:*

Von Egan u. a. 1972 beschriebene Methode, bei der zur Fällung des Antigen-Antikörperkomplexes ein zweiter Antikörper verwendet wird, im allgemeinen ein Immunglobulin gegen die Spezies-Spezifität des CEA-Antikörpers. Bei diesem Verfahren ist keine Perchlorsäureextraktion erforderlich. Es wird Serum eingesetzt, die Mengen sind niedriger (um 0,1 ml), die Untersuchungsdauer beträgt jedoch wegen längerer Inkubationszeiten im allgemeinen 2 bis 3 Tage.

— *Feste-Phasen-Technik:*

Bei dieser Methode erfolgt keine Fällung des Antigen-Antikörperkomplexes, sondern der Antikörper ist an eine feste Phase fixiert und bindet zu messendes und markiertes Antigen in einem konzentrationsabhängigen Verhältnis. Die Methode ist in verschiedenen Varianten beschrieben, z. B. als sogenannte „Sandwich-Technik", bei der nacheinander an den fixierten Antikörper das Antigen und ein zweiter, markierter Antikörper gebunden werden (s. a. Abb. 5). (Nishi u. Hirai 1975.)

Die Radioimmunoassays zur CEA-Bestimmung, besonders in Form der Z-Gel- und Doppelantikörpermethoden, letztere auch als Feste-Phase-Variante, sind heute weit verbreitet. Daneben beginnen Enzymimmunoassays zunehmend an Bedeutung zu gewinnen. Bei ihnen wird als „analytischer Marker" anstelle eines radioaktiven Isotops ein Enzym verwendet. Hierdurch fallen die Nachteile des Arbeitens mit radioaktiven Materialien weg, die Reagentien sind wesentlich stabiler, und es wird keine zusätzliche Meßtechnik benötigt. Für die CEA-Bestimmung wurden bisher folgende Methoden beschrieben:

### 2. Enzymimmunoassays (EIA)

— *Galaktosidase-Immunosorbent-Test* (Frackelton u. a. 1976):

Es handelt sich im Prinzip um eine Feste-Phase-Sandwich-Technik. An Zellulose-Platten fixiertes Kaninchen-Anti-CEA-Globulin wird nacheinander mit der Probe, mit Ziegen-Anti-CEA-Serum und mit einem kovalenten Konjugat von Kaninchen-Anti-Ziegen-Immunglobulin mit $\beta$-Galaktosidase inkubiert. Die Enzymaktivität, die kolorimetrisch oder fluorimetrisch bestimmt werden kann, ist der CEA-Konzentration in der Probe proportional (s. Abb. 5a).

... *Peroxydase-Sandwich-Methode* (kommerziell):

Das Verfahren unterscheidet sich von dem erstgenannten nur dadurch, daß hier ein anderes Indikator-Enzym verwendet wird, nämlich Peroxydase, und daß dieses Enzym bereits an den zweiten CEA-Antikörper gekoppelt ist, so daß der letzte Inkubationsschritt wegfällt (s. Abb. 5b).

Die mit den verschiedenen Methoden oder kommerziellen Test-Kits erhaltenen Resultate sind meist nicht absolut miteinander vergleichbar, verhalten sich jedoch analog. Ursache hierfür ist die Heterogenität der CEA-Moleküle. Je nach Präparation können

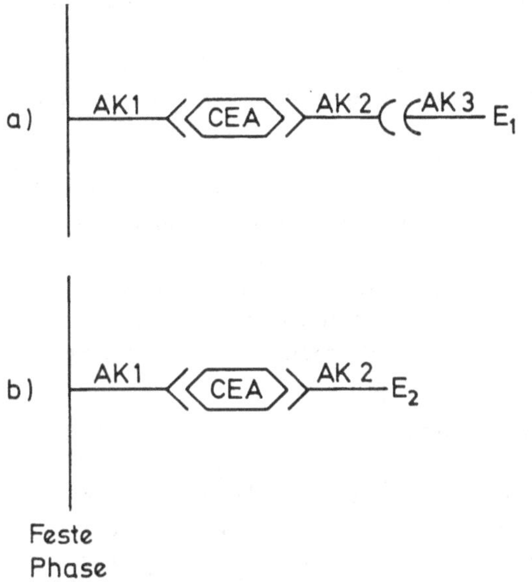


Abb. 5. CEA-Enzymimmunoassays, Sandwich-Technik

die Eigenschaften der gewonnenen Immunreagentien differieren, so daß sich eine strenge Standardisierung erforderlich macht. Gegenwärtig beziehen sich die Tests auf drei verschiedene CEA-Standard-Präparate.

1. Der erste CEA-Standard der Arbeitsgruppe um Gold, ein aus Colon-Karzinomgewebe isoliertes und gereinigtes CEA. Auf diese Standard-Präparat beziehen sich sehr viele Untersuchungen. Es liegt auch der kommerziellen Z-Gel-Methode zugrunde.
2. Das CEA-Präparat vom Chester Beattie Institute of Cancer Research, London. Auf dieses Präparat beziehen sich zahlreiche britische Autoren (Freed 1973).
3. CEA-Standard des National Institute for Biological Standards and Control (NIBSC), London (Laurence u. a. 1975). Dieser Standard liegt einigen kommerziellen Doppelantikörpermethoden zugrunde.

Auf Grund der genannten Differenzen bei den Bestimmungsmethoden ist es schwierig, einen einheitlichen *Referenzbereich* anzugeben.
Die meisten der bisher publizierten klinischen Untersuchungen wurden mit der **Z-Gel-Methode** durchgeführt. Für sie wurde eine obere Normgrenze von

2,5 µg/l (ng/ml)

ermittelt. Für die **Doppelantikörper-Methoden** wird häufig ein Limit von 5 µg/l (ng/ml) angegeben.

**Beim EIA** (Galaktosidase-Immunosorbent-Test) liegt der Referenzbereich bei $3 \pm 2$ µg/l (ng/ml).
In der Problematik des CEA sind sowohl in bezug auf molekulare Struktur, biochemische Eigenschaften und Funktion als auch auf Pathobiochemie und klinische Anwendung noch viele Fragen offen. Viel Aufmerksamkeit wird zur Zeit dem Problem gewidmet, durch die Bestimmung tumortypischer CEA-Varianten die klinische Aussage spezifischer zu gestalten. Folgende Fragestellungen werden zum Teil bereits intensiv bearbeitet bzw. sind in Zukunft zu lösen:

- Isolierung und Reinstdarstellung vor allem der tumorlokalisationsspezifischen CEA-Varianten.
- Aufklärung ihrer Struktur, insbesondere der antigenen Determinanten,
- Gewinnung monospezifischer Antikörper, u. a. als Voraussetzung für den
- Aufbau spezifischer Immunoassays,
- Erarbeitung von Standardmethoden,
- Aufklärung der physiologischen Funktion und der Pathobiochemie des CEA,
- Aufklärung von Synthese und Abbau sowie des Mechanismus der Freisetzung aus der Zelle,
- weitere Abklärung und Abgrenzung der klinischen Aussagefähigkeit, auch unter Einbeziehung von CEA-Bestimmungen in anderen Körperflüssigkeiten,
- Prüfung der Verbesserung der klinischen Wertigkeit durch die Bestimmung von Parameter-Kombinationen mit CEA.

Vor allem zur Bearbeitung der letztgenannten Fragestellungen sind meist zahlreiche, systematische, sich über längere Zeiträume erstreckende Untersuchungen erforderlich, die jedoch unerläßlich sind für die Präzisierung des klinischen Informationsgehalts eines Parameters. Bei den anderen onkofetalen Proteinen ist diese Forderung keineswegs in ausreichender Weise erfüllt. Meist stehen noch analytische Schwierigkeiten ausgedehnten Untersuchungen im Wege. Die vorhandenen Informationen zu den nachfolgend beschriebenen Substanzen mit Tumor-Marker-Eigenschaften sind daher noch sehr lückenhaft. Künftige Entwicklungen haben über den Wert dieser Parameter für die klinische Praxis zu entscheiden.

### 2.1.3. Alpha-2-H-Fetoprotein (A2HF)

Weitere Bezeichnungen:

Alpha-2-H-Ferroprotein,
Alpha-2-H-Protein,
Alpha-2-H-Globulin,
Fetales Isoferritin.

Dieses Protein wurde erstmals von Buffe u. a. 1968 beschrieben. Es ist ein eisenhaltiges Glykoprotein, das immunologisch mit Ferritin identisch ist, sich aber physikochemisch von diesem unterscheidet. Das Molgewicht beträgt 600000 D, der Eisengehalt ($Fe^{+++}$) 15–25%. In der Elektrophorese wandert es als Alpha-2-Globulin. Es ist hitzestabil, unlöslich in isotoner Kochsalzlösung und löslich in 1 M NaCl.
A2HF wurde in der fetalen Leber und im fetalen Serum nachgewiesen. Postnatal verschwindet es innerhalb von 2 Monaten aus der Zirkulation und ist beim Erwachsenen nur noch in einer maximalen Konzentration von 1,5 µg/l vorhanden. Ein Anstieg im Serum wird besonders häufig beobachtet bei Kindern mit malignen Erkrankungen, aber

auch bei Erwachsenen mit Karzinomen verschiedener Lokalisation und bei Patienten mit nicht malignen Erkrankungen. Folgende Häufigkeiten werden angegeben:
Bei malignen Erkrankungen: Kinder 80%, Erwachsene 50%. Bei benignen Erkrankungen: Kinder 9%, Erwachsene 20%. Erhöhte A2HF-Werte zeigen in der Häufigkeit keine Bevorzugung einer bestimmten Tumorlokalisation. Tab. 14 zeigt eine Übersicht über die malignen Erkrankungen, bei denen bisher erhöhte Werte dieses onkofetalen Proteins aufgetreten sind. Die Unspezifität der Untersuchung und die mangelhafte Differenzierungsmöglichkeit zwischen malignen und benignen Erkrankungen beeinträchtigen die klinische Aussagefähigkeit. Es wurden aber Beziehungen nachgewiesen zwischen dem A2HF-Spiegel und dem Entwicklungsgrad des Tumors sowie dem Stadium der Erkrankung. Außerdem kann ein Konzentrationsanstieg im Serum frühzeitig im Zusammenhang mit einer Rezidivierung erfolgen, eine Korrelation zu therapiebedingten Veränderungen wurde bisher nicht nachgewiesen. Zwischen AFP- und A2HF-Konzentrationen im Serum bei Lebeıerkrankungen besteht keine Konkordanz.

Tabelle 14. Erkrankungen, bei denen erhöhte Konzentrationen von Alpha-2-H-Fetoprotein im Serum nachgewiesen wurden (nach Lamerz u. Fateh-Moghadam 1975c)

| Kinder | Erwachsene |
|---|---|
| Maligne Erkrankungen | |
| Nephroblastom | Nephroblastom |
| Neuroblastom | Neuroblastom |
| Teratom | Teratom |
| Hepatom | Hepatom |
| Zerebrale Tumoren | Zerebrale Tumoren |
| Lymphosarkom | Lymphom |
| Retikulumzellsarkom | Cholangio-Karzinom |
| Osteogenes Sarkom | Myelom |
| | Leukämie |
| | M. Hodgkin |
| | Karzinome folgender Lokalisation: |
| | (Häufigkeit 50%) |
| | Mamma, Darm, Lunge, Leber, HNO |
| Nicht maligne Erkrankungen | folgender Lokalisation |
| | (Häufigkeit 20%) |
| | Magen, Darm, Lunge, Leber, HNO |

## 2.1.4. Beta-S-Fetoprotein (BSF)

Diese Substanz wurde von Takahashi u. a. 1967 erstmals als onkofetales Protein beschrieben. Buffe 1973 sprach dem Protein den fetalen Charakter ab und vermutete eine immunologische Identität mit dem C-reaktiven Protein. Von diesem unterscheidet es sich jedoch in einer Reihe physikochemischer Eigenschaften.
BSF ist ein Glykoprotein mit einem Molgewicht von 200000 D. Es ist fällbar mit Ammoniumsulfatlösung im Konzentrationsbereich zwischen 33 und 50% Sättigung. Die Hitzestabilität ist selbst nach 120 Min. Erwärmung auf 56 °C beträchtlich. Elektrophoretisch wandert das Protein als Beta-Globulin.
BSF wird in der fetalen Leber gebildet. Es wurde nachgewiesen im Cytoplasma von fetalen Hepatozyten, im Nabelschnurblut, im Serum von Schwangeren und Neugeborenen. Beim Erwachsenen ist es in der malignen Leberzelle vorhanden und tritt in erhöhter

Konzentration auf im Serum von Patienten mit folgenden malignen Erkrankungen:

Primäres Leberzellkarzinom,
Gallengangs-Karzinom,
Magen-Karzinom,
Rektum-Karzinom,
Bronchial-Karzinom,
Myeloische Leukämie,
Lymphom,
Multiples Myelom.

Auch bei Patienten mit nicht malignen Lebererkrankungen, z. B. mit Leberzirrhose, wurden erhöhte BSF-Werte im Serum beobachtet.

### 2.1.5. Gamma-Fetoprotein (GFP) (Heterophiles fetales Antigen)

GFP wurde von Edynak u. a. 1972 als fetales Serumprotein mit elektrophoretischer Gamma-Beweglichkeit beschrieben. Es war im humanen Fetalserum zwischen der 12. und 16. Gestationswoche nachweisbar. Bei 11% Patienten mit verschiedenen malignen Erkrankungen trat es im Serum auf, häufiger, nämlich in 75%, konnte es in Tumorgeweben unterschiedlichster Lokalisation gefunden werden, z. B. in gastrointestinalen, gynäkologischen, urothelialen und HNO-Tumoren. Auch in einigen gutartigen Tumoren, wie Mamma-Fibroadenom, Leyomyom, Schilddrüsen-Adenom, wurde das Protein nachgewiesen. Eine immunologische Ähnlichkeit des GFP mit dem AFP oder dem CEA ist nicht vorhanden.
Eine Bewertung der klinischen Aussagefähigkeit des Parameters ist gegenwärtig nicht möglich. Es scheint sich um ein weit verbreitetes Tumorantigen zu handeln, ohne erkennbare Lokalisations-Spezifität.

### 2.1.6. Beta-onkofetales Antigen (BOFA)

Das Protein wurde erstmals von Fritsche und Mach 1975 nachgewiesen in Extrakten aus Colon-, Bronchial-, Mamma-, Leber- und Pankreas-Karzinomen sowie in Melanomen und in fetalen Dünndarm-, Lungen-, Leber- und Nierengeweben. Die höchsten Konzentrationen wurden gemessen in primären und metastasierenden Dickdarm-Karzinom-Geweben und in fetalen Leber- und Nierengeweben. Größere Mengen fanden sich auch in der Plazenta. In Geweben gesunder Erwachsener waren die BOFA-Konzentrationen 10—75mal geringer als in den entsprechenden malignen Geweben.
Im Gegensatz zu den Unterschieden in den Gewebekonzentrationen sind die Plasma-Konzentrationen des BOFA bei Krebspatienten und Feten nicht wesentlich höher als bei gesunden Erwachsenen (s. Tab. 15). Das Antigen scheint daher nicht leicht aus den Zellen in die Zirkulation zu gelangen, obwohl durch Immunfluoreszenzuntersuchungen seine Lokalisation auf der Zelloberfläche festgestellt wurde.
BOFA ist mit einem Molgewicht von 70000—90000 ein relativ niedermolekulares Protein, das keine nennenswerten Mengen Kohlenhydrate und Lipide enthält. Es besitzt elektrophoretisch Beta-Mobilität und läßt sich mit 0,1 M Perchlorsäure fällen.
Über die Funktion des BOFA ist bislang nichts bekannt. Wie bei anderen onkofetalen Proteinen wird jedoch eine immunsuppressive Wirkung angenommen.
Trotzdem das Protein bevorzugt in Dickdarm-Karzinomen vorzukommen scheint, sind erhöhte Serum-Konzentrationen unspezifisch in bezug auf die Tumorlokalisation. Die geringen Konzentrationsanstiege machen die Untersuchung außerdem unempfindlich.

Tabelle 15. BOFA-Konzentrationen im Plasma
(nach FRITSCHE u. MACH 1975)

| Probanden/Erkrankung | Anzahl | Konz. BOFA (μgU/ml) |
|---|---|---|
| Blutspender | 60 | 1 |
| Feten (14.—20. Woche) | 5 | 6,3 (5,1—8,2) |
| Neugeborene (Nabelschnurserum) | 20 | 8,2 (6,6—11) |
| Entzündliche Erkrankungen (Dickdarm, Leber) | 34 | 2,5 |
| Dickdarm-Karzinome | | |
| DUKES A und B | 18 | 5,8 |
| DUKES C | 22 | 5,4 |
| DUKES D | 17 | 5,6 |
| Verschiedene Karzinome | 40 | 5,4 |

Systematische Untersuchungen über den Wert des Parameters für Therapie- und Verlaufskontrollen stehen noch aus. Aus einzelnen Beobachtungen ergab sich, daß bei Patienten mit Dickdarm-Karzinomen nach vollständiger Resektion nur ein mittlerer Abfall nach 1—3 Monaten eintrat. Bei Rezidivierungen setzte ein leichter Anstieg ein, jedoch nur bei einem Teil der Patienten, so daß vorerst die klinische Brauchbarkeit dieses Antigens noch in Frage steht. Möglicherweise ergeben sich günstigere Resultate, wenn man anstelle der bisher verwendeten radialen Immundiffusionsmethode mit Autoradiographie ein empfindlicheres Analysenverfahren wählt.

### 2.1.7. Colon-spezifisches Antigen p (CSAp)

PANT u. a. 1978 beschrieben die Organverteilung und die quantitative Bestimmung des CSAp in verschiedenen Geweben sowie Methoden zur Isolierung aus Colon- und Ovarialkarzinomen und die teilweise Charakterisierung des Proteins.
Das Antigen ist ausschließlich lokalisiert in gastrointestinalen und ovarialen Geweben, wobei von normal über entzündlich zu maligne eine Konzentrationszunahme zu verzeichnen ist. Es hat sich gezeigt, daß das Vorkommen des CSAp beschränkt ist auf fetalen und adulten menschlichen Dünndarm, entzündlich verändertes Colon und maligne Magen- und Colongewebe sowie cystische, mucinöse Ovarialtumoren.
CSAp hat ein Molgewicht von 70000—110000 D. Es wandert elektrophoretisch als Alpha-2-Globulin. Immunologisch unterscheidet es sich von Blutgruppenantigenen, Leberferritin, AFP, CEA, CSA (Colon-spezifische Antigen-Glykoproteine), CMA (Colon-Mukoprotein-Antigene), ZGM (Zink-Glycinat-Marker) und BOFA.
Die durch Lokalisationsuntersuchungen erwiesene gastrointestinale und ovariale Organspezifität des CSAp könnte die Basis für eine entsprechende klinische Anwendung der Substanz als Tumor-Marker darstellen. Systematische Untersuchungen hierzu stehen jedoch noch aus.

### 2.1.8. Carcinoembryonales Pankreas-Antigen (CPA)<br>Pankreas-Onkofetal-Antigen (POA)<br>Pankreas-Onkofetales Protein (POP)

Es ist noch nicht sicher, ob es sich bei den von BANWO u. a. 1974 (CPA), GELDER und MOOSSA 1976 (POA) und MIHAS 1978 (POP) beschriebenen Pankreas-Antigenen um identische oder nur verwandte bzw. ähnliche Proteine handelt.

Bei dem CPA handelt es sich um ein Glykoprotein mit dem Molgewicht 800000 bis 900000 D, das elektrophoretisch zwischen der Alpha-2- und der Beta-Fraktion wandert.
Die ersten Untersuchungen über die klinische Wertigkeit des CPA lieferten vielversprechende Resultate. Bei 97% der Patienten mit Pankreas-Karzinomen wurden erhöhte Serum-Konzentrationen gefunden, bei negativen Resultaten für Patienten mit Karzinomen anderer Lokalisation, entzündlichen Erkrankungen, akuter und chronischer Pankreatitis und posthepatischem Ikterus anderer Genese.
Ganz so ideal waren die Resultate von GELDER und MOOSSA nicht, die mittels Immunodoppeldiffusion die Spezifität des BANWO-Antigens, das sie POA nannten, für Pankreas-Karzinome überprüften. Sie fanden jedoch ebenfalls die meisten positiven Befunde bei Pankreas- und Gallengangs-Karzinomen, und zwar

| | | |
|---|---|---|
| Pankreas/Gallengangs-Ca: | 71% | (n = 59) |
| andere abdominale Ca: | 22% | (n = 36) |
| Pankreatitis: | 16% | (n = 18) |
| benigne abdominale Erkrankungen | 17% | (n = 35) |
| andere benigne Erkrankungen: | 0% | (n = 35). |

Das von MIHAS beschriebene POP wurde nur in fetalem Pankreas und in Extrakten aus menschlichen Pankreas-Karzinomen gefunden. Es wandert elektrophoretisch in der Alpha-1-Alpha-2-Region und scheint dem von BANWO beschriebenen Pankreas-Antigen sehr ähnlich zu sein. KNAPP 1981 isolierte und bestimmte ein „oncofetal pancreatic antigen“ (OPA). Es zeigte mit 88% Treffsicherheit eine gute Spezifität bei gleichzeitig guter Spezifität für Pankreas-Karzinome sowie eine Korrelation der Serumwerte zum Krankheitsverlauf. SHIMANO u. a. 1981 beschrieben ein „pancreas cancer associated antigen“ (PCAA), für dessen Nachweis sie einen Enzymimmunoassay entwickelten. Bei einer oberen Normgrenze von 16,2 μg/ml wurden bei 67% Patienten mit Pankreas-, 30% mit Bronchial-, 27% mit Colon- und 16% mit Mamma-Karzinomen beobachtet.

### 2.1.9. Fetales Sulfoglykoprotein-Antigen (FSA)

Das Antigen wurde erstmals von HÄKKINEN u. a. 1968 nach immunologischen Studien über Sulfopolysaccharide des Magensaftes beschrieben. Neben dem FSA wurden noch gefunden

— ein oberflächliches Magensulfoglykoprotein-Antigen und
— ein Sulfoglykoprotein-Antigen der intestinalen Schleimhaut.

Diese Proteine wurden im humanen fetalen Gastrointestinaltrakt ab 7.—8. Gestationswoche nachgewiesen. Sie kommen bis etwa 9 Monate nach der Geburt in den Oberflächenepithelzellen des Magens und in der Darmschleimhaut vor. Auch in Magenkarzinomzellen wurden sie an der Schleimhautoberfläche lokalisiert. Bei 96% Patienten mit Magen-Karzinomen und bei 14% mit peptischem Ulkus wurde FSA im Magensaft nachgewiesen. Nach chirurgischer Entfernung von Magen-Karzinomen verschwindet es nicht regelmäßig aus dem Magensaft, so daß Verlaufskontroll-Bestimmungen keine eindeutigen Aussagen liefern. Auch die diagnostische Bedeutung des Nachweises wird noch angezweifelt mit der Argumentation, daß bei Verdacht auf Magen-Karzinom ohnehin gastroskopiert oder geröntgt wird und negative Befunde ein Karzinom nicht ausschließen. Außerdem ist bei der Untersuchung zu beachten, daß FSA mit CEA kreuzreagiert.
Ein Massen-screening an einer unausgewählten Population führte nur zur Erkennung

von 3 Magen-Karzinomen unter 14000 Personen. Ein Nutzen der Bestimmung für die Kontrolle von Risikogruppen ist jedoch nicht auszuschließen. Die klinische Aussagefähigkeit des FSA bedarf vorerst noch weiterer Präzisierung.

### 2.1.10. Carcinofetales Glia-Antigen (CFGA)

Trouillas 1971 berichtete über wasserlösliche, lipidhaltige Hirnmakromoleküle in Glioblastomen und Astrocytomen. Antisera gegen diese Substanzen reagierten auch mit fetalen Hirnextrakten des 2.—9. Gestationsmonats. Es soll ein möglicher Zusammenhang bestehen zwischen CFGA und einem Virusantigen, das allen Säugetier-RNA-onkogenen Viren gemeinsam ist und in fetalem Hirn und Darm sowie in Gliatumoren und Seren entsprechender Patienten vorkommt.

## *2.2. Tumorproteine ohne erwiesenen phasenspezifischen (fetalen) Charakter*

Eigentlich ist es nicht möglich, eine strenge Trennung zwischen fetalen und nichtfetalen Tumorproteinen vorzunehmen. Die Unterteilung wurde gewählt, um eine Gruppe von Tumorantigenen hervorzuheben, die eine besondere Art potentieller Tumor-Marker darstellen. Es sind dies Proteine, die sich immunologisch nicht nur als spezifisch für eine

Tabelle 16. Tumor-assoziierte Antigene

| Tumorlokalisation | Spezifität | Bezeichnung (Autor) |
|---|---|---|
| Ovarial-Ca | Cystadeno-Ca | ovariales Cystadenokarzinom-assoziiertes Antigen (OCAA) (Bhattacharia u. Barlow 1978) |
| Cervix-Ca | Plattenepithel-Ca u. a. | (Tumor-Antigen-4) TA-4 (Kato u. a. 1979) |
| | Cervix-Ca<br>Kopf/Hals-Ca | (Cervix-Tumor-assoziiertes Antigen) C-TAA (Ibrahim u. a. 1979) |
| Bronchial-Ca | Bronchial-Ca<br>Gastrointestinal-Ca<br>fetale Gewebe | X- und Y-Antigen (Yachi u. a. 1968) |
| | Alveolarzell-Ca | (Mohr u. a. 1974) |
| | kleinzellige Ca | (Bell u. Seetharam 1976) |
| | Adeno-Ca | (Bell 1976) |
| | Plattenepithel-Ca | (Kelly u. Levy 1979) |
| | epidermoide und anaplastische Ca | (Viza u. a. 1975) |
| | alle Bronchial-Ca | „human lung tumor associated antigen": HLTAA (Braatz u. a. 1978)<br>identisch „lung tumor associated antigens": LTAA-2a u. LTAA-2b (Gaffar u. a. 1979) |
| Leukämie | akute lymphoblastische | Brown u. a. 1975 |
| | akute myeloische | Mohanakumar u. a. 1979 |
| | myeloische | kationisches Leukozyten-Antigen (CLA) (Tischendorf u. a. 1977) |
| Unspezifisch | | „tissue polypeptide antigen" — TPA (Björklund u. Björklund 1957) |

bestimmte Tumorlokalisation, sondern häufig auch für einen besonderen Tumortyp erwiesen haben. In einigen Karzinomen ließen sich zahlreiche derartige Antigene nachweisen, darunter auch etliche, für die ein fetales Vorkommen demonstriert werden konnte. Für die meisten fehlt jedoch dieser Nachweis, was aber nicht unbedingt bedeutet, daß die fetale Form nicht existiert.
Klinische Aussagen mit diesen Substanzen als Serum-Parameter sind vorerst nur vereinzelt beschrieben, systematische Untersuchungen fehlen noch weitgehend. Auch die Analytik ist erst mangelhaft entwickelt.
Nachfolgend sollen die bekanntesten Vertreter dieser Gruppe von Tumor-Antigenen vorgestellt werden (s. a. Tab. 16).

### 2.2.1. Ovariale Tumor-Antigene

Bhattacharya und Barlow 1978 beschrieben zwei verschiedene Tumor-Antigene, die sie in menschlichen Cystadenokarzinomen des Ovars, nicht aber in normalen Ovarialgeweben und anderen histologisch ähnlichen normalen Geweben nachweisen konnten. Beide Proteine kommen im Cytoplasma seröser und mucinöser Ovarial-Karzinome vor. Sie wandern elektrophoretisch als Beta-Globuline und lassen sich immunologisch von CEA, AFP, Isoferritinen und normalen Histokompatibilitätsantigenen unterscheiden.
Das eine der beiden Antigene erwies sich als spezifisch für ovariale Cystadenokarzinome, da es nicht kreuzreagierte mit anderen Ovarialkarzinomen, außer mit serösen oder mucinösen Typen, und nicht mit anderen gynäkologischen und sonstigen Karzinomen. Dieses Protein wurde daher als ovariales Cystadenokarzinom-assoziiertes Antigen (OCAA) bezeichnet. OCAA wurde auch nicht nachgewiesen in benignen ovarialen Cystadenomen, trotz der bestehenden Ähnlichkeiten in Histologie und Herkunft zwischen benignen und malignen Geweben. OCAA kommt sowohl in den Tumorzellen als auch in der Cystenflüssigkeit vor.
Das zweite Antigen aus ovarialen Cystadenokarzinomen erwies sich als weniger spezifisch. Es ließ sich in etwa 90% aller ovarialen und anderen gynäkologischen Tumoren und gelegentlich auch in Colon-, Mamma-, Pankreas- und anderen Karzinomen nachweisen.
Zur Bestimmung des zirkulierenden OCAA wurde ein Radioimmunoassay entwickelt. Die Konzentration im Serum bei Gesunden liegt zwischen 1 und 10 µg/l. Etwa 70% der Patienten mit epithelialen Ovarial-Karzinomen hatten erhöhte Werte. Das Ausmaß der Erhöhung hängt von der Ausdehnung der Erkrankung und vom klinischen Stadium des Patienten ab. Nach operativer Entfernung des Tumors wurde innerhalb von 2 Wochen ein signifikanter Abfall der Serum-Konzentration des OCAA beobachtet. Serienuntersuchungen ergaben eine gute Korrelation der Serum-Werte zur Strahlen- oder Chemotherapie. Es wird jedoch darauf hingewiesen, daß Kreuzreaktionen und geringe Empfindlichkeit des RIA die klinische Aussagefähigkeit des OCAA für Ovarialkarzinome im Frühstadium vorerst noch einschränken. Eine weitere Reinigung und Charakterisierung des Antigens ist notwendig zur Steigerung von Empfindlichkeit und Spezifität der Untersuchung.
Knauf und Urbach beschrieben 1977 und 1980 ein weiteres Antigen aus Ovarial-Karzinom-Geweben, das sie „ovarian cancer antigen“ (OCA) nannten. Es ließ sich bei Patienten mit Ovarial-Karzinomen im Serum nachweisen, wobei auch bereits im Frühstadium erhöhte Werte auftraten. Das Antigen zeigt keine Abhängigkeit vom histologischen Typ und der Differenzierung des Tumors. 1981 berichteten die Autoren über die Isolierung eines als NB/70 K deklarierten spezifischeren Antigens aus der OCA-Fraktion, für dessen Bestimmung sie einen Radioimmunoassay entwickelten.

### 2.2.2. Cervix-Karzinom-Antigene

Plattenepithel-Karzinome des menschlichen Genitaltrakts rezidivieren häufig, und ihre Regression und Progredienz ist schwierig zu beurteilen. Die Bestimmung der Therapiewirksamkeit ist ebenfalls ein wichtiges Problem. Es wurde daher dem Nachweis von Tumor-Antigenen zur Beurteilung des Krankheitsverlaufs sehr viel Bedeutung beigemessen.

Kato u. a. 1979 entwickelten einen Radioimmunoassay für die Bestimmung eines zirkulierenden Antigens aus Plattenepithel-Karzinomen der Cervix uteri, das sie als TA-4 (Tumor-Antigen-4) bezeichneten. Die Nachweisempfindlichkeit des RIA wird mit 4 μU/ml angegeben. Dabei ist die Maßeinheit U/ml äquivalent mg/ml gereinigtem Antigen TA-4. Konzentrationen über 4 μU/ml wurden als positiv bewertet.

Obwohl die Tumorspezifität des TA-4 noch nicht ausreichend abgesichert ist, wurde über gute Korrelationen zwischen dem Serumwert und dem klinischen Verlauf der Erkrankung bei Patienten mit Cervix-Karzinomen berichtet. Die Untersuchung erwies sich als geeignet für die Kontrolle der Strahlen- und Chemotherapie. Nach chirurgischer Entfernung wurde innerhalb von 1—2 Wochen eine Normalisierung des TA-4-Spiegels beobachtet. Prätherapeutisch wurden bei 52% der Patienten erhöhte (positive) TA-4-Konzentrationen im Serum gefunden.

Ibrahim u. a. 1979 immunisierten Kaninchen mit rohem bzw. teilweise gereinigtem Extrakt aus invasivem Cervix-Karzinomgewebe. Die gewonnenen Antiseren reagierten nach Absorption mit normalem menschlichem Plasma nur mit Cervix-Karzinom- und nicht mit normalem Cervix-Gewebe. Damit wurde die Existenz eines Cervix-Tumor-assoziierten Antigens (C-TAA) angenommen. C-TAA ließ sich in hohem Prozentsatz nachweisen in Seren von Frauen mit invasiven Cervix-Karzinomen unterschiedlicher Entwicklungsstadien. 86% mit Cervix-Karzinomen in situ und 16% mit Cervix-Dysplasien zeigten positive Resultate. Der Test wird als geeignet betrachtet zum Nachweis präinvasiver Cervix-Neoplasien. C-TAA wurde jedoch auch gefunden in Seren von Patienten mit Kopf- und Hals-Tumoren. Das entspricht der allgemeinen Feststellung, daß Antiseren gegen Tumor-Antigene mit Beziehung zu Herpes-simplex-Viren häufig Tumoren dieser Lokalisation anzeigen.

Der Test erwies sich auch als brauchbar für die Verlaufskontrolle C-TAA-positiver Patienten und ist analytisch noch entwicklungsfähig.

### 2.2.3. Bronchial-Karzinom-Antigene

Besonders zahlreiche Tumor-Antigene wurden bisher bei Bronchial-Karzinomen beschrieben. Einige zeigten Spezifität für die verschiedenen histologischen Tumortypen. Inwieweit es sich hierbei im einzelnen um ähnliche oder gar identische Substanzen handelt, ist noch weitgehend ungeklärt, da erst für wenige Vertreter biochemische und physikochemische Eigenschaften untersucht worden sind und die vorliegenden Fakten zu einer eindeutigen Charakterisierung meist nicht ausreichen. Mitunter fehlt sogar noch der Nachweis der Antigene in der Zirkulation als Grundlage ihrer klinischen Anwendung. Trotzdem sind diese Substanzen als potentielle Tumor-Marker zu betrachten. Einige Beispiele sollen die gegenwärtige Situation verdeutlichen.

Bereits 1968 wiesen Yachi u. a. zwei Antigene nach, die sie als X- und Y-Antigen bezeichneten und die bevorzugt in Bronchial-Karzinom-Geweben vorkommen, ohne jedoch eine histologische Differenzierung erkennen zu lassen. Die Antisera wurden gewonnen gegen die in 50% gesättigtem Ammoniumsulfat lösliche Fraktion saliner Extrakte aus

Bronchial-Karzinomen, Hepatomen und Lebermetastasen von Colon-Karzinomen. Damit wurden die X- und Y-Antigene jedoch auch in Magen-, Pankreas-, Leber- und Nieren-Karzinomen sowie in fetalen Geweben gefunden.
Später wurden von verschiedenen Autoren spezifische Antigene für die einzelnen histologischen Typen von Bronchial-Karzinomen beschrieben, z. B.

— Für Alveolarzell-Karzinome gewannen Mohr u. a. 1974 ein Antiserum gegen eine Partikel-Fraktion aus menschlichen Alveolarzell-Karzinomen. Damit ließ sich das zirkulierende Antigen in hohem Prozentsatz nur bei Patienten mit Alveolarzell-Karzinomen, in geringerem Anteil jedoch auch bei primären Adenokarzinomen und vereinzelt bei Morbus Hodgkin nachweisen.
— Für kleinzellige Bronchial-Karzinome wurde von Bell jr. und Seetharam 1976 ein spezifisches Plasma-Membran-Antigen nachgewiesen, das in normalen Lungengeweben und anderen Bronchial-Karzinomen nicht vorkommt.
— Für Adeno-Karzinome wurde ebenfalls von Bell jr. 1976 ein anderes Tumor-Antigen gefunden, das in geringer Menge in normaler und fetaler Lunge und in einigen epidermoiden Bronchial-Karzinomen vorkommt, jedoch kaum in kleinzelligen Bronchial-Karzinomen vorhanden ist.
— Für Plattenepithel-Karzinome fanden Kelly und Levy 1979 ein Antigen, das sich jedoch auch zu etwa 50% in Extrakten aus Bronchial-Karzinomgeweben anderer histologischer Typen nachweisen ließ. Es war dagegen nicht vorhanden in normalem und fetalem Lungengewebe. 1980 beschrieben sie dafür einen Enzymimmunoassay.
— Für epidermoide und anaplastische Lungentumoren isolierten Viza u. a. 1975 ein Antigen, das nur in malignen Geweben und Seren von Patienten mit Tumoren dieser Lokalisation und Typisierung vorkommt.
— Wolf u. a. 1981 beschrieben ein hochgereinigtes „lung cancer antigen“ (LuCA) aus Plattenepithelkarzinom der Lunge, mit dem sie einen Radioimmunoassay aufbauten.

Neben diesen typenspezifischen Antigenen wurden einige Präparate beschrieben, die allen Bronchial-Karzinomen gemeinsame antigene Determinanten aufzuweisen scheinen:

— Aus Adeno-Karzinomen der Lunge isolierten Braatz u. a. 1978 ein Protein, das sie als „human lung tumor associated antigen“ (HLTAA) bezeichneten. Es erwies sich als sialinsäurehaltiges Glykoprotein mit einem Molgewicht von 76000 D, das wahrscheinlich aus drei Untereinheiten zu je 25000 D besteht.
HLTAA unterscheidet sich in seinen antigenen Eigenschaften von CEA, AFP, Ferritin, Laktoferrin, Alpha-2-H-Globulin, BOFA und Plazenta-typischer alkalischer Phosphatase. Es wird aber eine identische antigene Determinante für alle Typen menschlicher Bronchial-Karzinome vermutet.
— Ebenfalls aus Adeno-Karzinomen gewannen Frost u. a. 1975 einen Extrakt, dessen antigene Aktivität in 50% gesättigtem Ammoniumsulfat löslich war und nach Gelfiltration ein Molgewicht von 40000 D zeigte. Entsprechende Antiseren reagierten nur mit malignen und nicht mit normalen Lungengeweben.
— Ein Antigen mit den gleichen Eigenschaften wie das HLTAA konnten Gaffar, Braatz u. a. 1979 aus einem anderen Adeno-Karzinom der Lunge gewinnen. Für beide Antigene, die sie nunmehr als LTAA-2a und LTAA-2b („lung tumor associated antigen“) bezeichneten, wurden trotz unterschiedlicher Herkunft identische antigene Determinanten nachgewiesen.
— Kempner u. a. fanden 1979 ein Tumor-Antigen mit einem Molgewicht von 32000 D in allen untersuchten Bronchial-Karzinomgeweben verschiedener Histologie, aller-

dings auch in fetalen Geweben, normalem Hirn und in einigen Colon-, Prostata- und Mamma-Karzinomen. Es war nicht vorhanden in normalen Lungen-, Leber-, Nieren-, Colon- und Prostatageweben.

- Ein weiteres fetales Antigen beschrieben SEGA u. a. 1979. Dieses menschliche „lung tumor-associated fetal antigen" (LTFA) unterscheidet sich etwas von anderen Lungen-Tumor-Antigenen. Es war nachweisbar in Bronchial-Karzinom-Geweben und in fetalen Lungen- und Lebergeweben, nicht dagegen in normalen Lungengeweben Erwachsener und in Karzinomen anderer Lokalisation.

### 2.2.4. Leukämie-assoziierte Antigene

Sowohl mit Hilfe immunologischer Tests als auch durch serologische Methoden konnte die Existenz menschlicher Leukämie-assoziierter Antigene nachgewiesen werden. Dabei handelt es sich im allgemeinen um Membran-Antigene leukämischer Zellen, die einerseits zum Teil embryonalen bzw. fetalen Charakter aufweisen (VIZA 1971, THRÄNHARDT u. a. 1978), andererseits für bestimmte Leukämieformen spezifisch sind. Damit ist es möglich, mit Hilfe geeigneter Antiseren leukämische Zellen mit differenten morphologischen und histochemischen Eigenschaften zu unterscheiden. So wurden beispielsweise spezifische Antisera gegen akute lymphoblastische Leukämie (BROWN u. a. 1975) und gegen akute myeloische Leukämie (MOHANAKUMAR u. a. 1979) beschrieben, mit denen eine diagnostische Differenzierung der verschiedenen Leukämieformen möglich ist. Außerdem kann mit Hilfe dieser Antisera ein Therapie-Monitoring durchgeführt werden, und zwar durch laufende Kontrolle der Knochenmark-Ausstriche behandelter Patienten, in denen sich leukämische Zellen mit den spezifischen Antisera empfindlich nachweisen lassen.

Eine andere Art von Leukozyten-Proteinen mit Beziehung zur Leukämie wurde von TISCHENDORF u. a. 1977 in ihrer klinischen Wertigkeit vorgestellt und beschrieben. Es handelt sich um zwei kationische Proteine aus Leukozyten-Lysosomen, und zwar das Enzym Lysozym und das von dieser Arbeitsgruppe isolierte und charakterisierte „Kationische Leukozyten-Antigen" (CLA). Beide Proteine kommen nicht vor in Lymphozyten gesunder Personen und Patienten mit akuter und chronischer lymphatischer Leukämie, sie erwiesen sich vielmehr als Marker für Leukozyten der myeloischen und monozytären Zellreihe. Dabei scheint CLA für die myeloische, Lysozym (LZM) dagegen sowohl für die myeloische als auch für die monozytäre Zellreihe charakteristisch zu sein.
Bei Patienten mit myeloischer und monozytärer sowie mit monomyelozytärer Leukämie wird als spezifisches Symptom eine verstärkte Ausscheidung kationischer, lysosomaler Leukozytenproteine, darunter LZM und CLA im Harn beobachtet. Diese Art Proteinurie tritt nicht auf bei Patienten mit lymphoproliferativen Erkrankungen. Die Serum-Konzentrationen dieser Substanzen sind in den entsprechenden Fällen ebenfalls erhöht, jedoch nicht so ausgeprägt wie die Harn-Ausscheidung. Die Bestimmung der beiden Substanzen im Harn liefert wichtige differentialdiagnostische und prognostische Informationen. Als Referenzbereiche werden angegeben

für LZM: 0–2 mg/l (µg/ml)
für CLA: 0–5,5 mg/l (µg/ml).

Je nach Erkrankung und Verlauf können verschiedene Typen kationischer Proteinurien unterschieden werden:

1. Primäre (prätherapeutische) LZM-Urie

   Sie ist typisch für akute monozytäre und myelomonozytäre Leukämie. Sie erlaubt eine exakte Verlaufskontrolle des malignen Prozesses, da sie den zellulären Zerfall der pathologischen Zellen anzeigt. Bei längerer Remission normalisieren sich die Werte im Serum oder im Harn, Rezidive können frühzeitig an einem Wiederanstieg erkannt werden.

2. Sekundäre LZM-Urie

   Sie wird beobachtet im Gefolge der Chemotherapie oder der Bestrahlung der Milz bei ca. 20% Patienten mit myeloischer Leukämie und bei allen Patienten mit primärer LZM-Urie. Sie ist ein Indikator für die Therapie-Wirksamkeit und beruht auf dem gesteigerten lysosomalen Zerfall. Patienten mit längeren Perioden sekundärer LZM-Urie entwickeln im allgemeinen eine bessere Remission als solche mit kürzeren Perioden. Im Verlauf anhaltender Remissionen tritt eine Normalisierung ein.

3. Terminale LZM-Urie

   Bei Patienten mit akuter myeloischer Leukämie und akuter promyeloischer Leukämie wurden starke Anstiege des LZM im Harn während der terminalen Blastenkrise beobachtet, so daß hierdurch das Einsetzen der terminalen Phase der Erkrankung erkennbar ist.

4. Massive CLA-Urie

   Sie ist entsprechend ein typisches Zeichen des finalen, aber auch des initialen Blastenschubes bei chronischer Myelose, was auf diese Weise mitunter bereits einige Wochen vor Manifestation feststellbar ist.

### 2.2.5. „Tissue Polypeptide Antigen" — TPA

TPA ist ein aus verschiedenen Karzinomgeweben isolierbares Polypeptid, das erstmals von Björklund u. Björklund 1957 nachgewiesen und in der Folgezeit isoliert und charakterisiert worden ist.

TPA-aktive Moleküle menschlichen Ursprungs scheinen eine Mischung von Oligomeren einer monomeren Polypeptidkette mit einem Molgewicht von 22000 bis 25000 D zu sein. Der isoelektrische Punkt liegt bei 4,4—4,6. An dominierenden Aminosäuren wurden Glutaminsäure, Asparaginsäure und Leucin gefunden.

TPA ist lokalisiert in den Membranstrukturen menschlicher Krebszellen. Es wird als universelles tumorassoziiertes Antigen angesehen, da sein Vorkommen unabhängig ist von Lokalisation und Tumortyp. Es ist im Serum von Krebspatienten nachweisbar und wurde auch in der Plazenta und in Fetalgeweben gefunden. Zum Nachweis des TPA bedient man sich einer modifizierten Hämagglutinations-Hemmungs-Technik (Björklund u. a. 1973) und neuerdings eines RIA (Lüthgens u. von Jürgensonn 1979).

Die Untersuchungen zur *klinischen Wertigkeit* des TPA stammen ebenfalls fast ausschließlich von der Gruppe um Björklund. Lediglich Menendez-Botet u. a. publizierten 1978 eine umfangreiche Untersuchung zum Thema TPA. Dabei konnten sie zwar die von Björklund gefundene relativ hohe positive Trefferquote des TPA bei Krebspatienten bestätigen (74%), sie fanden jedoch auch einen erheblichen Anteil erhöhter Werte bei Patienten mit benignen Tumoren (36%) (s. Tab. 17).

Die geringe Spezifität der TPA-Bestimmung für maligne Erkrankungen und die mangelnde Lokalisationsspezifität schränken die Brauchbarkeit des Tests für diagnostische Aussagen erheblich ein. Positive Werte sind außerdem kaum im Frühstadium zu erwarten, da der TPA-Spiegel von Ausdehnung und Stadium der Erkrankung abhängt. Für die Therapie- und Verlaufskontrolle wurden im Prinzip ähnliche Resultate gewon-

Tabelle 17. Positivitätsraten von TPA in Serum und Harn

| Probanden | Material | Anzahl Patienten | TPA erhöht über 0,09 U/ml | Autor |
|---|---|---|---|---|
| Krebspatienten | Serum | 3000 | 73 ± 10% | Björklund u. a. 1973 |
| Blutspender | Serum | 760 | 1 ± 1% | |
| Krebspatienten | Serum | 513 | 74% | Menendez-Botet u. a. 1978 |
| Krebspatienten | Harn | 77 | 64% | |
| Patienten mit | Serum | 122 | 36% | |
| benignen Tumoren | Harn | 29 | 24% | |
| Gesunde | Serum | 67 | 3% | |
| Gesunde | Harn | 56 | 11% | |

nen wie bei anderen Tumor-Markern. Nach Radikaloperationen normalisierten sich prätherapeutisch erhöhte TPA-Werte, allerdings erst innerhalb eines Zeitraums von einem Jahr. Bei Patientinnen mit metastasierenden Mamma-Karzinomen konnten Korrelationen zwischen der TPA-Serum-Konzentration und der Wirkung der Hormon- und Chemotherapie beobachtet werden. Rezidivierungen waren häufig mit einem erneuten Anstieg des Serum-TPA verbunden.

Trotz dieser Resultate wird von anderen Untersuchungen die klinische Bedeutung der TPA-Bestimmung im Serum ziemlich zurückhaltend eingeschätzt, vor allem wegen der Unspezifität des Parameters, der generell mit proliferativen Prozessen verbunden zu sein scheint. Bezüglich der klinischen Brauchbarkeit des TPA (Übersicht s. Björklund 1980) wird nunmehr die Ansicht vertreten, daß der Wert der Untersuchung bevorzugt in ihrer Korrelation zur proliferativen Aktivität der malignen Prozesse zu sehen ist (Skryten u. a. 1981).

In verschiedenen Arbeitsgruppen wurde die klinische Aussagefähigkeit von TPA und CEA in Paralleluntersuchungen verglichen (Kolyoke u. Chu 1979, Schlegel u. a. 1981). Hierdurch ließ sich eine Verbesserung der Treffsicherheit und eine Korrelation zur Aktivität der Erkrankung vor allem bei Patienten mit Mamma-Karzinomen erzielen.

### 2.3. *Onkoplazentale Proteine*

Analog der Resynthese fetaler Proteine wurde in Tumorgeweben auch eine Synthese von Proteinen beobachtet, die normalerweise nur während der Schwangerschaft in der Plazenta gebildet werden. Erwartungsgemäß findet man eine derartige Synthese vor allem in trophoblastischen Tumoren, aber auch andere maligne Gewebe sind in der Lage, ektop Plazenta-Proteine zu bilden, wenn auch in geringerem Umfang. Von den in Tab. 18 dargestellten Plazenta-Proteinen, die teils auch Enzym- bzw. Hormonwirkungen aufweisen, haben einige bereits klinisch-diagnostische Bedeutung im Zusammenhang mit malignen Erkrankungen erlangt. Es sind vor allem

- das schwangerschaftsspezifische Beta-1-Glykoprotein ($SP_1$),
- das humane Choriongonadotropin (HCG) und
- die hitzestabile alkalische Phosphatase (Regan-Isoenzym).

Die Analogie zwischen fetalen, plazentalen und malignen Syntheseleistungen sowie die Beobachtung, daß auch normale Serumproteine, deren Konzentration während der Schwangerschaft zunimmt (schwangerschaftsassoziierte Proteine), ein ähnliches Verhalten bei Karzinompatienten zeigen können, hat zur Vermutung gewisser verwandter physiologischer Bedingungen bei Schwangerschaft und Tumorerkrankungen geführt. In diesem Zusammenhang wird vor allem die in beiden Zuständen notwendige abgeschwächte immunologische Reaktionsfähigkeit des mütterlichen bzw. Wirts-Organismus diskutiert (H. W. BAUER und BOHN 1978). Wegen der Gemeinsamkeiten im Verhalten dieser funktionell unterschiedlichen Proteine werden sie zusammen in diesem Kapitel vorgestellt.

Tabelle 18. Plazenta-Produkte

| Proteine | Hormone | Enzyme | Inhibitoren |
|---|---|---|---|
| Schwangerschafts-spezifisches beta-1-Glykoprotein ($SP_1$) | Humanes Plazenta-Laktogen (HPL) | Oxytocinase | Urokinase-Inhibitor |
| | Humanes Chorion-gonadotropin (HCG) | Hitzestabile alkalische Phosphatase (REGAN-Isoenzym u. a.) | |
| | | 17-beta-Hydroxysteroid-Oxidoreduktase | |
| | | Diaphorase P | |
| | | Histaminase | |

### 2.3.1. Schwangerschaftsspezifisches Beta-1-Glykoprotein ($SP_1$)

$SP_1$ enthält als Glykoprotein einen Kohlenhydratanteil von etwa 30%. Es existiert in zwei molekularen Varianten. Neben der Hauptform, einem beta-1-mobilen Glykoprotein mit einem Molgewicht von 90000 bis 110000 D, gibt es noch einen immunologisch identischen Anteil mit höherem Molgewicht und alpha-2-Beweglichkeit.

$SP_1$ wird physiologisch während der Schwangerschaft im Syncytiotrophoblasten der Plazenta gebildet und ins Blut sezerniert. Die Konzentration im Serum nimmt mit fortschreitender Gravidität ständig zu und erreicht gegen Ende der Schwangerschaft Werte von etwa 400 mg/l. Nach der Entbindung wird das Protein mit einer biologischen Halbwertszeit von 30—40 Stunden aus dem mütterlichen Kreislauf eliminiert. Bei Männern und nicht schwangeren Frauen beträgt die normale Serumkonzentration weniger als 2 µg/l.

Über die biologische Funktion des $SP_1$ ist noch wenig bekannt. Es besteht eine gewisse Affinität zu Steroidhormonen und Eisen, und es wird eine mögliche Rolle für die Immuntoleranz diskutiert.

Entsprechend seinem physiologischen Bildungsort ist das $SP_1$ als Tumor-Marker vor allem von Interesse für die Diagnostik und Verlaufskontrolle von Tumoren mit trophoblastischen Elementen. Demgemäß wurde es in der klinischen Wertigkeit dem HCG gleichgesetzt. Es hat sich jedoch herausgestellt, daß das HCG in bezug auf den Nachweis und die Höhe der pathologischen Werte empfindlicher ist als das $SP_1$. Im Durchschnitt sind die HCG-Werte vier- bis fünfmal höher als die $SP_1$-Werte. In keinem Fall wurden pathologische $SP_1$-Konzentrationen gefunden bei normalem HCG, und erst bei HCG-Werten über 3000 µg/l war auch $SP_1$ stets erhöht (BAGSHAWE u. a. 1978).

Über erhöhte $SP_1$-Konzentrationen im Serum wurde vor allem berichtet bei Patienten mit

- Trophoblast-Tumoren,
- malignen Teratomen und
- nicht seminomatösen Hodentumoren.

Gelegentlich konnte eine ektope Produktion von $SP_1$ auch in anderen Tumoren nachgewiesen werden, z. B. in Mamma-, Gastrointestinal- und Urogenital-Tumoren. Der Anteil erhöhter Serumwerte bei diesen Patienten war sehr gering. Engvall und Yonemoto 1979 fanden nur bei 4 von 112 Patienten mit Mamma-Karzinomen, Melanomen und Sarkomen wenig erhöhte $SP_1$-Konzentrationen im Serum und stellen die ektope Produktion dieses Proteins in Zweifel.
Noch keine Angaben liegen vor über mögliche Korrelationen zwischen $SP_1$-Spiegel und Stadium der Erkrankung bzw. Krankheitsverlauf. Es ist auch noch nicht erwiesen, ob die Bestimmung des $SP_1$ gegenüber der des HCG Vorteile bietet. Die notwendigen systematischen Untersuchungen hierzu wären möglich; ein empfindlicher Radioimmunoassay zur Bestimmung des $SP_1$ wurde beschrieben (Kaminska u. a. 1979).

### 2.3.2. Humanes Choriongonadotropin (HCG)

HCG ist eines der hypophysären Glykoprotein-Hormone, zu denen außerdem gehören das Thyroid-stimulierende Hormon (TSH), das luteinisierende Hormon (LH) und das Follikel-stimulierende Hormon (FSH). Diesen Hormonen gemeinsam ist ein analoger Molekülaufbau. Sie bestehen aus zwei unterschiedlichen Polypeptidketten, die als Alpha- und Beta-Untereinheiten bezeichnet werden. Die Alpha-Untereinheit ist bei allen Glykoproteinhormonen nahezu identisch, die Beta-Untereinheit dagegen, die zwei Drittel des Gesamtmoleküls ausmacht, ist Träger der immunologischen und biologischen Spezifitäten der einzelnen Vertreter. Eine spezifische Bestimmung der einzelnen Hormone muß sich also auf die Erfassung ihrer jeweiligen Beta-Kette richten.
HCG wird im Cytotrophoblasten der Plazenta gebildet und ist im wesentlichen an der Zellmembran exprimiert. Es erreicht im 2. Schwangerschaftsmonat die höchste Konzentration und fällt zunächst rasch, gegen Ende der Schwangerschaft langsamer ab. Die endokrine Funktion des HCG besteht in der Umwandlung des Corpus luteum zu dem Corpus luteum graviditatis. Immunologisch wird eine immunsuppressive Wirkung durch die reversible und nicht cytotoxische Beeinflussung der mütterlichen Lymphozyten diskutiert.
HCG ist ein stark saures Glykoprotein mit einem isoelektrischen Punkt von 2,9. Das Molgewicht beträgt 30000 D bei einem Kohlenhydratanteil von ca. 30%.
Immunhistologisch wurde die Beta-Kette des HCG nachgewiesen vor allem in trophoblastischen Tumoren, aber auch in Gastrointestinal-, Urogenital-, Bronchial- und Mamma-Karzinomen sowie in Lymphomen. Dabei fand sich das Hormon im Cytoplasma und homogen auf der Zelloberfläche verteilt. Eine HCG-Synthese findet auch statt in syncytiotrophoblastischen Riesenzellen, die häufig als Bestandteile von Seminomen, embryonalen Karzinomen und Dottersack-Tumoren auftreten.
Die klinische Wertigkeit des Parameters ergibt sich aus seinen spezifischen Bildungsorten und der Sekretion in die Zirkulation. Dabei ist für die Aussagefähigkeit in Differentialdiagnostik und Verlaufskontrolle die Berücksichtigung der jeweiligen Halbwertszeiten der einzelnen Komponenten nicht unwesentlich. Sie betragen für

| | |
|---|---|
| HCG | 24 Std. |
| Alpha-HCG | 20 Min. |
| Beta-HCG | 60 Min. |
| AFP | 5 Tage. |

Die bevorzugte klinische Bedeutung der Bestimmung von HCG, oder, zur Vermeidung von Kreuzreaktionen mit LH, FSH und TSH besser und spezifischer des Beta-HCG liegt

- in Kombination mit der Bestimmung des AFP in der Differentialdiagnostik von Keimzelltumoren und
- in Form von Serienuntersuchungen in der Therapie- und Verlaufskontrolle von Patienten mit HCG-positiven Karzinomen.

HCG ist vor allem ein verläßlicher Parameter für die Diagnostik trophoblastischer Tumoren, vor allem von Chorion-Karzinomen. Daneben werden erhöhte Serum-Werte gefunden bei Patienten mit Seminomen, embryonalen Karzinomen und Dottersack-Tumoren, sofern die malignen Gewebe syncytiotrophoblastische Riesenzellen enthalten. Erhöhte AFP-Konzentrationen im Serum sind dagegen zu erwarten bei Patienten mit Dottersack-Tumoren oder mit embryonalen Karzinomen mit Dottersack-Komponente. Teratome und reine Seminome bilden weder AFP noch HCG (s. a. Abb. 2 u. Tab. 3 S. 15).
Serienmessungen von HCG und AFP im Serum ermöglichen die Beurteilung der Wirksamkeit der chirurgischen, Strahlen- oder Chemotherapie bei den Marker-positiven Patienten. Bei erfolgreicher Therapie wird ein rasches Absinken der HCG- bzw. AFP-Werte beobachtet, was besonders beim HCG von der kurzen Halbwertszeit der Substanz in der Zirkulation geprägt ist.
Auch für die Verlaufskontrolle hat sich HCG als empfindlicher Indikator für Rezidive und/oder Metastasen bei Patienten mit HCG-bildenden Tumoren erwiesen. Eine Möglichkeit zur Lokalisation dieser sekundären Neoplasien wurde von Javadpour 1979b beschrieben. Hierbei wurde in Blutproben, die durch selektive Venenkatheterisierung gewonnen wurden, die mit einer Halbwertszeit von nur 20 Minuten sehr kurzlebige Alpha-Untereinheit des HCG bestimmt. Die höchsten Konzentrationen waren jeweils in den dem Bildungsort am nächsten gelegenen Venenabschnitten zu messen. Aussagefähige Untersuchungen dieser Art sind jedoch nur möglich, wenn die peripheren Alpha-HCG-Werte die Konzentration von 4 µg/l nicht überschreiten, mithin also auch keine anderen Glykoprotein-Hormone in nennenswerter Menge vorliegen, und wenn die maligne Erkrankung lokal begrenzt ist.
Die gleichzeitige Bestimmung von Beta-HCG im Serum und im Liquor ermöglichte es Soma u. a. 1980 bei einem Verhältnis der Beta-HCG-Konzentrationen im Serum und im Liquor von unter 30:1 Hinweise für das Vorliegen von Hirnmetastasen bei Patienten mit Trophoblast-Tumoren zu erhalten.
Wie bei anderen Tumor-Markern sind auch im Falle des HCG prätherapeutisch erhöhte Konzentrationen ein Zeichen für eine schlechtere Prognose.
Bei nicht trophoblastischen Tumoren liegt der Prozentsatz mit serologisch nachweisbarer ektoper HCG-Produktion zwischen 10 und 30% (Braunstein u. a. 1973).
Canal u. a. 1981 untersuchten 1850 Patienten mit nicht trophoblastischen Tumoren und fanden erhöhte Beta-HCG-Werte im Serum im Durchschnitt bei 5,2% der Probanden. Am häufigsten wurden erhöhte Werte beobachtet bei Patienten mit Harnblasen-Karzinomen (22,2%), Pankreas-Karzinomen (20%), colorektalen Adenokarzinomen (15,7%) und Plattenepithel-Karzinomen der Lunge (14,2%).
Rosen und Weintraub 1974 beschrieben die ektope Produktion der isolierten Alpha-Untereinheit der Glykoprotein-Hormone bei einem Magen-Karzinoid und Kahn u. a. 1977 fanden erhöhte Konzentrationen der Alpha-Untereinheit bei der Hälfte der Patienten mit Inselzell-Tumoren und später bei 14% Patienten mit Bronchial-Karzi-

nomen und 24% mit gastrointestinalen Tumoren (Blackman u. a. 1978). Die damit vermutete Rolle der Alpha-Untereinheit von Glykoprotein-Hormonen als Tumor-Marker konnte jedoch durch nachfolgende Untersuchungen nicht bestätigt werden. Braunstein u. a. 1979 stellten in einer größer angelegten Studie fest, daß sich diese Untersuchung weder für diagnostische noch für Verlaufskontroll-Zwecke bei Tumorpatienten eignet. Auch bei Trophoblast-Tumoren entspricht die Konzentration der Alpha-Untereinheit nur der des HCG, bei nicht trophoblastischen gynäkologischen Tumoren ist sie nicht nachweisbar (Rutanen 1978).
Für die Bestimmung des HCG wurden Radioimmunoassays entwickelt. Zur spezifischen Erfassung des HCG neben den anderen Glykoprotein-Hormonen ist es notwendig, die Antiseren gegen die Beta-Untereinheit des HCG auszurichten (Vaitukaitis u. a. 1972). Bei gesunden, nicht schwangeren Personen beträgt die Serum-Konzentration des $\beta$-HCG unter 1 µg/l. Zur radioimmunologischen Bestimmung im Harn muß wegen störender Substanzen eine modifizierte Methode angewendet werden (Mc Cready u. a. 1978).
Durch Storring u. a. wurde 1980 ein internationales Referenzpräparat für den Immunoassay von HCG vorgestellt, was sowohl Standards für die Alpha- als auch für die Beta-Untereinheiten umfaßt.

### 2.3.3. Plazenta-typische alkalische Phosphatasen (Tumor-Phosphatase-Isoenzyme)

1968 berichteten Fishman u. a. erstmals über den Nachweis einer alkalischen Phosphatase im Serum eines Patienten mit einem Plattenepithel-Karzinom der Lunge, die in ihren Eigenschaften der alkalischen Plazenta-Phosphatase ähnlich war. Das Enzym wurde zunächst als „carcinoplacental isoenzyme antigen“ oder einfach als „carcinoplacental antigen“ bezeichnet, später setzte sich die Bezeichnung Regan-Isoenzym (nach dem Namen des Patienten) durch.
Inzwischen wurden noch weitere Tumorphosphatasen beschrieben, die ebenfalls zum Teil der Plazenta-Phosphatase ähnlich sind, sich aber untereinander in Eigenschaften und Herkunft unterscheiden. Es sind

- das Non-Regan-Isoenzym,
- die Regan-Variant-Phosphatase, sie ist identisch mit dem Kasahara-Isoenzym,
- das Nagao-Isoenzym.

Die verschiedenen Isoenzymformen zeigen Differenzen in der Hitzeempfindlichkeit, in der elektrophoretischen Wanderungsgeschwindigkeit und vor allem in ihrem Verhalten gegenüber Inhibitoren. Tab. 19 zeigt eine Übersicht.
Das Kasahara- und das Nagao-Isoenzym wurden von japanischen Untersuchern jeweils nach den Patienten benannt, bei denen diese Isoenzyme erstmals nachgewiesen wurden.
Das Regan- und das Nagao-Isoenzym verhalten sich immunologisch wie die Plazenta-Phosphatase. Die Regan-Variant-Form (Kasahara-Isoenzym) zeigt dagegen Ähnlichkeiten sowohl mit der Plazenta- als auch mit der Leber-AP, während das Non-Regan-Isoenzym eine alkalische Phosphatase aus menschlichen Tumoren darstellt, die sich physikochemisch eindeutig von der alkalischen Plazenta-Phosphatase unterscheidet.

Tabelle 19. Plazenta-ähnliche alkalische Phosphatasen

| Isoenzym Bezeichnung | Hitzeempfindlichkeit 5 Min./65°C | Elektrophorese (s. a. Abb. 6, S. 51) | Inhibitoren |
|---|---|---|---|
| REGAN | stabil | wie Plazenta-AP | L-Phenylalanin<br>Neuraminidase (Spaltung) |
| Non-REGAN | labil | zwischen Leber- und Dünndarm-AP | Homoarginin |
| REGAN-Variant = KASAHARA | labil | etwas schneller als Leber-AP | L-Phenylalanin<br>Harnstoff<br>L-Homoarginin<br>L-Leucin<br>EDTA |
| NAGAO | stabil | wie D-Variante der Plazenta-AP | L-Phenylalanin<br>L-Leucin<br>L-Isoleucin<br>L-Valin<br>Dipeptide mit L-Leucin am Aminoende |

Nach den Untersuchungen von FISHMAN u. a. 1976 lassen sich drei Phasen der AP-Synthese in der frühen Entwicklung des menschlichen Trophoblasten unterscheiden:

Phase 1: 6—10 Wochen

Hier wurden elektrophoretisch zwei hitzeempfindliche, mit L-Homoarginin hemmbare Fraktionen mit AP-Aktivität nachgewiesen. Die langsamer wandernde entsprach immunologisch der Non-REGAN-Phosphatase, die schneller wandernde war mit keiner bekannten AP-Fraktion vergleichbar.

Phase 2: 11—13 Wochen

In dieser Phase entsprach das elektrophoretische AP-Muster einer Mischung der Isoenzym-Fraktionen der Phasen 1 und 3.

Phase 3: ab 14. Woche

Die alkalischen Phosphatasen der Phase 1 waren nicht mehr nachweisbar, es wurden ausschließlich die eigentlichen Plazenta-Phosphatasen beobachtet.

Damit erscheint das Non-REGAN-Isoenzym als frühe plazentale Form und Vorläufer der Plazenta-Phosphatasen. Für die Bildung dieser Isoenzyme in Tumorgeweben wird angenommen, daß die Synthese in einer ähnlichen, phasenspezifischen Genexpression abläuft.

In Plazenta-Extrakten lassen sich nach Elektrophorese sechs verschiedene Phänotypen der alkalischen Phosphatase nachweisen, die sich von drei Haupttypen ableiten. Diese werden, entsprechend ihrer elektrophoretischen Mobilität bezeichnet als

F (fast),
I (intermediate) oder FS,
S (slow).

Daneben kommt sehr selten noch eine langsamere Fraktion vor, die D-Variante. Sie entspricht weitgehend dem NAGAO-Isoenzym, ist jedoch nicht absolut mit demselben identisch. In Form des NAGAO-Isoenzyms kommt die D-Variante wesentlich häufiger in Tumoren vor als in der Plazenta. Die Plazenta-Phänotypen F, FS (I) und S werden auch in Tumorgeweben gebildet und entsprechen dort dem REGAN-Isoenzym (INGLIS u. a. 1973).

Die REGAN-Variant-AP bzw. das KASAHARA-Isoenzym konnte in der Plazenta und in fetalen Geweben nicht nachgewiesen werden. Die Enzymform wurde jedoch in FL-Zellen gefunden, d. h. in Zellen, die aus menschlicher Amnion-Membran kultiviert wurden. Damit wird angenommen, daß die REGAN-Variant-AP in Karzinomzellen als „Neuauflage" der AP der Amnionmembran auf Grund einer Genderepression erscheint (HIGASHINO u. a. 1975). Die Variant-AP scheint eine Art Kreuzung zwischen der normalen Leber-AP und dem NAGAO-Isoenzym zu sein. Sie wurde ausschließlich in Leberzell-Karzinomgeweben gefunden und könnte als Hybrid aus Untereinheiten der Leber-AP und der Plazenta-D-Variante entstehen. Die REGAN-Variant-AP kommt in Leberzell-Karzinomen immer gemeinsam mit der Leber-AP vor.

Die Plazenta-ähnlichen alkalischen Phosphatase-Isoenzyme lassen sich mit geeigneten, empfindlichen Methoden im Serum von Patienten mit verschiedenen Tumoren nachweisen und bestimmen. Das REGAN-Isoenzym wurde erstmals bei einem Patienten mit einem Plattenepithelkarzinom der Lunge im Serum gefunden und später auch bei anderen Tumorpatienten beobachtet, am häufigsten bei Patienten mit testikulären Karzinomen (s. Tab. 20). Bedingt durch unterschiedliche Analysenverfahren schwanken jedoch die Angaben zum Teil beträchtlich. Eine kombinierte Bestimmung von REGAN-Isoenzym und HCG im Serum und in Aszites von Patientinnen mit Ovarial-Karzinomen ergab eine positive Korrelation zwischen beiden Parametern (FISHMAN u. a. 1975). Die

Tabelle 20. Häufigkeiten erhöhter Aktivitäten des REGAN-Isoenzyms im Serum von Patienten mit verschiedenen Tumorerkrankungen

| Tumor (Kontrollen) | FISHMAN u. a. 1975 | CADEAU u. a. 1974 | BELLIVEAU u. a. 1974 | HAIJE u. a. 1979 |
|---|---|---|---|---|
| Ovar | 42% | 14% | | 40% |
| Cervix | 17% | 15% | | 22% |
| Uterus | 15% | 11% | | 41% |
| Testis | 42% | 0% | | |
| Pankreas | 30% | | | |
| Lunge | 14% | 4% | | |
| Colon | 14% | | | |
| Lymphom | 14% | 5% | 33% | |
| M. Hodgkin | | | 28% | |
| Niere | 13% | 0% | | |
| Harnblase | | 16% | | |
| Mamma | | 22% | | |
| Verschiedene | | 9% | 18% | |
| (Nicht maligne Erkrankungen) | | 4% | | |
| (Gesunde) | | 2% | 12% | |

absoluten Konzentrationen beider Parameter waren bei zeitlich gleicher Materialgewinnung im Aszites höher als im Serum. Ein Anstieg der Parameter verlief parallel zur Ausbreitung der Erkrankung.

Neben dem REGAN-Isoenzym wurde in Ovarial-Karzinomen auch das Non-REGAN-Isoenzym nachgewiesen, also die Form, die in der frühen Trophoblast-Entwicklung der Synthese der Plazenta-Phosphatase vorausgeht. In Tumorzellen konnte histochemisch die gleichzeitige Synthese der beiden Enzymformen nachgewiesen werden (SASAKI u. FISHMAN 1973). Bei den Plazenta-Phosphatasen ist jedoch deren Heterogenität zu berücksichtigen. Bei der Untersuchung maligner und benigner Ovarialtumoren wurden Plazenta-Phosphatasen wesentlich häufiger in den malignen als in den benignen Geweben nachgewiesen, ein elektrophoretischer Vergleich der aus den Karzinomen stammenden Plazenta-Phosphatasen ergab in keinem Fall eine absolute Identität mit den sechs Phänotypen der normalen Plazenta-Phosphatase (BENHAM u. a. 1978).

Eine ektope Bildung des Non-REGAN-Isoenzyms wurde gelegentlich beobachtet in Bronchial-Karzinomen und Pankreas-Karzinomen.

Das NAGAO-Isoenzym wurde erstmals von NAKAYAMA u. a. 1970 bei einem Patienten mit Pleuritis Karzinomatosa in der Pleuraflüssigkeit gefunden. In Ovarial-Karzinomen ist diese, der D-Variante der Plazenta-Phosphatasen analoge Isoenzymform, von allen plazentalen Phänotypen der alkalischen Phosphatase am häufigsten vertreten (FISHMAN u. a. 1975).

Die REGAN-Variant-AP (KASAHARA-Isoenzym) ist keine ausgesprochen Plazenta-ähnliche alkalische Phosphatase. Sie wurde zuerst in Leberzell-Karzinomen nachgewiesen, und es wird angenommen, daß sie speziell in diesen Zellen synthetisiert wird. Angaben verschiedener Autoren über die Häufigkeit des Nachweises dieser Isoenzym-Form im Serum von Patienten mit Leberzell-Karzinomen schwanken zwischen 10 und 30%. Gelegentlich wurde die Variant-AP auch im Serum von Patienten mit Leberzirrhose und Fettleber gefunden, später auch in Karzinomgeweben anderer Lokalisation z. B. in gastrointestinalen Karzinomen (CROFTON u. SMITH 1978), in Prostata-Karzinomen, Bronchial- und Harnblasen-Karzinomen (HIGASHINO u. a. 1976) und Hodgkin-Tumoren (DAMLE u. a. 1979). Im Serum wurde die Variant-AP jeweils weniger häufig nachgewiesen als in den Tumorgeweben. Das Enzym scheint nicht vorhanden zu sein in fetaler Leber, Plazenta, Amnion und Cholangiokarzinomen.

Obwohl es sich bei den Plazenta-ähnlichen alkalischen Phosphatasen um echte tumortypische Isoenzyme handelt, sind die bisher erzielten Resultate bezüglich der Aussagefähigkeit für Diagnostik und Verlaufskontrolle von Tumorpatienten noch ziemlich unbefriedigend. Die Häufigkeit positiver Befunde ist zu gering, die Lokalisationsspezifität begrenzt und systematische Untersuchungen der Korrelation zwischen Serum-Enzymaktivitäten und Stadium, Typ und Verlauf von malignen Erkrankungen gibt es erst wenige. Ursache hierfür dürfte u. a. der Umstand sein, daß sich die Analytik erst langsam entwickelt hat. Die Aktivität des REGAN-Isoenzyms im Serum ist etwa um zwei Zehnerpotenzen geringer als die Gesamtaktivität der alkalischen Phosphatase im Serum (Referenzbereiche s. Tab. 21). Die notwendige Empfindlichkeit und Spezifität

Tabelle 21. Referenzbereiche für REGAN-AP

| Autor | SI nkat/l | alt IU/l |
|---|---|---|
| USATEGUI-GOMEZ u. a. 1974 | 1–10 | 0–0,6 |
| HAIJE u. a. 1979 | 0–16,7 | 0–1 |

zur Bestimmung des Isoenzyms wurde vielfach erzielt durch Fällung und Anreicherung der Aktivität mit polymerisierten monospezifischen Antiseren (Usategui-Gomez u. a. 1973, Lehmann 1980). Diese Methoden können es in der Empfindlichkeit sogar mit dem von Jacoby u. Bagshawe 1972 beschriebenen Radioimmunoassay aufnehmen. Sie haben jedoch den Nachteil, ziemlich umständlich und für Serienbestimmungen wenig geeignet zu sein. Eine vereinfachte Variante in Form einer Feste-Phase-Sandwich-Technik wurde von Haije u. a. 1979 beschrieben. Hierbei wird Anti-Regan-AP-Immunglobulin an die Innenwandung von Polystyrolröhrchen fixiert. Nach Inkubation mit Serum wird das Regan-Isoenzym spezifisch gebunden, alle anderen Bestandteile werden durch Waschen entfernt und nach Substratzugabe wird direkt die Aktivität des fixierten Enzyms gemessen.

Mit dieser Methode, die die Untersuchung größerer Serien erlaubt, wurden Bestimmungen zur Verlaufskontrolle bei Patientinnen mit gynäkologischen Karzinomen durchgeführt. Hieraus ergab sich, daß die Bestimmung des Regan-Isoenzyms besonders geeignet ist für die Erkennung von Metastasen und Rezidiven bei Patienten mit malignen epithelialen Ovarial-Tumoren (s. a. Tab. 20).

Die übrigen Tumor-Phosphatasen lassen sich von der Regan-AP auf Grund ihrer unterschiedlichen physikochemischen und biochemischen Eigenschaften analytisch abgrenzen.

Das Non-Regan-Isoenzym kann auf Grund seiner Hitzelabilität und der Nicht-Hemmbarkeit durch L-Phenylalanin identifiziert werden. Außerdem ist es an seiner charakteristischen elektrophoretischen Wanderungsgeschwindigkeit erkennbar.

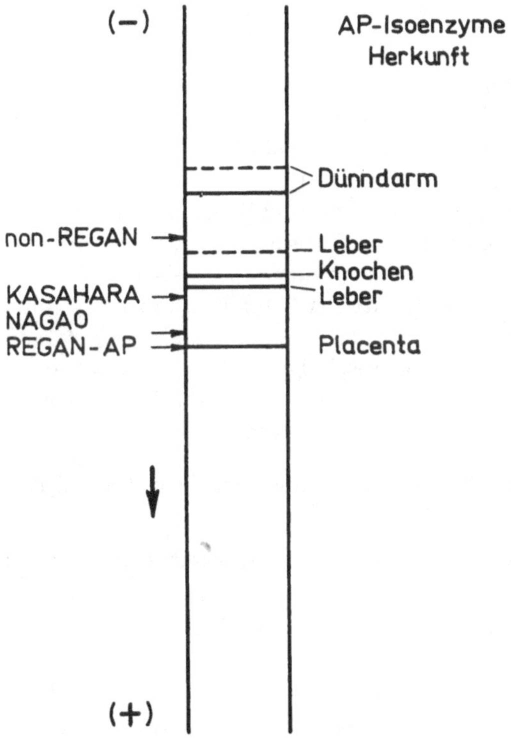


Abb. 6. Orientierung der Lokalisation der Plazenta-ähnlichen alkalischen Phosphatasen an der Disc-elektrophoretischen Trennung der AP-Isoenzyme aus normalen Geweben

Das NAGAO-Isoenzym ist meßbar nach Hitzeinaktivierung der übrigen alkalischen Phosphatasen auf Grund seiner Hemmbarkeit mit 4 mM L-Leucin. INGLIS u. a. 1973 beschrieben eine Bestimmung, die auf der Differenzmessung der Aktivitäten in Gegenwart von jeweils 4 mM D- bzw. L-Leucin beruht. Als Substrat wird 2 mM Naphthol-AS-MX-phosphat verwendet bei einem $p_H$ von 9,86. Dieses Substrat ist auch geeignet zum Fluoreszenznachweis der Aktivität nach Mikrozonenelektrophorese auf Zelluloseazetatfolien.
Die Variant-AP bzw. das KASAHARA-Isoenzym läßt sich analytisch auf Grund seiner Hemmbarkeit durch L-Phenylalanin, der Hitzeempfindlichkeit und der spezifischen elektrophoretischen Wanderungsgeschwindigkeit, die etwas schneller ist als die der Leber-Phosphatase, von den anderen plazentaren AP-Formen unterscheiden. Abb. 6 zeigt die elektrophoretische Wanderung der Plazenta-Phosphatasen im Vergleich zu den normalen Gewebsphosphatasen in der Disc-Elektrophorese in Polyacrylamidgel. Empfindlicher dürften sich jedoch diese Isoenzyme ebenfalls mit Hilfe von Immunoassays bestimmen lassen.

## 3. Serumproteine

Neben den qualitativen Veränderungen in der Proteinzusammensetzung des Serums, die z. B. durch die Freisetzung von Tumor-Proteinen hervorgerufen werden, gibt es bei Patienten mit malignen Erkrankungen häufig auch quantitative Abweichungen bei den normalen Serumproteinen. Pathologische Konzentrationen dieser Parameter sind jedoch meist nicht tumorspezifisch, ihre Korrelationen zum malignen Prozeß wurden größtenteils empirisch ermittelt und pathobiochemische Zusammenhänge sind noch weitgehend unklar. Auch ist nicht immer ein direkter Zusammenhang zwischen Tumorgeschehen und Parameter-Verhalten gegeben, mitunter ist der Tumoreinfluß nur sekundärer Art, so daß diese Substanzen in die Kategorie der „tumor-associated products" einzustufen wären. Trotzdem lassen sich einige charakteristische Verhaltensweisen erkennen. Im Zusammenhang mit Tumorerkrankungen wurden vor allem bei folgenden Serumproteinen quantitative Veränderungen festgestellt (Übersicht s. Tab. 22):

1. Albumin und Präalbumin auf Grund der besonderen Stoffwechselsituation des Tumorpatienten,
2. Schwangerschaftsassoziierte Proteine, deren immunsuppressive Wirkung eine Rolle spielen könnte und
3. Akute-Phase-Proteine als allgemeine Reaktion des Organismus.

Die bisher anhand der Einzelproteine ermittelten Fakten sind jedoch sehr heterogen, so daß sich Zusammenhänge kaum erkennen lassen. Die Resultate werden nachfolgend bei den tumorrelevanten Serumproteinen in der Reihenfolge ihrer elektrophoretischen Beweglichkeit dargelegt und diskutiert.

Tabelle 22. Serumproteine bei Tumorerkrankungen

| Protein | Veränderung | Charakteristik*) |
|---|---|---|
| Präalbumin | vermindert | |
| Albumin | vermindert | |
| Saures Alpha-1-Glykoprotein | vermehrt | APP, PI |
| Alpha-1-Lipoprotein | vermindert | (SAP) |
| Alpha-1-Antitrypsin | vermehrt | SAP, APP, PI |
| Coeruloplasmin | vermehrt | SAP, APP |
| Haptoglobin | vermehrt | APP |
| Alpha-2-Makroglobulin | vermehrt | PI |
| Schwangerschafts-assoziiertes Alpha-2-Glykoprotein | vermehrt | SAP |
| Transferrin | vermindert | SAP |
| Steroidbindendes Beta-Globulin | vermehrt | SAP |
| Beta-2-Mikroglobulin | vermehrt | |
| Immunglobuline | verschieden | |

*) SAP = Schwangerschafts-assoziiertes Protein
APP = Akute-Phase-Protein
PI = Proteinase-Inhibitor

### *3.1. Albumin und Präalbumin*

Allgemein ist bei Krebspatienten eine Verminderung der Albumin- und Präalbumin-Konzentration im Serum festzustellen. Als Ursache für den Albuminmangel wird sowohl ein erhöhter Eiweißabbau bzw. Eiweißverlust, als auch eine verminderte Synthese auf Grund von Mangelernährung, Malabsorption oder Leberinsuffizienz angenommen. Überflüssig zu betonen, daß diese Effekte unspezifisch sind und ebensogut nicht maligner Genese sein können. Gewöhnlich ist die Hypalbuminämie ein Begleitsymptom der fortgeschrittenen Tumorerkrankung. Sie kann jedoch bei bestimmten Krankheitsbildern auch relativ frühzeitig und ausgeprägt auftreten, z. B. bei Patienten mit Karzinoid-Tumoren (Mariani u. a. 1976), da sich hier mehrere Ursachen addieren, nämlich eine durch die Lebermetastasierung bedingte reduzierte Syntheseleistung, der durch den Tumorbefall der Darmwand hervorgerufene Proteinverlust und die pharmakologisch induzierte Diarrhoe.
In Kombination mit anderen Untersuchungen kann die Bestimmung des Serum-Albumins zur Lösung bestimmter differentialdiagnostischer Fragen von Nutzen sein, da die Hypalbuminämie eine relativ zuverlässige Begleiterscheinung maligner Prozesse darstellt. So ließ sich mit den Parametern Albumin und Haptoglobin eine Unterscheidung zwischen malignem Ikterus und durch Steinverschluß hervorgerufenem erzielen (Giusti u. a. 1975). Bei den Tumorpatienten war im Gegensatz zu den anderen das Serum-Albumin vermindert und das Haptoglobin erhöht. Die Untersuchungen führten in 54% der Fälle zu einer korrekten Diagnose.

Präalbumin ist mit dem Retinol-bindenden Protein am Serumtransport von Vitamin A beteiligt, und die Konzentrationen der drei Substanzen sind eng miteinander verknüpft. Die bei Tumorpatienten häufig beobachtete Verminderung des Präalbumins im Serum ist einem zirkulierenden Vitamin-A-Defizit gleichzusetzen. Dem Vitamin A wird eine Kontrollfunktion bei der Zelldifferenzierung zugeschrieben sowie eine gewisse Antitumoraktivität. Das Retinol-bindende Protein, das im Serum mit Präalbumin assoziiert ist, wurde im Harn von Tumorpatienten mit Fanconi-Syndrom und Bence-Jones-Proteinurie in hundertfach erhöhter Konzentration in freier Form nachgewiesen (Seon u. Pressman 1979).
Präalbumin ist sowohl bei malignen, als auch bei entzündlichen Erkrankungen im Serum vermindert, die Unterschiede sind nur graduell. Bei Lungenerkrankungen ergeben sich z. B. im Vergleich zu gesunden Rauchern folgende Werte: (Rostenberg u. a. 1979):

| | |
|---|---|
| Raucher (gesund) | 286—72 mg/l |
| entzündl. Lungenerkrankungen | 229—76 mg/l |
| Bronchial-Karzinome | 198—83 mg/l. |

Bei Patienten mit Dickdarm-Karzinomen erwies sich die Konzentration des Präalbumins im Serum als empfindlicher Indikator für den Ernährungszustand. Anhaltende Konzentrationen unter 0,15 g/l wurden als Zeichen einer Mangelernährung gewertet. Außerdem konnten aus den Präalbumin-Konzentrationen und ihren Änderungsraten prognostische Schlüsse gezogen werden. Gewöhnlich wurden 2 bis 3 Monate präfinal starke und rasche Abfälle des Präalbumins im Serum beobachtet. Da sie von einer gleichzeitigen Zunahme des C-reaktiven Proteins begleitet waren, dürfte die Ursache hierfür in einer allgemeinen Reaktion des Organismus zu suchen sein (Milano u. a. 1978).

### 3.2. *Saures Alpha-1-Glykoprotein* (SAG) (Orosomucoid, Alpha-1-Seromucoid)

Dieses Serumprotein ist als Akute-Phase-Protein erhöht bei malignen, entzündlichen, degenerativen und traumatischen Prozessen. Es wirkt außerdem als Proteinase-Inhibitor und hemmt Chymotrypsin, Elastase und die Umwandlung von Prothrombin in Thrombin. Neben der unspezifischen Reaktion als Ursache für den Konzentrationsanstieg bei Tumorpatienten wird auch eine Synthese in Tumorgeweben diskutiert, die sich auf den Nachweis des Proteins in Tumorgeweben stützt. Papsidero u. a. 1978 fanden höhere Konzentrationen in Mamma-Karzinomen im Vergleich zu normalen oder entzündlich veränderten Geweben, Twining u. Brecher 1977 konnten das Protein auch in Colon-, Magen- und Bronchial-Karzinomen nachweisen.
Die diagnostische Aussagefähigkeit der Bestimmung des SAG im Serum wird durch die Unspezifität beeinträchtigt. Trotzdem wurde über hohe Positivitätsraten bei Tumorpatienten berichtet. Chio u. Oon 1979 fanden z. B. bei 80% Patienten mit primärem Leberzellkarzinom erhöhte SAG-Werte im Serum gegenüber 20% bei Patienten mit Leberzirrhose und nur etwa 6% bei Patienten mit Hepatitis. Parallel zur SAG-Zunahme war bei diesen Patienten die Alpha-1-Antitrypsin-Konzentration im Serum erhöht.
Bei Ausschaltung anderer Ursachen kann die Veränderung der SAG-Werte im Serum zur Verlaufskontrolle bei Tumorpatienten herangezogen werden, da sie entsprechend auf Remissionen bzw. Rezidive und Metastasen reagieren (Harshman u. a. 1974).

Zu erwähnen ist noch das Vorkommen des SAG im Magensaft von Patienten mit Magen-Karzinomen. Es ist jedoch auch, allerdings weniger häufig, bei Patienten mit benignen Magen-Erkrankungen nachzuweisen, nicht aber bei Gesunden (s. Tab. 23).
SAG kommt im Serum normalerweise in einer Konzentration von 0,48—1,27 g/l vor (bei Frauen unter Kontrazeptiva 0,29—0,73 g/l). Hierfür reicht zur Bestimmung die Empfindlichkeit der einfachen radialen Immunodiffusion aus (100 mg/l). Zur quantitativen Erfassung geringerer Konzentrationen, z. B. in Aszites, Pleuraergüssen u. a. entwickelten H. P. Wang u. Chu 1979 einen Enzymimmunoassay mit einer Nachweisempfindlichkeit von 4 μg/l.

Tabelle 23. Saures Alpha-1-Glykoprotein im Magensaft bei malignen und benignen Magenerkrankungen (nach Ludwig u. a. 1975)

| Erkrankung | Anzahl Patienten | % positiv = über 5 mg/l |
|---|---|---|
| Gesunde | 41 | 0 |
| Chron. Gastritis | 60 | 12 |
| Chron. atroph. Gastritis | 21 | 43 |
| Chron. metapl. Gastritis | 34 | 38 |
| Ulkus | 20 | 15 |
| Billroth-II-Resektion | 15 | 40 |
| Magen-Karzinom | 21 | 90 |

### 3.3. *Alpha-1-Lipoprotein* (ALP)

Bei Tumorpatienten wurde eine signifikante Verminderung dieses Lipoproteins im Serum festgestellt, die sich als unabhängig von Tumorart und Metastasierung erwies. Alter und Geschlecht der Patienten waren ebenfalls ohne Einfluß (Nydegger u. Butler 1972). Besonders ausgeprägte Verminderungen wurden bei Patienten mit gastrointestinalen und gynäkologischen Tumoren sowie mit Mamma-Karzinomen gefunden. Über ursächliche Zusammenhänge ist nichts bekannt. Für klinische Aussagen sind die Resultate zu wenig spezifisch.

### 3.4. *Alpha-1-Antitrypsin (AAT) und andere Proteinase-Inhibitoren*

Neben der Akute-Phase-Reaktion kann als tumorbedingte Begleiterscheinung häufig ein Anstieg der Serumproteine mit Proteinase-Inhibitor-Funktionen beobachtet werden, was allerdings bei den Proteinen, die beide Eigenschaften innehaben, nicht voneinander zu unterscheiden ist.
Twining u. Brecher 1977 wiesen die Proteinase-Inhibitoren saures Alpha-1-Glykoprotein, Alpha-2-Makroglobulin und Antithrombin III in malignen Geweben nach, allerdings unterschieden sich die Konzentrationen nicht wesentlich von denen in den entsprechenden Normalgeweben. Uhlenbruck u. a. 1979 fanden erhöhte Konzentrationen des C1 Inaktivators und des Alpha-1-Antichymotrypsins im Serum vor allem bei Patienten mit colorektalen Karzinomen. Eine Abgrenzung der malignen von den benignen Erkrankungen gleicher Lokalisation ließ sich mit diesen Parametern jedoch nicht erzielen, es ergaben sich aber therapiebedingte Korrelationen.

Der C1 Inaktivator zeigt im Gegensatz zum Alpha-1-Antitrypsin (AAT) und Alpha-1-Antichymotrypsin keine Akute-Phase-Reaktion. AAT andererseits nimmt auch bei Schwangerschaft und Östrogenzufuhr zu und gehört damit zu den Schwangerschafts-assoziierten Proteinen.
AAT ist ein Glykoprotein mit einem Molgewicht von ca. 60000 D. Es tritt in verschiedenen genetischen Varianten auf, von denen etwa 20 elektrophoretisch getrennt werden konnten. Der Phänotyp MM kommt in der Gesamtbevölkerung am häufigsten vor und ist verbunden mit normalen AAT-Konzentrationen im Serum. Bei Trägern der Phänotypen MS, SS, MZ und ZZ dagegen sind die Serum-AAT-Werte vermindert. Die homozygoten ZZ-Phänotypen werden in etwa 0,01% der Bevölkerung gefunden. Bei diesem Personenkreis betragen die AAT-Konzentrationen nur 10 bis 15% der normalen Serumwerte, und es besteht eine deutliche Beziehung zu chronischen obstruktiven pulmonären Erkrankungen. Die heterozygoten AAT-Mangeltypen sind zu 4 bis 10% in der Gesamtpopulation enthalten. Ihre AAT-Werte im Serum entsprechen etwa 55% der normalen

Tabelle 24. Alpha-1-Antitrypsin im Serum von Patientinnen mit Cervix-Karzinomen verschiedener Stadien (nach Latner u. a. 1976)

| Gruppe | Stadium | Anzahl Patienten | AAT g/l |
|---|---|---|---|
| Gesunde | | 37 | 2,40 ± 0,09 |
| Abstrich positiv | I u. II | 9 | 2,67 ± 0,11 |
| Abstrich positiv | II u. III | 16 | 2,97 ± 0,11 |
| Karzinome | IV u. V | 18 | 3,35 ± 0,17 |
| Karzinome | VI u. VII | 17 | 3,57 ± 0,24 |

Konzentration. Bei diesen Personen liegt gewöhnlich eine Prädisposition für die Entwicklung chronischer Bronchitiden und chronischer obstruktiver Lungenerkrankungen vor. Eine Beziehung zwischen AAT-Mangel und Lungenkrebs konnte dagegen nicht nachgewiesen werden (Nash u. a. 1980). Es wurden vielmehr bei Patienten mit Bronchial-Karzinomen verschiedener histologischer Typen durchweg erhöhte AAT-Konzentrationen im Serum gefunden (Harris u. a. 1974). In den meisten Fällen wurde eine Zunahme des Serum-AAT jedoch erst bei fortgeschrittener Erkrankung beobachtet. Latner u. a. 1976 fanden dagegen bei Patientinnen mit Cervix-Karzinomen neben einer progredienten Zunahme der AAT-Werte mit der Ausdehnung des malignen Prozesses auch erhöhte Konzentrationen in frühen Erkrankungsstadien. Sie konnten eine Beziehung zwischen der Invasivität des Tumors und der Änderung des Serum-AAT feststellen und nehmen an, daß die Konzentrationszunahme in den frühen Stadien direkt mit dem Tumorwachstum im Zusammenhang steht. Die ermittelten Konzentrationen im Vergleich zu Gesunden sind in Tab. 24 nachzulesen.
Bei der klinischen Bewertung des Serum-AAT sind jedoch alle Zustände zu berücksichtigen, die zu erhöhten Konzentrationen dieses Proteins führen, z. B. Schwangerschaft, Östrogenzufuhr (Kontrazeptiva), Infektionen, Entzündungen usw.
Bei den meisten Untersuchungen wurden die AAT-Konzentrationen durch einfache radiale Immunodiffusion (ERID) ermittelt. Petersen u. Dreyer 1976 beschrieben einen Elektroimmunoassay, der gegenüber der ERID eine wesentlich bessere Präzision ergibt ($V_K$ 2,7–3,1%).

## 3.5. *Coeruloplasmin (Cp), Transferrin (Tf) und zugehörige Metallionen*

Coeruloplasmin bindet und transportiert Kupferionen ($Cu^{++}$), Transferrin Eisen-III-Ionen ($Fe^{+++}$) im Serum. Die Konzentrationen der beiden Proteine und ihrer Schwermetallionen stehen in enger Beziehung zueinander. Während die Proteine und ihre jeweiligen Transportionen ein paralleles Verhalten zeigen, findet man häufig eine umgekehrte Proportionalität in den Konzentrationen von Coeruloplasmin/$Cu^{++}$ einerseits und Transferrin/$Fe^{+++}$ andererseits. Beide Proteine reagieren auf Schwangerschaft, Akute-Phase-Zustände und maligne Erkrankungen. Bei Tumorpatienten wurden allgemein erhöhte Coeruloplasmin- und $Cu^{++}$-Werte gefunden, wobei das Serum-Kupfer häufig empfindlicher reagiert. Verschiedene Autoren verstärken diesen Befund durch Berücksichtigung der vielfach gleichzeitig verminderten Zink-Ionen-Konzentration ($Zn^{++}$) im Serum. Da hepatobiliäre und hämatologische Erkrankungen, Myokardinfarkt, Schwangerschaft und Nierenschäden neben Tumorerkrankungen ebenfalls eine Verminderung des Serum-Zinks bewirken, verstärken sich damit aber gleichzeitig auch die Kupfer-Ionen beeinflussenden unspezifischen Effekte.
Berichte über erhöhte Serumwerte von Cp, $Cu^{++}$ bzw. $Cu^{++}/Zn^{++}$ bei Tumorpatienten liegen vor, neben Untersuchungen verschiedener Tumorlokalisationen, speziell für folgende Erkrankungen:

- M. HODGKIN, maligne Lymphome, akute Leukämie:
  Bei diesen Erkrankungen wurde ein paralleles Verhalten zwischen der Konzentration der Parameter und der Aktivität der Erkrankung festgestellt (ALEXANDER u. a. 1972, HRGOVCIC u. a. 1973, JELLIFFE 1973, SHAH-REDDY u. a. 1980).
- Osteogene Sarkome:
  Entgegen Berichten von FISHER u. a. 1976 über die Normalisierung erhöhter Serum-Kupfer-Werte nach kurativer chirurgischer Behandlung und der Brauchbarkeit des $Cu^{++}/Zn^{++}$-Verhältnisses zur Differenzierung zwischen Patienten mit primärer und metastasierender Erkrankung fanden BREITER u. a. 1978 weder einen therapiebedingten Einfluß auf $Cu^{++}$, $Zn^{++}$ oder $Cu^{++}/Zn^{++}$, noch eine Veränderung der Serumwerte durch Metastasierung oder Rezidivierung. Es konnten nur die pathologischen Befunde bei den unbehandelten Patienten bestätigt werden.
- Gastrointestinale Karzinome:
  INUTSUKA u. ARAKI 1978 berichteten über eine Abhängigkeit des $Cu^{++}/Zn^{++}$-Verhältnisses vom Stadium der malignen Erkrankung. Besonders hohe Werte wurden gefunden bei Patienten mit Lebermetastasen. Eine Parallelität im Verhalten der Serum-Kupfer- und -Coeruloplasmin-Werte und einer Remission bzw. Progredienz gastrointestinaler Karzinome wurde auch beobachtet von SCANNI u. a. 1979. Sie konnten außerdem eine positive Beeinflussung der Parameter durch erfolgreiche Polychemotherapie speziell bei Patienten mit Magen-Karzinomen nachweisen.

Ähnliche Befunde wurden, mehr oder weniger ausgeprägt, auch bei Patienten mit Karzinomen anderer Lokalisationen erhalten, z. B. bei Bronchial-, Mamma- und Prostata-Karzinomen sowie Melanomen (FISHER u. a. 1981).
Allgemein ist festzustellen, daß mit Hilfe dieser Parameter, unter Berücksichtigung ihrer Unspezifität, durchaus Hinweise auf Vorhandensein, Ausdehnung und ggf. Verlauf einer malignen Erkrankung zu erhalten sind. Eine Therapiekontrolle dürfte dagegen nur in bestimmten Fällen möglich sein, da die Parameter allgemeinen, therapiebedingten Veränderungen unterliegen. So ist postoperativ häufig $Cu^{++}$ im Serum vermehrt und $Fe^{+++}$ vermindert, $Cu^{++}$ fällt ab nach Bestrahlung, desgleichen steigt $Fe^{+++}$ und $Cu^{++}$ an unter Östrogenbehandlung.

Die Verminderung des Serum-Eisens bei Tumorpatienten steht nicht in ursächlichem Zusammenhang mit der hinlänglich bekannten Tumoranämie. Die genaue Ursache ist nicht bekannt. Es wird einerseits eine verstärkte Bindung des Eisens an das retikuloendotheliale System diskutiert, andererseits wird eine Freisetzung von Substanzen aus Tumorgewebe angenommen, die den Eisenspiegel im Plasma senken sollen (Heilmeyer u. Keiderling 1959, Kampfschmidt u. a. 1962). Entsprechend der Zunahme des Serum-Kupfers fällt bei Tumorpatienten der Plasma-Eisenwert parallel zur Aktivität und Ausbreitung der Erkrankung. In fortgeschrittenen Stadien werden oft extrem niedrige Werte gemessen. Gleichzeitig wird bei Karzinom-Patienten ein erhöhter Plasmaeisenumsatz beobachtet, der eine bessere Korrelation zur Tumoraktivität aufweisen soll als der Plasmaeisenspiegel (Messmer 1968).
Zur Erfassung der Schwermetallionenkonzentration in freiem und gebundenen Zustand und damit der Ermittlung pathologischer Veränderungen bei Tumorpatienten bedient man sich neben den üblichen analytischen Methoden auch der Elektronenspin-Resonanz-Messung (Horn u. a. 1979).

### 3.6. *Haptoglobin (Hp)*

Dieses Glykoprotein, das polymorph in verschiedenen hereditären Typen vorkommt, bindet Hämoglobin im Serum. Als Akute-Phase-Protein ist es bei allen einschlägigen Zuständen erhöht. Bei Patienten mit verschiedenen soliden Tumoren konnte eine Beziehung zwischen der Höhe des Serumspiegels und dem Stadium der Erkrankung festgestellt werden. Eine solche Beziehung war nicht erkennbar bei Patienten mit Leukämien, wo sich auch keine Unterschiede zwischen verschiedenen Leukämieformen nachweisen ließen. Die Verteilung der hereditären Hp-Typen bei Tumorpatienten zeigte keine Abweichungen von der Normalverteilung (Héver u. a. 1972).
Schütt u. Hoffmeister 1971 schrieben der Hp-Bestimmung im Serum eine differentialdiagnostische Bedeutung für die Unterscheidung von benignen und malignen Lungenprozessen zu. Nach ihren Untersuchungen war Hp im Serum am stärksten erhöht bei allen Patienten mit Bronchial-Karzinomen, wobei bereits Anstiege im Frühstadium der Erkrankung zu beobachten waren. Bei Patienten mit entzündlichen Lungenerkrankungen waren die Hp-Werte ebenfalls höher als bei Gesunden, erreichten jedoch nicht das Ausmaß der malignen Gruppe. Die Möglichkeit, mit Hilfe der Parameter Hp und Albumin zwischen benignen und malignen Ikterusformen zu unterscheiden, wurde bereits erwähnt (Giusti u. a. 1975 s. S. 53). Keine Differenzierung läßt die Bestimmung der Hp-Konzentration dagegen zu bei Erkrankungen der Brustdrüse, wo sowohl bei Patienten mit Mamma-Karzinomen als auch mit nicht malignen Erkrankungen erhöhte Hp-Werte im Serum auftreten (Kiricuta u. a. 1979).
Eine Verminderung der Hp-Konzentration im Serum tritt ein bei Leberschädigung auf Grund der gestörten Synthese, bei hämolytischen Zuständen durch den beschleunigten Abbau der Haptoglobin-Hämoglobin-Komplexe und nach Östrogenzufuhr. Die Ursache für den Konzentrationsanstieg des Hp bei Tumorpatienten ist nicht bekannt. Neben der allgemeinen Akute-Phase-Reaktion mit Induktion der Synthese in der Leber wird auch eine Bildung durch den Tumor und eine durch den Tumor beeinflußte verstärkte Freisetzung aus dem extravaskulären Hp-Pool diskutiert. Möglicherweise spielt auch eine längere Verweilzeit des Proteins im Serum eine Rolle, da Ohara u. a. 1968 nachweisen konnten, daß die Halbwertszeit des Hp bei Tumorpatienten mit 2,63 Tagen gegenüber der bei Gesunden mit 2,05 Tagen signifikant verlängert ist.

### 3.7. *Alpha-2-Makroglobulin (A2M)*

Das Protein ist ein Inhibitor zahlreicher proteolytischer Enzyme. Da Proteinasen die Wachstumseigenschaften und die Oberflächencharakteristika normaler Zellen verändern können, wird ihren Inhibitoren eine regulatorische Funktion für die normale Zellteilung zugesprochen. In Tumorzellen (SCHNEBLI 1972) und in durch onkogene Viren transformierten Zellen in der Gewebekultur (BOSMAN 1972) wurden erhöhte Proteinase-Aktivitäten nachgewiesen. ZARDI u. a. 1980 fanden, daß normale menschliche Fibroblasten in der Gewebekultur große Mengen Alpha-2-Makroglobulin aus dem Kulturmedium aufnehmen und in der Zelle akkumulieren. Eine Eigensynthese des A2M durch die Zellen fand nicht statt. Durch Tumorviren transformierte Fibroblasten zeigten eine im Vergleich zu den normalen Zellen stark verminderte Aufnahme von A2M.

Über Zusammenhänge zwischen diesen zellulären Vorgängen und der Menge des zirkulierenden Proteins ist noch nichts bekannt. Möglicherweise spielt auch die Funktion des Proteins als Proteinase-Träger bei der Proteinase-Clearance aus der Zirkulation eine Rolle. TUNSTALL u. a. 1975 fanden Alpha-2-Makroglobulin erhöht im Serum von Patienten mit Tumoren lymphatischer Gewebe, nicht dagegen bei anderen Neoplasien.

### 3.8. *Schwangerschaftsassoziiertes Alpha-2-Glykoprotein*
(PAG: pregnancy associated alpha-2-glykoprotein)

Das Protein wurde von verschiedenen Autoren entdeckt, beschrieben und mit unterschiedlichen Bezeichnungen versehen:

- BUNDSCHUH 1966: Serumfaktor Xh,
- BOHN 1971: Schwangerschaftsprotein 3 (SP 3),
- STRAUBE u. a. 1972: Schwangerschafts-Zonenprotein,
- STIMSON u. SCOTT 1972: Schwangerschafts-assoziiertes Alpha-Makroglobulin (PAM),
- BERNE 1973: Alpha-2-Pregnoglobulin.

In den letzten Jahren hat sich die og. Bezeichnung durchgesetzt.

PAG ist ein Glykoprotein mit einem hohen Molgewicht (ca. 360000 D) und einem Kohlenhydratanteil von 12%. Das Molekül besteht aus 2 Untereinheiten zu je 180000 D, die über Disulfidbrücken miteinander verbunden sind.

Normalerweise liegt die Konzentration des Proteins im Serum bei Männern unter 10 mg/l, bei nicht schwangeren Frauen unter 30 mg/l. Frauen unter Kontrazeptiva haben höhere Werte. Vom Beginn der Schwangerschaft steigt der Serumspiegel kontinuierlich und erreicht in der ersten Hälfte seinen Maximalwert. Innerhalb von 10 bis 15 Wochen post partum fällt die PAG-Konzentration zum Normalbereich.

Über Bildungsort, Schicksal und biologische Funktion des PAG ist noch nichts bekannt. Die Plazenta kommt wahrscheinlich als Syntheseort nicht in Frage. Wie bei anderen Schwangerschafts-Proteinen wird eine Funktion als immunsuppressiver Faktor angenommen.

Das Protein zeigt auch eine Akute-Phase-Reaktivität mit erhöhten Serumwerten bei chronisch entzündlichen Erkrankungen. Bei Tumorpatienten werden meist höhere Konzentrationen gefunden als bei Patienten mit benignen Erkrankungen. Bei 60—70% der Patienten mit Karzinomen unterschiedlicher Lokalisation war PAG im Serum erhöht (PORR u. a. 1978). Bei malignen Melanomen konnten H. W. BAUER u. a. 1979 eine proportionale Beziehung zwischen PAG-Wert und Krankheits-Stadium, -Verlauf und

Therapiewirksamkeit demonstrieren. Ähnliche Beobachtungen liegen vor für Patienten mit Bronchial-Karzinomen (H. W. Bauer u. a. 1978) und mit Mamma-Karzinomen (Stimson 1975). Bei Mamma-Karzinom-Patienten der Stadien I und II, die meist normale PAG-Konzentrationen aufweisen, ist ein Anstieg des Proteins im Serum ein frühes Anzeichen einer beginnenden Metastasierung (Anderson u. a. 1979). In einer kritischen Übersicht beurteilt H. W. Bauer 1981 den klinischen Wert der PAG-Bestimmung sehr zurückhaltend.

### 3.9. *Steroidbindendes Beta-Globulin* (SBG)

Es handelt sich um ein Glykoprotein mit einem Molgewicht von ca. 65000 D und einem Kohlenhydratanteil von etwa 12%, das wahrscheinlich aus 4 identischen Untereinheiten zusammengesetzt ist. In der Elektrophorese wandert es als Beta-1-Globulin.
Normalerweise ist das Protein nur in sehr geringen Konzentrationen im Serum vorhanden, bei Frauen beträgt sie 8 mg/l, bei Männern 4 mg/l. Nach Östrogenzufuhr und in der Schwangerschaft steigt das Protein an. Ähnlich dem PAG wird in der ersten Schwangerschaftshälfte die Maximalkonzentration erreicht, sie bleibt bis zum Ende der Schwangerschaft konstant und 2 bis 4 Wochen post partum erfolgt Normalisierung.
SBG ist das Transportprotein für Steroidhormone und zeigt eine besonders ausgeprägte Affinität zu Testosteron und Östradiol. Über den Syntheseort des Proteins ist nichts bekannt, ebensowenig über die Ursachen der bei Tumorpatienten beobachteten erhöhten Serumkonzentrationen, die von Bohn 1972 vor allem bei Patienten mit Magen-, Mamma- und Bronchial-Karzinomen nachgewiesen wurden.

### 3.10. *Beta-2-Mikroglobulin* (B2M)

Dieses Serumprotein ist in den letzten Jahren sehr eingehend im Zusammenhang mit Tumorerkrankungen und Nephropathien untersucht worden. 1977 fanden Kolloquien statt, die sich nur mit der Pathobiochemie und klinischen Anwendung dieser Substanz beschäftigten[1]). Die Beiträge dieser Veranstaltungen wurden teils insgesamt teils auszugsweise zusammengefaßt publiziert[2]). Die Angaben in diesem Kapitel beziehen sich zum größten Teil auf diese Quellen.
Beta-2-Mikroglobulin zeigt gegenüber anderen Serumproteinen eine Reihe interessanter Eigenheiten. Strukturell besteht es aus einer einzelnen Polypeptidkette mit 100 Aminosäuren und einer Disulfidbrücke, die eine Schleife über etwa 60 Aminosäuren bildet. Diese Struktur ist typisch sowohl für variable als auch für konstante Domänen der Immunglobuline. Nach Aufklärung der Primärstruktur ergab sich eine Homologie mit den Aminosäuresequenzen der konstanten Region der L-Kette sowie konstanten Domänen der H-Kette des IgG-Moleküls. Das entspricht strukturell einer freien IgG-Domäne, wobei die größte Ähnlichkeit mit der C$\gamma$3-Domäne festgestellt wurde. Für die Bildung der Proteine wird ein genetischer Zusammenhang angenommen, eine Paralleli-

[1]) a) Symposium on beta-2-microglobulin in proliferative disorders, Brüssel (Belgien), April 1977
b) European Colloquium on beta-2-microglobulin in pathology, Lyon (Frankreich), Nov. 19. 1977

[2]) zu a) Phadedoc No. 3 Diagnostic communications Peterson, P. A. and R. Lauwerys (eds.) European Press, Gent (Belgien) 1978
zu b) Path. Biol. No. 6 (1978)

tät zwischen der Synthese des B2M und der Immunglobuline wurde jedoch nicht beobachtet (PETERSON u. a. 1972).
B2M wurde nachgewiesen auf den Membranoberflächen von Lymphozyten, später fand man es auf den Membranen aller kernhaltigen Zellen, wobei es als struktureller Bestandteil der klassischen Transplantationsantigene erkannt wurde. Die menschlichen HLA-A,B und C-Antigene setzen sich aus zwei Arten von Polypeptidketten zusammen, eine davon erwies sich als identisch mit dem B2M (PETERSON u. a. 1978). Im Serum erscheint B2M als freie Untereinheit. Seine Konzentration in der Zirkulation ist die Resultante aus Syntheserate und Abbaurate. Die zelluläre Synthese erfolgt kontinuierlich und beträgt beim gesunden Erwachsenen konstant etwa 150 mg/24 Std. Für den Katabolismus des Proteins spielt die Niere die entscheidende Rolle. Das mit etwa 12000 D vergleichsweise niedrige Molgewicht des B2M ermöglicht eine glomeruläre Filtration der Substanz, die nach tubulärer Reabsorption in der Niere abgebaut wird. Die normale Ausscheidung im Harn beträgt

etwa 150 µg/24 Std. bei jüngeren und
etwa 250 µg/24 Std. bei älteren Personen (WIBELL 1978).

Eine dem AFP vergleichbare, entwicklungsabhängige Synthese des B2M erfolgt offenbar auch während der Fetalperiode. KITHIER u. a. 1974 konnten B2M in verschiedenen fetalen Geweben (Leber, Niere, Thymus) sowie in fetaler Galle, Harn, Mekonium und Fruchtwasser nachweisen. Die Konzentration im fetalen Serum wies zwischen der 20. und 32. Gestationswoche ein Maximum auf, danach erfolgte ein rascher Abfall, die Konzentration im Erwachsenenserum wird jedoch erst etwa mit dem 12. Lebensjahr erreicht. Es wurden folgende Werte angegeben (Methode ERID):

| | |
|---|---|
| — im Fetalserum: | 7,2 mg/l (2,8—11,32) |
| — im Nabelschnurserum: | 3,0 mg/l (2,03—4,78) |
| — im Erwachsenenserum: | 1,7 mg/l (1,12—2,36). |

Im mütterlichen Serum ist die B2M-Konzentration während der gesamten Schwangerschaft unverändert und entspricht den bei gesunden Erwachsenen gefundenen Werten. Die normale Serumkonzentration bei Erwachsenen ist abhängig von Alter und Geschlecht. Bei Frauen sind die Werte höher als bei Männern und sie nehmen um ca. 15% pro Altersdekade zu. Für die klinische Bewertung werden von den meisten Autoren Konzentrationen über 2,5 mg/l B2M als pathologisch betrachtet.
Eine Zunahme des B2M im Serum kann resultieren

— aus einer verstärkten de novo Synthese,
— aus der Zerstörung von Zellen,
— aus einem erhöhten turnover vor allem der Zellen des Immunsystems und
— aus einer verminderten glomerulären Filtrationsrate.

In letzterem Falle wird das Serum B2M sogar als empfindlicherer Indikator betrachtet als das Serum-Kreatinin. Eine proximal tubuläre Dysfunktion der Niere ist an einer erhöhten Ausscheidung des B2M im Harn zu erkennen, wobei Werte erreicht werden, die das 100—1000fache der normalen Ausscheidung betragen (WIBELL 1978).
Für die Zunahme der B2M-Konzentration im Serum von Tumorpatienten wird allgemein eine erhöhte Synthese im Tumorgewebe verantwortlich gemacht. Es ist jedoch nicht sicher, ob das die alleinige Ursache ist. Möglich wäre auch eine Freisetzung aus Zellen des umgebenden Gewebes auf Grund des Tumorwachstums oder ein Anstieg als Folge begleitender Entzündungen. Neben gestörter Nierenfunktion bewirken Entzündungsprozesse, Lebererkrankungen und Infektionen erhöhte B2M-Werte im

Tabelle 25. Beta-2-Mikroglobulin (B2M) im Serum von Patienten mit malignen und anderen Erkrankungen

| Tumor | | Anzahl Patienten | Grenzwert mg/l | % über Grenzwert | Autor |
|---|---|---|---|---|---|
| a) Solide Tumoren | | | | | |
| verschiedene | | ca. 800 | 2,43 | 39,5 | Beauduin u. |
| dav. lokal begrenzt | | | | 25 | Pluygers 1978 |
| verschiedene | | 167 | 2,5 | 45 | Kithier u. a. 1974 (1) |
| verschiedene | | 66 | 2 | 70 | Depierre u. a. 1978 |
| verschiedene | | 208 | 2,4 | 23,7 | Pouillart u. a. 1978 |
| Bronchial-Ca | | 15 | 2,5 | 40 | (1) |
| ,, | | 78 | 3 | 33 | Shuster u. a. 1976 (2) |
| ,, | | 85 | 2 | 7 | Viot u. a. 1978 (3) |
| ,, | | 52 | 3,2 | 30 | Bisset u. a. 1978 |
| ,, | | 39 | 2,3 | 43,5 | Schweiger u. Tomcsanyi 1978 |
| Mamma-Ca | | 20 | 2,5 | 40 | (1) |
| ,, | | 11 | 3 | 10 | (2) |
| ,, | | 275 | 2 | 4 | (3) |
| ,, | | 70 | 2,5 | 27 | Teasdale u. a. 1977 (4) |
| ,, | | 126 | 3 | 15 | Adami u. a. 1979 |
| ,, | Kontrollen | 131 | | 16 | |
| ,, | Stad. I | 135 | 2,4 | 30 | Papaiannou |
| ,, | Stad. IV | | | 50 | u. a. 1979 |
| Colorektale Ca | | 15 | 2,5 | 40 | (1) |
| ,, | | 4 | 3 | 75 | (2) |
| ,, | | 66 | 2 | 7,5 | (3) |
| ,, | | 20 | 2,5 | 60 | (4) |
| ,, | | 16 | 2,4 | 43,5 | Calderoli u. a. 1978 (5) |
| ,, | | 51 | 2,4 | 72 | Daver u. a. 1978 (6) |
| ,, | ohne Metast. | 33 | 2,4 | 48 | Brebion u. a. 1978 |
| ,, | mit Metast. | 12 | | 91 | |
| Magen-Ca | | 7 | 2,5 | 57 | (1) |
| ,, | | 4 | 3 | 75 | (2) |
| ,, | | 9 | 2,4 | 55 | (3) |
| ,, | | 24 | 2,5 | 71 | (4) |
| ,, | | 9 | 2,4 | 55 | (5) |
| ,, | | 23 | 2,4 | 78 | (6) |
| Pankreas-Ca | | 4 | 3 | 75 | (2) |
| ,, | | 3 | 2,4 | 100 | (5) |
| ,, | | 31 | 2,4 | 71 | (6) |
| Cervix/Uterus-Ca | | 13 | 2,5 | 57 | (1) |
| Hepatom | | 8 | 3 | 37 | (2) |
| b) Lymphoproliferative Erkrankungen | | | | | |
| M. Hodgkin | | 9 | 2,5 | 0 | (1) |
| M. Hodgkin | | 46 | 3 | 2 | (2) |

Tabelle 25. (Fortsetzung)

| Tumor | Anzahl Patienten | Grenzwert mg/l | % über Grenzwert | Autor |
|---|---|---|---|---|
| M. HODKIN aktiv I, II | 26 | 3 | 7,7 | CHILD u. a. 1980 (7) |
| ,, ,, III, IV | 19 | | 47,4 | ,, |
| ,, vollst. Remission | | | | |
| ,, I, II | 104 | | 3,8 | ,, |
| ,, III, IV | 66 | | 18,2 | ,, |
| Nicht-HODGKIN-Lymphome | | | | |
| ,, aktiv I, II | 22 | 3 | 22,7 | ,, |
| ,, ,, III, IV | 48 | | 60,4 | |
| ,, vollst. Remission | | | | |
| ,, I, II | 41 | | 9,8 | ,, |
| ,, III, IV | 58 | | 20,7 | ,, |
| Lymphosarkome | 18 | 2,5 | 33 | (1) |
| ,, | 30 | 3 | 27 | (2) |
| Retikulumzell- | 4 | 2,5 | 75 | (1) |
| sarkome | 10 | 3 | 20 | (2) |
| Akute Leukämie: | | | | |
| Stammzell-Leukämie | 11 | 2,5 | 27 | (1) |
| Akute lymphat. L. | 3 | 2,5 | 33 | (1) |
| Akute myeloische L. | 3 | 2,5 | 100 | (1) |
| Chronische Leukämie: | | | | |
| Chron. lymphat. L. | 3 | 2,5 | 100 | (1) |
| Chron. lymphat. L. | 7 | 3 | 57 | (2) |
| Chron. myeloische L. | 1 | 2,5 | 100(!) | (1) |
| Chron. myeloische L. | 1 | 3 | 0(!) | (2) |
| Myelome: | | | | |
| Multiple Myelome | 102 | 3 | 38 | (2) |
| IgG-Myelome | 14 | 2,5 | 78 | (1) |
| IgA-Myelome | 6 | 2,5 | 66 | (1) |
| L-Ketten-Erkrankung | 3 | 2,5 | 66 | (1) |
| c) nicht maligne Erkrankungen | | | | |
| entzündl. Dickdarm-erkrankungen | 25 | 2,4 | 44 | (5) |
| entzündl. Dickdarm-erkrankungen | 12 | 2,4 | 58 | (6) |
| Polypen | 7 | 2,4 | 57 | (6) |
| Ulkus ventr./duod. | 25 | 2,4 | 12 | (5) |
| Ulkus ventr./duod. | 7 | 2,4 | 57 | (6) |
| Pankreatitis | 8 | 2,4 | 35 | (5) |
| Pankreatitis | 38 | 2,4 | 47 | (6) |
| Hepatobiliäre Erkr. | 39 | 3 | 33 | (1) |

Tabelle 25. (Fortsetzung)

| Tumor | Anzahl Patienten | Grenzwert mg/l | % über Grenzwert | Autor |
|---|---|---|---|---|
| Leberzirrhose | 91 | 2,4 | 72 | (6) |
| Hepatitis | 10 | 2,4 | 70 | (6) |
| Steatosen | 7 | 2,4 | 71 | (6) |
| Lithiasis | 16 | 2,4 | 75 | (6) |
| Infekt. Mononukleose | 18 | 3 | 33 | (2) |
| Benigne monoklonale Gammopathien | 6 | 3 | 33 | (2) |

Serum, was bei der Interpretation der Resultate bei Tumorpatienten zu berücksichtigen ist. Diese Interferenzen sowie die nicht immer beachtete Altersabhängigkeit der B2M-Werte sind vermutlich die Ursache für die zum Teil sehr unterschiedlichen Ergebnisse der B2M-Untersuchungen bei Tumorpatienten, über die in den letzten Jahren in großer Zahl publiziert wurde. Einige Resultate dieser Arbeiten wurden in Tab. 25 zusammengefaßt. Der Einfluß von Nierenerkrankungen wurde zwar von den meisten Untersuchern weitgehend umgangen durch entsprechende Patientenauswahl oder durch Korrektur, indem auf den Kreatininwert Bezug genommen wurde, es fand jedoch nicht immer die Alterskorrelation Berücksichtigung. Von einigen Autoren wurden bei zu geringen Patientenzahlen abenteuerliche Trefferquoten erhalten. Wir haben sie zur Abschreckung mit in die Tabelle aufgenommen.

Insgesamt läßt sich aus den bisher vorliegenden Untersuchungen folgendes ableiten:

1. Erhöhte B2M-Konzentrationen im Serum sind nicht für Tumor-Erkrankungen spezifisch. Sie werden häufig durch entzündliche Erkankungen gleicher Lokalisation überlagert (s. Tab. 25c). Außerdem treten pathologische Werte auf bei Nierenerkrankungen mit verminderter glomerulärer Filtrationsrate, Lebererkrankungen und Infektionen.
2. Der Parameter ist unspezifisch in bezug auf die Tumorlokalisation. Bei den soliden Tumoren lassen sich weder aus der Höhe der Konzentration noch aus der Häufigkeit erhöhter Werte lokalisationsspezifische Unterschiede erkennen. Bei in bezug auf Tumortyp und Stadium unausgewählten Patienten bewegen sich die Angaben über erhöhte B2M-Werte im Serum zwischen 20 und 70% (s. Tab. 25a).
3. Eine eindeutige Stadienabhängigkeit hat sich für die B2M-Konzentration im Serum bisher nicht beweisen lassen. Es wurde jedoch allgemein eine Tendenz zu höheren und häufiger erhöhten Werten bei Patienten mit fortgeschrittenen Erkrankungen beobachtet.
4. Die Angaben über therapiebedingte Korrelationen sind widersprüchlich. Teils wurden überhaupt keine Veränderungen in der zirkulierenden B2M-Menge gefunden, selbst nach operativer Entfernung des Primärtumors, z. B. bei Mamma-Karzinomen (Adami u. a. 1979), oder nach Strahlentherapie bei Bronchial-Karzinomen (Ardiet u. a. 1978), teils wurden, z. B. bei colorektalen Karzinomen dem CEA-Verhalten ähnliche Veränderungen im Therapieverlauf festgestellt (Brebion u. a. 1978). Unter Chemo- und Immuntherapie wurden Zunahmen der B2M-Konzentration im Serum beobachtet, die auf eine mögliche Lymphozyten-Aktivierung zurückgeführt werden (Pouillart u. a. 1978).

5. Auch zur Abhängigkeit des B2M-Spiegels im Serum vom Krankheitsverlauf gibt es unterschiedliche Befunde. Häufig wurde zur Verlaufsbeurteilung, wie auch zur Therapiekontrolle die CEA-Bestimmung zum Vergleich herangezogen. Dabei fand sich in keinem Falle ein absolut paralleles Verhalten beider Parameter. Trotz einiger optimistischer Befunde scheint aber das B2M im Serum weniger sensitiv auf Tumor-Remissionen oder -Rezidivierungen anzusprechen als das CEA im Falle colorektaler Karzinome (Staab u. a. 1980c).
6. Besondere Aufmerksamkeit wurde dem Beta-2-Mikroglobulin im Zusammenhang mit lymphoproliferativen Erkrankungen gewidmet. Die Nicht-Hodgkin-Lymphome unterscheiden sich in Serumkonzentration und Häufigkeit erhöhter Werte nicht von den soliden Tumoren (s. Tab. 25b). Bei Patienten mit M. Hodgkin wurden, zumindest in den Stadien I u. II, weniger häufig pathologische B2M-Konzentrationen gefunden. Die Angaben bei den Leukämien sind wegen der geringen Patientenzahlen nur mit Vorsicht zu bewerten. Eine Differenzierung zwischen benignen und malignen Gammopathien ist mit der Bestimmung des B2M im Serum nicht möglich (Belleville u. a. 1978).
   Child u. a. 1980 fanden eine Stadienabhängigkeit der B2M-Konzentration im Serum bei Hodgkin- und Nicht-Hodgkin-Lymphomen sowie eine Korrelation zu Therapieeffekt und klinischem Verlauf. Die Beeinflussung der B2M-Werte durch die bei diesen Patienten häufig anzutreffende renale Insuffizienz kann durch Korrektur unter Berücksichtigung des Serum-Kreatinin-Wertes ausgeglichen werden (Cassuto u. a. 1978).

Die am häufigsten angewendeten Methoden zur quantitativen Bestimmung des Beta-2-Mikroglobulins im Serum sind Radio- und Enzymimmunoassays (Servier u. Reisfeld 1976, Ferrua u. a. 1980).
Eine Übersicht über alle klinischen Anwendungsmöglichkeiten des B2M gaben Uthmann u. Geisen 1981.

### 3.11. *Immunglobuline*

Es hat nicht an Bemühungen gefehlt, auch bei Patienten mit malignen Erkrankungen Änderungen in der Konzentration der verschiedenen Immunglobuline im Serum zu untersuchen und sie mit dem Tumorprozeß in Zusammenhang zu bringen. In zahlreichen Arbeiten wurden Beziehungen zwischen Immunglobulinen und Tumorzellen aufgezeigt (Übersicht Schlegel u. Lüthgens 1980). So ließen sich vor allem IgG, IgA und IgM in menschlichen Tumorzellen bzw. an deren Oberfläche nachweisen. Die Reaktion der Immunglobuline mit membranassoziierten Tumorantigenen spielt eine Rolle bei der Immunabwehr der malignen Zelle. Veränderungen in den zirkulierenden Immunglobulinkonzentrationen dürften mit diesen Mechanismen zusammenhängen, direkte Korrelationen sind jedoch auf Grund von Interferenzen mit immunogenen Wirkungen anderer Ursache häufig schwierig zu erkennen. Die mitunter sehr widersprüchlichen Resultate, von denen eine Auswahl in Tab. 26 zusammengestellt ist, sind Ausdruck dieser komplizierten Verhältnisse.
Es fällt auf, daß sich besonders das IgG sehr unterschiedlich verhält, und zwar sowohl bei verschiedenen Tumortypen, als auch bei Tumoren gleicher Lokalisation, wie im Falle der besonders häufig untersuchten Mamma-Karzinome. Angaben verschiedener Autoren über Beziehungen zu Krankheitsstadium und Therapieeinfluß sind widersprüchlich. Während das IgM überhaupt keine Veränderungen zeigt, gibt es beim IgA positive Reaktionen, bei den Mamma-Karzinomen bevorzugt in den fortgeschrittenen

Tabelle 26. Prätherapeutische Immunglobulin-Veränderungen im Serum von Patienten mit soliden Tumoren

| Tumor<br>Stadium | Anzahl<br>Patienten | IgG | IgA | IgM | Autoren |
|---|---|---|---|---|---|
| **Mamma-Ca** | 109 | 0 | 0 | 0 | DOSTALOVA u. a. 1975 (1) |
| **Mamma-Ca** | 28 | 0 | 0 | 0 | D. Y. WANG u. a. 1977 |
| Stad. I, II | 42 | — | + | 0 | ROBERTS u. a. 1975 |
| Stad. III | 27 | — | + | 0 | ,, |
| Stad. IV | 23 | — | + | 0 | ,, |
| $T_{1-2}N_{0-1}M_0$ | 48 | 0 | 0 | 0 | MUNZAROWA u. a. 1977 |
| $T_{3-4}N_{0-1a}M_0$ | 11 | + | 0 | 0 | ,, |
| $T_{1-2}N_{2-3}M_0$ | 33 | + | + | 0 | ,, |
| $T_{3-4}N_{1a-3}M_0$ | 33 | + | + | 0 | ,, |
| $T_{1-4}N_{0-3}M_1$ | 19 | + | + | 0 | ,, |
| ohne Metast. u. Rez. | | — (5%) | | | KIRICUTA u. a. 1972 |
| mit Metast u. Rez. | | — (84%) | | | ,, |
| mit Lebermetast. | 4 | + | 0 | 0 | DOSTALOVA u. a. 1977a |
| mit Knochenmetast. | 15 | + | + | 0 | ,, |
| mit LK-Metast. | 18 | + | 0 | 0 | ,, |
| **Bronchial-Ca** | 41 | + | 0 | 0 | (1) |
| **Bronchial-Ca** | | + | ml. +<br>wbl. 0 | 0 | HUGHES 1971 (2) |
| **Bronchial-Ca** | 74 | + | + | + | PLESNIČAR u. RUDOLF 1979 |
| **orale u. gastro-intestinale-Ca** | | 0 | + | 0 | (2) |
| **Kehlkopf-Ca** | 7 | 0 | + | 0 | (1) |
| **Nieren-Ca** | 9 | + | + | 0 | (1) |
| **Harnblasen-Ca** | 6 | + | 0 | 0 | (1) |
| **Ovarial-Ca** | | 0 | 0 | — | (2) |
| **Uterus-Ca** | | 0 | + | 0 | (2) |

0: unverändert, +: vermehrt, —: vermindert

Stadien. Bei den Karzinomen der Lunge, der Mundhöhle und des Gastrointestinaltraktes wird eine Beziehung zum sekretorischen IgA der Schleimhäute vermutet und der IgA-Anstieg in diesen Fällen wird mit einer tumorbegünstigenden Infektion der Schleimhäute in Zusammenhang gebracht (HUGHES 1971). Eine plausible Erklärung für die IgA-Zunahme bei fortgeschrittenem Mamma-Karzinom steht noch aus. Im Mamma-Karzinomgewebe selbst ist die Bildung von IgA und IgG im Vergleich zum entsprechenden Normalgewebe vermindert (M. M. ROBERTS u. a. 1973).
Eine mögliche diagnostische Anwendung der Bestimmung von sekretorischem IgA wurde von LEVY u. a. 1975 aufgezeigt. Sie bestimmten IgA in bei der Endoskopie abgesaugtem Magensekret bei Patienten mit Magen-Karzinomen der Stadien I (lokal begrenzt) und II (ausgedehnt und metastasierend). Die IgA-Konzentrationen waren bei den Patienten im Stadium I deutlich höher als bei denen im Stadium II, benignen Magenerkrankungen und Gesunden. Es wird angenommen, daß es sich hier um eine

lokale Immunantwort auf die Neoplasie im Primärstadium handelt. Eine differentialdiagnostische Nutzung dieser Beobachtung wurde in Erwägung gezogen.
Abgesehen von dieser Möglichkeit der Erfassung lokaler immunologischer Reaktionen, die auch für Tumoren ähnlich geeigneter Lokalisation möglich sein könnten (Bronchial- und orale Karzinome) ist festzustellen, daß die Bestimmung der Immunglobuline im Serum bei Karzinompatienten keine diagnostisch verwertbaren Resultate liefert. Auch für Aussagen bezüglich des Stadiums der Erkrankung sind die nachweisbaren Veränderungen nicht eindeutig und spezifisch genug, wenn auch aus einigen Untersuchungen hervorgeht, daß die Konzentrationszunahmen in den fortgeschritteneren Stadien ausgeprägter sind und daraus sogar prognostische Schlüsse abgeleitet werden (PLESNIČAR u. RUDOLF 1979).

Tabelle 27. Prätherapeutische Veränderungen der Immunglobuline im Serum bei Patienten mit lymphoproliferativen Erkrankungen
0: unverändert, +: vermehrt, —: vermindert

| Erkrankung | Anz. Pat. | IgG | IgA | IgM | IgE | IgD | Autoren |
|---|---|---|---|---|---|---|---|
| M. HODGKIN | 51 | + | + | w. + m. 0 | | | WAGENER u. a. 1976 |
| Stad. I—III | 105 | + | + | w. + m. 0 | + | 0 | AMLOT u. GREEN 1979 |
| Stad. IV | | 0 | 0 | w. 0 m. — | + | — | |
| aktiv | 25 | + | + | 0 | | | ALSABTI u. |
| Remiss. | 6 | — | — | — | | | SHAHEEN 1979 |
| Nicht-HODGKIN-Lymphome | 80 | — | — | w. — m. 0 | — | 0 | AMLOT u. GREEN 1979 |
| Akute myeloische Leukämie | 54 | + | + | 0 | 0 | | ALSABTI 1979 |

Die therapiebedingten Veränderungen der Serum-Immunglobuline widerspiegeln in erster Linie die Wirkung der verschiedenen therapeutischen Maßnahmen auf das Immunsystem des Organismus. So verursacht die Immunsuppressivität einer Behandlung mit Cytostatika oder einer Bestrahlung eine Verminderung der Immunglobuline, die besonders ausgeprägt ist beim IgG. Aktive Immun- bzw. Hormontherapie haben dagegen eine Zunahme der Immunglobuline zur Folge (DOSTALOVA u. a. 1977b).
Bei lymphoproliferativen Erkrankungen mit ihren engen Beziehungen zum Immunsystem sind direktere Korrelationen zum Verhalten der Immunglobuline im Serum zu erwarten. Die Angaben verschiedener Autoren über prätherapeutische Ig-Werte bei Patienten mit M. HODGKIN stimmen gut miteinander überein (s. Tab. 27). Auffällig ist das unterschiedliche Verhalten von IgA, IgG und IgE bei HODGKIN- und Nicht-HODGKIN-Lymphomen. Wenn auch manche Angaben widersprüchlich sind, z. B. bezüglich einer Abhängigkeit der Immunglobulinwerte vom histologischen Typ bei M. HODGKIN (WAGENER u. a. 1976, AMLOT u. GREEN 1979), wird allgemein über eine Beziehung zu Stadium und klinischem Verlauf der Erkrankungen sowie über eine Beeinflussung durch die Therapie berichtet.

Eine besondere Rolle bei der tumorinduzierten Immunantwort wird dem IgE zugesprochen (ROSENBAUM u. DWYER 1977). Hier wurden auch signifikante Veränderungen im Serumspiegel bei Tumorpatienten beobachtet. Diese bezogen sich jedoch nur auf die aktive Phase des malignen Prozesses, wobei sich vorwiegend bei weiblichen und bei Melanom-Patienten eine Tendenz zur Verminderung des normalen IgE-Spiegels, bei männlichen Patienten hingegen zur Erhöhung zeigte (SCHLEGEL u. LÜTHGENS 1980). Auch im Serum von Bronchial-Ca-Patienten war IgE erhöht und korrelierte mit Histologie und Prognose (HÄLLGREN u. a. 1981).
Bei Patienten mit monoklonalen Gammopathien ist die immunologische Klassifizierung und Typisierung der pathologischen Immunglobulinfraktionen Voraussetzung für die Differentialdiagnose der verschiedenen Plasmocytom-Formen. Die laufende Kontrolle der Konzentrationsveränderung des monoklonalen Immunglobulins im Serum erlaubt eine zuverlässige Einschätzung der Therapiewirksamkeit und des klinischen Verlaufs. Eine Differenzierung zwischen malignen und benignen Gammopathien ist auf dieser Basis jedoch nicht möglich.

## 4. Spezielle Proteine

Unter diesem Verlegenheitsbegriff sollen einige Proteine und zugehörige Substanzen zusammengefaßt werden für die eine Beziehung zu Tumorerkrankungen diskutiert wird. Es handelt sich dabei im allgemeinen weder um normale Serumproteine, noch um ausgesprochen tumortypische Syntheseprodukte. Die meist empirisch gefundenen Korrelationen zwischen der Serum-Konzentration dieser Substanzen und dem malignen Prozeß lassen sich vorerst nur teilweise pathobiochemisch interpretieren. Trotzdem läßt sich anhand der vorliegenden Untersuchungen ihre klinische Aussagefähigkeit hinlänglich einschätzen.

### *4.1. Anionische (saure) Glykoproteine und proteingebundene Hexosen*

Über Veränderungen in der Zusammensetzung und Synthese von Glykoproteinen in Tumorzellen gibt es zahlreiche Beobachtungen. Sie beziehen sich u. a. auf Unterschiede im Glykoproteinmuster der Plasmamembran, auf Differenzen in Aktivität und Gruppierung von Glykosyltransferasen (s. S. 90 und auf Abweichungen in Synthese und Sekretion von Glykoproteinen (O'GORMAN u. LA MONT 1978).
Als ein Resultat dieser Veränderungen kann die verstärkte Bildung von Glykoproteinen mit einem höheren Sialinsäuregehalt angesehen werden. Diese Proteine zeichnen sich neben ihren „saureren" Eigenschaften durch eine größere Resistenz aus, die sich u. a. in einer unbeschadeten Löslichkeit in Perchlorsäure äußert. Die Bestimmung der Proteinkonzentration und des Sialinsäuregehaltes von Perchlorsäureextrakten menschlicher Seren ergab bei Tumorpatienten höhere Werte als bei Kontrollpersonen (LIPTON u. a. 1979). Besonders ausgeprägt waren die Zunahmen bei Patienten mit Bronchial-,

gastrointestinalen und gynäkologischen Karzinomen sowie bei Lymphomen und malignen Melanomen, während bei Leukämien und multiplen Myelomen normale Werte gefunden wurden.
Die durchschnittlichen Konzentrationen bei Gesunden betragen für die perchlorsäurelöslichen Glykoproteine: 530 ± 110 mg/l für Sialinsäure: 65 ± 10 mg/l.
Patienten mit benignen Tumoren und mit nicht malignen Erkrankungen zeigten jedoch zum Teil ebenfalls erhöhte Werte dieser Parameter. Bei den Patienten mit malignen Karzinomen korrelierte die Konzentration mit dem Stadium und dem klinischen Verlauf. Eine Normalisierung trat ein nach chirurgischer, nicht jedoch nach chemotherapeutischer Behandlung auch im Falle von Remissionen.
Eine weitere Möglichkeit zur Erfassung tumorabhängiger Veränderungen im Glykoprotein-Pool des Serums besteht in der Bestimmung der Konzentrationen proteingebundener Hexosen, vorwiegend Galaktose, Mannose und Fukose. Entsprechende Untersuchungen haben ergeben, daß der Fukose-Gehalt des Serums am besten mit dem malignen Prozeß korreliert. Es werden prätherapeutische Häufigkeiten erhöhter Werte bei Karzinompatienten von über 90% angegeben. Etwa 10% sind bei Patienten mit benignen Tumoren erhöht.
Die normale Serumkonzentration für Fukose liegt bei

$$68{,}4 \pm 1{,}3 \text{ mg/l}.$$

Werte über 90 mg/l wurden als erhöht betrachtet (Tatsumura vorm. Lambana 1976).
Der Parameter läßt keine tumorlokalisationsspezifischen Unterschiede erkennen, die Serumkonzentration zeigt jedoch ein paralleles Verhalten zum Stadium und zum klinischen Verlauf der Erkrankung (Waalkes u. a. 1978).

### *4.2.* *Ferritin* (Isoferritine)

Ferritin ist ein Protein, das bei Säugetieren für die Speicherung und Entgiftung von intrazellulärem Eisen verantwortlich ist (Übersicht s. Drysdale u. a. 1977). Trotz ubiquitären Vorkommens finden sich größere Mengen in Leber, Milz und blutbildenden Organen. Serum enthält normalerweise geringe Mengen Ferritin, dessen Herkunft und Funktion jedoch noch unklar ist.
Die Untersuchungen der Struktur des Ferritins haben ergeben, daß es sich nicht um ein Einzelprotein, sondern um eine ganze Gruppe von Isoproteinen handelt, deren struktureller Aufbau mit dem bestimmter Isoenzyme (z. B. LDH) vergleichbar ist. Bisher wurden beim Menschen etwa 20 verschiedene Isoferritine nachgewiesen. Jedes Proteinmolekül besteht aus 20 bis 24 Untereinheiten (Polypeptidketten), wobei die einzelnen Isoferritinformen durch unterschiedliche Anordnung nur dreier verschiedener Untereinheiten herausgebildet werden. Dabei sind folgende Typen zu unterscheiden:

H = charakteristisch für die saureren Isoferritine in Herzgewebe, die jedoch auch in geringerer Menge in Leber und Milz vorkommen,

HL = in Isoferritinen aus Herz und Leber,

L = charakteristisch für die basischeren Isoferritine aus Leber und Milz.

Die H- und HL-Untereinheiten stellen wahrscheinlich Polypeptidketten mit unterschiedlicher Primärstruktur dar, während die L-Untereinheit durch Reduktion mit Dithiothreitol in die HL-Untereinheit umgewandelt werden kann. Für die H- und HL-Untereinheiten wurden außerdem unterschiedliche antigene Determinanten nachgewiesen. Eine Aufklärung der Primärstruktur ist bisher noch nicht erfolgt. Die Molgewichte der Untereinheiten betragen:

H = 21000 D

HL = 19000 D

L = 15000 D (nicht reduziert).

Je nach Zusammensetzung bewegt sich das Molgewicht der Apoferritine (Ferritine ohne Eisen) zwischen 440000 und 600000 D.

Die saureren Herz-Ferritine (IP = 4,8) enthalten bis zu 70% der H-Untereinheit und 30% des HL-Typs, bei den basischeren Leber- und Milz-Ferritinen (IP = 5,8) ist das Verhältnis etwa umgekehrt. Bei den gewebstypischen Isoferritinen handelt es sich nicht um homogene Populationen, sondern um Familien von Isoferritinen mit unterschiedlicher Schwerpunktverteilung der basischen und sauren Komponenten.

Die funktionelle Bedeutung der Ferritine liegt in ihrer Fähigkeit, in unterschiedlichen Mengen Eisen zu binden. Pro Molekül Ferritin können bis zu 4000 Atome Eisen aufgenommen werden. Die Bindung erfolgt nicht stöchiometrisch, es handelt sich vielmehr um einen Einschluß von kolloidem Eisenoxidhydrat mit Phosphat. Dabei unterscheiden sich die verschiedenen Isoferritine erheblich in ihrer Kapazität. Obwohl das am stärksten basische Isoferritin, das als natürliches Apoferritin auftritt und wahrscheinlich ein Homopolymeres einer basischen Untereinheit ist, kein Eisen bindet, sind die basischeren Hybride besser zur Eisenaufnahme befähigt als die saureren. Das geht u. a. daraus hervor, daß unter Bedingungen eines verstärkten Eisenangebotes in Geweben mit normalerweise saureren Isoferritinen eine Umprofilierung in Richtung basischerer Komponenten stattfindet. So können sich die normalerweise saureren Isoferritin-Muster in normalen Herz-, Nieren- und Pankreas-Geweben unter den Bedingungen einer primären idiopathischen Hämochromatose in die basischeren der normalen Leber umwandeln. Die Verteilungsmuster normalisieren sich, sobald das überschüssige Eisen entfernt ist.

Ein ähnliches Phänomen tritt wahrscheinlich während der Ontogenese auf. Fetale Leber hat ein saureres Isoferritin-Profil als normale erwachsene Leber. Das Verteilungsmuster der erwachsenen Leber wird erst im letzten Trimester der Schwangerschaft herausgebildet. In fetaler Rattenleber wurde nach Eisenzufuhr eine vorzeitige Ausbildung des Erwachsenenmusters beobachtet. Diese entwicklungsbedingten bzw. eiseninduzierten Veränderungen resultieren wahrscheinlich aus einer unterschiedlichen Steuerung der Synthese der Untereinheiten, es können aber auch Differenzen im turnover beteiligt sein. Über den Mechanismus, der die Synthese der Untereinheiten reguliert, ist jedoch noch nichts bekannt. Man weiß nur, daß Eisen auf die Ferritin-Synthese stimulierend wirkt, und zwar sowohl auf die Apoferritin-Bildung als auch auf die Komplexbildung aus den Untereinheiten.

In Tumorgeweben wurde die bevorzugte Ausbildung saurer Isoferritin-Muster anstelle von basischen beobachtet. Leberzellkarzinome zeigen z. B. im Gegensatz zu normalem Lebergewebe eine ähnliche Isoferritin-Zusammensetzung wie fetale Leber, die der in normalem Herzgewebe entspricht, Das wurde zum Anlaß genommen, gelegentlich von „karzinofetalen Isoferritinen“ zu sprechen. Während die Synthese von H- und HL-Untereinheiten in normalen Geweben von dem jeweiligen Eisenangebot abhängt, bilden Tumorgewebe auch in Gegenwart hoher Eisenmengen bevorzugt H-Untereinheiten, während in normalen Zellen bei Eisenüberschuß die Synthese der HL-Untereinheiten dominiert.

Über Herkunft, Art und mögliche Funktion des Serum-Ferritins gibt es noch keine gesicherten Vorstellungen. Wahrscheinlich gelangt Ferritin sowohl auf Grund unspezifischer Freisetzung als auch durch Sekretion aus den Gewebszellen in die Zirkulation. Es wurde festgestellt, daß das Serum-Ferritin bei Normalpersonen ebenfalls heterogen ist und die Isoferritin-Zusammensetzung der normalen Leber und Milz aufweist. Unter den Bedingungen eines parenchymalen oder retikuloendothelialen Eisenüberschusses beobachtet man basischeres Serum-Ferritin, das wenig oder gar kein Eisen enthält, so daß es der natürlichen Apoferritin-Fraktion zu entsprechen scheint. Es wird vermutet, daß es sich hierbei um einen gewissen Selektionseffekt handelt, der dadurch hervorgerufen wird, daß eisenhaltiges Ferritin sehr schnell aus der Zirkulation entfernt wird.

Bei Patienten mit verschiedenen Karzinomen wurden erhöhte Ferritin-Konzentrationen im Serum beobachtet. Der diagnostische Wert der Untersuchung ist jedoch eingeschränkt durch die Unspezifität des Ferritin-Anstiegs, der z. B. auch durch eine verstärkte Eisenspeicherung im Organismus oder durch Freisetzung von Ferritin aus entzündlich veränderten Geweben hervorgerufen werden kann. Die aus Tumorgeweben freigesetzten Ferritine entsprechen dem saureren „karzinofetalen“ Isoferritin-Muster, das auch in Herz, Niere und Pankreas vorkommt und daher auch z. B. bei Myokardinfarkt oder Pankreatitis verstärkt im Serum zu finden ist. Durch die quantitative Erfassung speziell der sauren Isoferritine bei Tumorpatienten mit Hilfe spezifischer Antiseren läßt sich jedoch eine gewisse Eingrenzung erzielen. Das gilt jedoch nicht in jedem Falle, da das Isoferritin-Muster in Tumorgeweben durchaus auch heterogen sein kann. Obwohl in Tumorgeweben, z. B. in Mamma-Karzinomen (Marcus u. Zinberg 1975), erhöhte Isoferritin-Synthesen nachgewiesen worden sind, ist hierin wahrscheinlich nicht die alleinige Ursache für den Anstieg des Serum-Ferritins bei Tumorpatienten zu suchen. Vermutlich spielen auch tumorbedingte unspezifische Reaktionen des retikuloendothelialen Systems mit sekundären Störungen des Eisen-Stoffwechsels eine Rolle, wie sie von Jacobs u. a. 1976 im Falle des stadienabhängig erhöhten Serum-Ferritins bei Patienten mit M. Hodgkin angenommen wurden.

Im allgemeinen zeigt das Verhalten des Serum-Ferritins bei Tumorpatienten die Charakteristika eines „unspezifischen Markers“: Es ist nicht typisch für eine Tumorlokalisation, läßt sich nicht oder nur schwierig von nicht malignen Erkrankungen abgrenzen, in positiven Fällen verändert sich die Konzentration parallel zum Stadium und zum klinischen Verlauf der Erkrankung, unter Therapie machen sich jedoch häufig

Tabelle 28. Häufigkeit erhöhter Serum-Ferritin-Konzentrationen bei malignen und benignen Erkrankungen

| Erkrankung | % erhöht | Autor |
|---|---|---|
| Mamma-Ca, präoperativ | 41 | Marcus u. Zinberg |
| Mamma-Ca Rezidiv/Metastasen | 67 | 1975 (1) |
| Mamma-Ca, lokal begr. | 34 | Marcus 1975 (2) |
| Mamma-Ca Rezidiv/Metastasen | 63 | |
| Bronchial Ca | 72 | Gropp u. a. 1978 |
| entzündl. Lebererkrankungen | 24 | (2) |
| entzündl. Lebererkrankungen | 43 | (1) |
| entzündl. gastrointestinale Erkrankungen | 13 | (1) |
| Gesunde | 0 | (1) |

deren unspezifische Wirkungen auf den Parameter störend bemerkbar. Erhöhte Serum-Ferritin-Werte wurden bisher beschrieben bei Patienten mit Mamma- und Bronchial-Karzinomen, mit akuten Leukämien sowie mit primären Leber-Karzinomen und Lebermetastasen, aber auch mit akuten und chronischen nicht malignen Lebererkrankungen. In Tab. 28 sind die positiven Häufigkeiten für einige dieser Erkrankungen angegeben.

Trotz der diversen Einschränkungen hat das Serum-Ferritin als Tumor-Marker einiges Interesse geweckt, was u. a. zur Entwicklung einer Reihe brauchbarer radio- bzw. enzymimmunologischer Bestimmungsmethoden geführt hat (Lit. s. Tab. 29). Die Angaben über Referenzbereiche, für die geschlechtsabhängige Differenzen festgestellt wurden, sind ziemlich unterschiedlich. Als Ursache hierfür könnte die molekulare Heterogenität des Ferritins und deren Auswirkung auf immunologische Untersuchungsmethoden in Betracht kommen (s. Tab. 29).

Tabelle 29. Mit einigen Immunoassays ermittelte Referenzbereiche für Serum-Ferritin

| Methode | Männer µg/l | Frauen µg/l | Autor |
|---|---|---|---|
| RIA | 93 (max. 193) | 34 (max. 146) | MARCUS u. ZINBERG 1975 |
| RIA | 18–330 | 18–200 | LUXTON u. a. 1977 |
| EIA | 91,3 ± 1,7 | 49,5 ± 2,9 | ANAOKAR u. a. 1979 |
| EIA | 2–168 | | LEE u. BURGETT 1981 |

## 4.3. *DNA-bindende Proteine*

PARSONS u. HOCH 1976 beschrieben ein DNA-bindendes Protein im Serum, das sich von der Komplement-Komponente C3 ableitet und das sie als C3DP = „cancer associated human serum DNA-binding protein derived from complement component C3“ bezeichneten. Sie isolierten und charakterisierten das Protein und wiesen Beziehungen zwischen Serum-Konzentration und malignen Erkrankungen nach.

Für das Molgewicht wurden 36000 D ermittelt, es stellte sich jedoch heraus, daß das Protein mit zwei anderen Polypeptiden mit Molgewichten von 74000 D und 22000 D kovalente Bindungen eingeht unter Bildung eines Komplexes mit einem Molgewicht von 135000 D. Dieser Komplex stellt ein Abbauprodukt der Komplement-Komponente C3 dar, wobei C3DP nicht die gleiche subunit-Zusammensetzung aufweist wie irgendeines der früher charakterisierten C3-Fragmente. Es zeigt aber antigene Ähnlichkeiten mit dem Fragment C3c. Der Mechanismus der C3DP-Entstehung und die Art der DNA-Bindung sind nicht bekannt. Ebensowenig kennt man die pathobiochemischen Beziehungen dieser Substanz zu malignen Erkrankungen. Es wurden jedoch im Serum von Krebspatienten signifikant höhere C3DP-Konzentrationen gemessen als in Seren von Gesunden und nicht maligne Erkrankten, und zwar

| | |
|---|---|
| bei Gesunden (im Durchschnitt) | 83 mg/l C3DP |
| bei Krebspatienten | 242 mg/l (146–400 mg/l). |

Als obere Normgrenze wird ein Wert von 150 mg/l C3DP angenommen.

Die erhöhten C3DP-Werte bei Krebspatienten sind nicht spezifisch für eine bestimmte Tumorlokalisation, es wurde jedoch eine Korrelation zur Aktivität der Erkrankung und zum klinischen Verlauf festgestellt. Außerdem erwies sich die C3DP-Konzentration

im Serum als sehr guter Indikator zur Kontrolle des Therapieerfolgs bei Patienten unter Chemotherapie (PARSONS u. a. 1978).
Zur Bestimmung des C3DP im Serum wurde ein Radioimmunoassay entwickelt (PARSONS u. a. 1977). Der RIA wird durchgeführt nach Adsorption des C3DP an DNA-Zellulose und nachfolgende Elution.
1979 (a) beschrieben PARSONS u. a. ein weiteres DNA-bindendes Protein im Serum mit Beziehungen zu malignen Erkrankungen. Sie nannten es MAD-2 = ,,malignant disease-associated DNA-binding protein 2". Der Nachweis des Proteins im Serum wurde zunächst mit Hilfe eines kombinierten DNA-Zellulose-Säulenchromatographie/SDS (sodium dodecylsulfate)-Polyacrylamidgel-Elektrophorese-Verfahrens geführt. Damit wurde das Protein nicht oder nur in geringer Menge gefunden bei Gesunden und Patienten mit nicht malignen Erkrankungen, deutlich bis stark dagegen vor allem bei Patienten mit Mamma-Karzinomen, kleinzelligen Bronchial-Karzinomen und Ovarial-Karzinomen sowie bei Schwangeren.
Später wurde ein RIA zur Bestimmung von MAD-2 entwickelt. Damit wurden bei 61% Patienten mit verschiedenen Karzinomen und bei 8% Gesunden und benigne Erkrankten MAD-2-Konzentrationen über 20 mg/l gemessen (PARSONS u. a. 1979b).
Nach Isolierung und Charakterisierung erwies sich das MAD-2 als Fragment des menschlichen Plasma-Fibronectins (PARSONS u. a. 1979b).

### *4.4. ,,T-Globulin"* (Tumor-Globulin)

1964 beschrieben TAL u. a. einen Serum-Agglutinationsfaktor (AF) der die Agglutination verschiedener Tumorzellen verursachte. Die Substanz wurde als Glykoprotein identifiziert, das elektrophoretisch in der Beta-2-Region wandert und aus dem Serum durch menschliche Tumorzellen oder plazentale Zellsuspensionen adsorbiert werden kann. Der agglutinierende Faktor wurde nachgewiesen in 90% Seren von Karzinompatienten und in 13% Normalseren. In späteren Untersuchungen wurde Cytolipin H bzw. Ceramid-Laktosid als der Zellmembran-Rezeptor für den Agglutinationsfaktor erkannt. Danach beschrieben TAL u. HALPERIN 1970 eine Technik zum Nachweis eines spezifisch an Ceramid-Laktosid-Rezeptoren adsorbierbaren Proteins, das sie T-Globulin (Tumor-Globulin) nannten. Sie fanden T-Globulin nahezu ausschließlich in Seren von Tumorpatienten unabhängig von der Tumorlokalisation sowie bei Schwangeren. Diese erstaunlichen Resultate ermutigten die Autoren, den Nachweis des T-Globulins im Serum als Test zur Krebsfrühdiagnostik zu empfehlen. Leider ließen sich jedoch in der Folgezeit die Ergebnisse durch andere Arbeitsgruppen nicht reproduzieren.
So versuchten ZAWADZKI u. KRAJ 1974 nach der von TAL und HALPERIN beschriebenen Methode das T-Globulin nachzuweisen und bei Tumorpatienten zu untersuchen. Das auf diese Weise gewonnene monospezifische Antiserum ergab eine Präzipitation mit Alpha-2-Makroglobulin, das nicht nur in den untersuchten Seren von Krebspatienten vorhanden war, sondern auch in allen Kontrollseren.
Weitere Untersuchungen sind notwendig, um eine Klärung dieser widersprüchlichen Befunde herbeizuführen.

### *4.5. Kasein, Laktoferrin*

Kasein, ein Phosphoprotein der Milch, wird physiologisch bei Frauen während der Laktation produziert, wobei der Prolaktin-Spiegel eine Rolle spielt. Die Serum-Konzentration des Kaseins liegt unter diesen Bedingungen bei 136—1700 µg/l. Bei Patienten

mit malignen Tumoren, bevorzugt bei Mamma-Karzinomen, wurden in Abhängigkeit von Stadium und Behandlung ebenfalls Kasein-Werte im Serum in dieser Größenordnung festgestellt. Die Häufigkeit dieser Befunde ist in Tab. 30 dargestellt.
Bei den Tumorpatienten wird eine Kasein-Bildung durch das maligne Gewebe angenommen, was jedoch noch nicht sicher bewiesen ist. Eine Beeinflussung durch Hormone scheint hier nicht vorzuliegen, da sich die Serum-Werte auch bei einer Stimulation der Hypophyse nicht ändern (Woods u. a. 1977).
Hendrick u. Franchimont 1974 entwickelten einen Radioimmunoassay zur Bestimmung von Kasein im Serum. Damit konnten sie erhöhte Konzentrationen nicht nur bei Patienten mit Mamma-Karzinomen, sondern auch mit gastrointestinalen (7/14) und Bronchial-Karzinomen (7/7) nachweisen.

Tabelle 30. Häufigkeit erhöhter Casein-Konzentrationen im Serum bei Patienten mit Mamma-Karzinomen

| | nach Hendrick u. Franchimont 1974 | nach Woods u. a. 1977 | |
|---|---|---|---|
| Kontrollen | | 4,7% | (über 60 µg/l) |
| benigne Mamma-Erkr. | | 15,2% | ,, |
| Mamma-Karzinome | | | |
| unbehandelt | 72% | | |
| unbehandelt lokal + reg. LK | | 39,6% | ,, |
| behandelt | | 19,7% | ,, |
| behandelt Stadium I | 41% | | |
| behandelt Stadium II | 50% | | |
| mit Rezidiven u./o. Metastasen | 80% | 55,6% | ,, |

Laktoferrin gewann einiges Interesse vorerst im Zusammenhang mit Magen-Karzinomen. Ghetie u. a. 1975 konnten eine deutliche Verminderung von Laktoferrin im Magensaft von Patienten mit Magen-Karzinomen im Gegensatz zu Patienten mit Magen-Ulkus, Perniziosa und Gesunden feststellen. Ob hiermit jedoch tatsächlich eine Differentialdiagnose zwischen malignen und benignen Magenerkrankungen zu erzielen ist, müssen erst weitere Untersuchungen erweisen.

## 5. Enzyme und Isoenzyme

Die klinische Bedeutung, die die Enzymdiagnostik für eine Reihe nicht maligner Erkrankungen, allen voran Erkrankungen der Leber, erlangt hat, ließ sich nicht uneingeschränkt auf Tumorerkrankungen ausdehnen. Ursache hierfür ist in erster Linie die

Unspezifität erhöhter Enzymaktivitäten in Körperflüssigkeiten für maligne Prozesse, häufig verbunden mit mangelnder Empfindlichkeit und damit einer zu geringen Eindeutigkeit der Aussage. Diese Einschränkungen ergeben sich aus den pathobiochemischen Ursachen tumorbedingter Enzymanstiege und beziehen sich sowohl auf die Art der Freisetzung aus der Tumorzelle als auch auf die qualitativen und quantitativen Veränderungen im Enzymprofil maligner Gewebe.
Erhöhte Serum-Aktivitäten von Enzymen aus Tumorzellen können auftreten im Gefolge von

— Nekrosen,
— Permeabilitätsstörungen und
— therapiebedingten Zell- bzw. Membranschädigungen.

Außerdem kann durch Tumor- oder Metastaseneinfluß eine Freisetzung von Enzymen aus umgebenden Normalgeweben hervorgerufen werden.
Das Enzymprofil der Tumorzelle weist zwar charakteristische Veränderungen gegenüber dem der Normalzelle auf, sie sind jedoch mehr quantitativer als qualitativer Art. Sie resultieren

— aus Veränderungen des Stoffwechsels der Tumorzelle, die sich aus der verstärkten Proliferation herleiten,
— aus Abweichungen in der Genexpression im Zusammenhang mit dem geringeren Differenzierungsgrad der Tumorzelle,
— aus Unterschieden in der Synthese von Enzymproteinen noch ungeklärter Ursache.

Zu den markantesten Veränderungen im Stoffwechsel der Tumorzelle gehören

— eine Zunahme der glykolytischen und eine Abnahme der glukoneogenen Kapazität im Kohlenhydratstoffwechsel,
— eine Verstärkung der Synthese von Proteinen und Nukleinsäuren und eine Verminderung ihres Katabolismus.

Diese Verschiebungen sind keineswegs tumorspezifisch; sie werden allgemein bei proliferierenden Zellen beobachtet. Außerdem gibt es, je nach Entwicklungsphase, fließende Übergänge zwischen Normal- und Tumorzelle.
Die veränderten Stoffwechselverhältnisse finden ihren Ausdruck u. a.

— in einer Vermehrung von Enzymen der verstärkt ablaufenden Stoffwechselwege·
— einer Verminderung von Enzymen der eingeschränkten Stoffwechselabläufe und
— in der Synthese bestimmter Isoenzyme bzw. in der Ausbildung bestimmter Isoenzymmuster.

Letzteres ist auch zu beobachten als Folge der veränderten Genexpression, wobei in Analogie zu den Verhältnissen bei den Proteinen die Synthese fetaler oder plazentaler Isoenzyme in den Vordergrund tritt, was zu einer entsprechenden Umstrukturierung der Isoenzymzusammensetzung der Tumorzellen führt.
In einigen Tumorgeweben wurden Isoenzyme gefunden, die weder einer fetalen noch einer sonstigen physiologischen Isoenzymform entsprachen. Es wird angenommen, daß es sich hierbei um ektop produzierte tumortypische Isoenzymvarianten handelt. Auf diese Substanzen dürfte in erster Linie der Begriff ,,Tumor-Marker" zutreffen, zumal sie eine gewisse Tumorlokalisationsspezifität erkennen lassen. Allerdings wurden diese Isoenzyme vorerst meist nur in Gewebeextrakten nachgewiesen, und einer klinischen Nutzung dieser Substanzen steht die Schwierigkeit im Wege, daß sie, sofern sie in die

Zirkulation gelangen, hier nur in sehr geringen Mengen vorhanden sind, so daß ihr Nachweis und ihre Quantifizierung entsprechend empfindliche Methoden voraussetzen.

Das gilt im Prinzip auch für die Isoenzyme fetaler oder plazentaler Natur, die in der Tumorzelle synthetisiert werden, z. B. für die verschiedenen Formen onkoplazentaler alkalischer Phosphatasen. Für andere fetale Isoenzyme bzw. Isoenzymmuster sind Einschränkungen anderer Art zu berücksichtigen. So ist das sogenannte fetale Isoenzymmuster der Laktatdehydrogenase (LDH) keineswegs tumortypisch, sondern stellt gleichzeitig die normale Verteilung zahlreicher gesunder Gewebe auch des Erwachsenen dar. Andere Isoenzyme bilden bevorzugt fetale Formen im Verlauf der Hepatokarzinogenese, so daß sich ihre Aussagefähigkeit im wesentlichen auf diese Lokalisation beschränkt.

Am wenigsten spezifisch für maligne Erkrankungen, aber am empfindlichsten was Nachweis und Bestimmung anbetrifft sind diejenigen Enzyme, die stoffwechselbedingt in der Tumorzelle in besonders hohen Aktivitäten vorhanden sind. Das ist z. B. der Fall bei zahlreichen Enzymen der Glykolyse, des Nukleinsäureumsatzes, der Glykoproteinsynthese u. a. Da sie nicht kontinuierlich durch physiologische Prozesse in die Zirkulation gelangen, sondern nur im Gefolge von Zellschädigungen, ist ein Aktivitäts-Anstieg im Serum am wahrscheinlichsten bei aktiven Prozessen und auf Grund therapiebedingter Gewebsreaktionen. Das ubiquitäre Vorkommen dieser Enzyme bedingt ihre Unspezifität. Quantitative Unterschiede in den einzelnen Organen bewirken mitunter eine relative Lokalspezifität bzw. -bevorzugung.

Daraus resultiert, daß die Bestimmung von Enzymaktivitäten im Serum nur bedingt geeignet ist für diagnostische Aussagen bei Tumorpatienten, daß die Untersuchungen aber im Einzelfall in der Verlaufskontrolle gute Indikatoren der Therapie-Wirksamkeit darstellen können.

Nachfolgend sollen einige der bisher bekannten Erfahrungen mit der Untersuchung von Enzymen und Isoenzymen bei Tumropatienten dargelegt werden.

### *5.1. Enzyme der Glykolyse*

Ein Charakteristikum der Tumorzelle ist ihre hohe glykolytische Kapazität, vor allem die auf Warburg zurückgehende Beobachtung der Fähigkeit der Tumorzelle zur Glykolyse unter aeroben Bedingungen und einer Steigerung der anaeroben Glykolyse. In Tumorgeweben wurde eine zum Teil beträchtliche Zunahme nahezu aller an der Glykolyse beteiligten Enzyme nachgewiesen. Einige dieser Enzyme zeigen auch Veränderungen in der Isoenzymverteilung (Übersicht s. Tab. 31).

Angaben über die klinische Wertigkeit erhöhter Enzymaktivitäten im Serum im Zusammenhang mit Tumorerkrankungen liegen vor allem vor für die Laktatdehydrogenase (LDH), die Aldolase (Ald) und die Phosphohexose-Isomerase (PHI). Auf diese Enzyme soll nachfolgend ausführlicher eingegangen werden.

#### 5.1.1. Laktatdehydrogenase (LDH)
L-Laktate: $NAD^+$-Oxidoreduktase (E.C. 1.1.1.27)

1954 berichteten Hill u. Levi erstmals über einen hohen Prozentsatz erhöhter LDH-Aktivitäten im Serum von Patienten mit malignen Erkrankungen. Seither gab es zahlreiche Untersuchungen zu diesem Problem mit sehr unterschiedlichen Resultaten. Die Angaben über die Häufigkeiten erhöhter LDH-Aktivitäten schwanken zwischen 20 und

Tabelle 31. Enzyme der Glykolyse in Tumorgeweben und Seren von Tumorpatienten

| Enzym | in Tumorgewebe | Isoenzyme verändert | im Serum erhöht gefunden |
|---|---|---|---|
| Hexokinase | erhöht | ja | ja |
| Glukose-6-phosphat-Isomerase | erhöht | | ja |
| Aldolase | erhöht | ja | ja |
| Triosephosphat-Isomerase | | | ja |
| Phosphoglycerinaldehyd-Dehydrogenase | erhöht | | |
| Pyruvat-Kinase | erhöht | ja | ja |
| Laktat-Dehydrogenase | erhöht | ja | ja |

90% in Abhängigkeit u. a. von der jeweils untersuchten Patientengruppe, wobei sowohl Art als auch Ausdehnung des Tumors eine Rolle spielen. Nach ZONDAG u. KLEIN 1968 gelten etwa folgende Richtwerte:

- Patienten mit soliden Tumoren: ca. 20–30% erhöhte LDH i. S.
- Patienten mit soliden Tumoren und Metastasen: ca. 50% erhöhte LDH i. S.
- Patienten mit malignen Lymphomen: ca. 50% erhöhte LDH i. S.
- Patienten mit Leukämie: ca. 70% erhöhte LDH i. S.
- Patienten mit Seminomen, Dysgerminomen, Teratomen: ca. 90% erhöhte LDH i. S.

Auf Grund der allgemeinen Verbreitung der LDH im Organismus ist die Untersuchung jedoch keineswegs tumorspezifisch und erhöhte LDH-Aktivitäten im Serum sind auch charakteristisch für eine Reihe nicht maligner Erkrankungen. Bei Patienten mit tumorbedingtem Anstieg der Serum-LDH ist die Untersuchung zur Therapie-Kontrolle geeignet. So wurde ein kurzzeitiger Anstieg der Serum-LDH mit nachfolgendem stetigem Abfall als Ausdruck einer erfolgreichen Chemotherapie bei Patienten mit Bronchial-Karzinomen erkannt (WIEME u. a. 1968). Bei der Bestrahlung von Leberzell-Karzinomen und Lebermetastasen wurde der Serum-LDH ein Wert als Index für die Strahlenwirksamkeit zugemessen (KÄRCHER 1968). Eine Normalisierung erhöhter LDH-Aktivitäten im Serum und der LDH-Isoenzymverteilung wurde auch beobachtet nach erfolgreicher Chemo- bzw. Hormontherapie von Patienten mit Mamma-Karzinomen (ZIEGENBEIN u. RIECHE 1971).

Die LDH in Tumorgeweben unterliegt nicht nur einer Veränderung ihrer Gesamtaktivität, sondern auch ihrer Isoenzymverteilung. Diese ist geprägt sowohl durch die notwendige Anpassung an den veränderten Zellstoffwechsel als auch durch eine Angleichung an die Verhältnisse in der fetalen Zelle. Von allen Enzymen wurden wohl die LDH und ihre Isoenzyme bisher am intensivsten untersucht (Übersicht s. PFLEIDERER 1978). Aus der Fülle von Informationen sollen nur einige, für die anstehende Problematik wesentliche, herausgegriffen werden.

Die durch Elektrophorese oder Chromatographie trennbaren 5 Isoenzyme der LDH ergeben sich strukturell durch anteilmäßig unterschiedliche Zusammenlagerung von zwei verschiedenen Polypeptidketten (Untereinheiten) zu einem tetrameren Molekül:

| | | | | | |
|---|---|---|---|---|---|
| Struktur: | $H_4$ | $H_3M_1$ | $H_2M_2$ | $H_1M_3$ | $M_4$ |
| Elektrophorese: | (+) LDH-1 | LDH-2 | LDH-3 | LDH-4 | LDH-5 (−) |

(H steht für Herztyp, M für Muskeltyp)

Menschliche und tierische Gewebe enthalten im allgemeinen alle 5 LDH-Isoenzyme in unterschiedlicher, aber charakteristischer quantitativer Verteilung. Gewebe mit vorwiegend aerobem Stoffwechsel, wie Herzmuskel oder Hirngewebe enthalten hauptsächlich die anodisch wandernden LDH-Isoenzyme 1 und 2, während Gewebe mit anaerobem Stoffwechsel, wie Skelettmuskel, aber auch Leber, bevorzugt die kathodisch wandernde LDH-5-Fraktion aufweisen. Im Einklang mit dieser stoffwechselbedingten Differenzierung steht die unterschiedliche Substrathemmbarkeit der LDH-Isoenzyme: Die LDH-1 unterliegt im Gegensatz zur LDH-5 einer deutlichen Hemmung durch physiologische Pyruvatkonzentrationen, was einer Förderung des oxidativen Abbaus in aeroben Geweben gleichkommt.

Es wird angenommen, daß die Ausbildung der unterschiedlichen LDH-Isoenzymmuster in den Geweben von der genetisch gesteuerten Produktion der H- und M-Untereinheiten abhängt. In allen fetalen Geweben erfolgt eine gleichmäßige Synthese beider Polypeptidketten, woraus sich eine statistische Verteilung mit bevorzugter Ausbildung der Hybridformen ergibt, die sich quantitativ in dem Verhältnis 1:4:6:4:1 für die LDH-Isoenzyme 1 bis 5 äußert. Diese, auch als Embryonalmuster bezeichnete LDH-Isoenzymverteilung, wird auch unter den Bedingungen einer Entdifferenzierung, z. B. in malignen Geweben beobachtet. Abb. 7 zeigt ein Beispiel einer derartigen LDH-Iso-

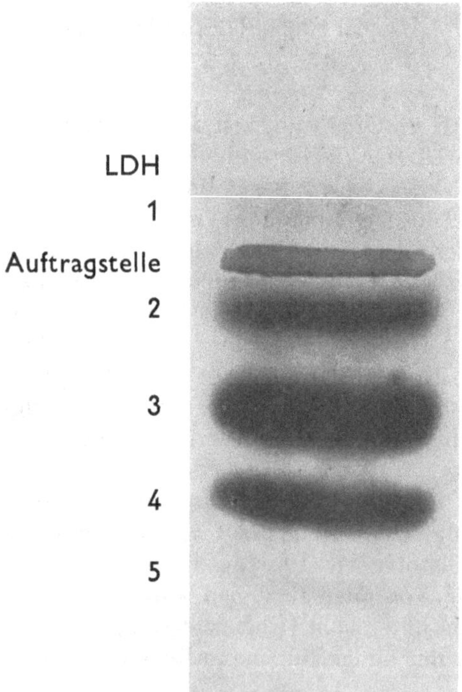


Abb. 7. LDH-Isoenzyme: Embryonalmuster

enzymverteilung. Daneben gibt es auch eine Reihe von Beobachtungen, wonach die Tumorzelle bevorzugt M-Untereinheiten produziert (s. Tab. 32), was zur bevorzugten Ausbildung der kathodischen Fraktionen führt. ZIEGENBEIN u. SCHREMMER 1974 fanden in menschlichen Mamma-Karzinom-Geweben sowohl das embryonale als auch das kathodische LDH-Isoenzymmuster jeweils in Abhängigkeit vom histologischen Differenzierungsgrad der untersuchten Gewebe. Unreife, entdifferenzierte Karzinome zeigten häufiger die embryonale Verteilung, während gut differenzierte vorwiegend das kathodische Muster ausbildeten. Außerdem wurde eine LDH-Verteilung beobachtet, die eine Mischung der beiden Muster darzustellen scheint (s. Abb. 8).

Tabelle 32. LDH-Isoenzymveränderungen in menschlichen Tumorgeweben (ausgewählte Beispiele)

| Tumor-lokalisation | Methode | Befund | Autor |
|---|---|---|---|
| verschiedene | Koenzymanaloge | Zunahme d. M-Untereinheit | GOLDMAN u. a. 1964 |
| Lymphkn.<br>Colon<br>Rektum<br>Magen<br>Mamma<br>Lunge | Substrat-<br>Spez.<br>2-Oxobutyrat/<br>Pyruvat | Zunahme<br>LDH-4 u. -5 | POZNANSKA-LINDE u. a. 1966 |
| Mamma | Disc-Elektrophorese | Zunahme LDH-5 im Vgl. zu fibrocyst. Erkr. u. Fibroadenom | HILF u. a. 1976 |
| Hirn | Agargel-Elektrophorese<br>Berechnung H/M | bei 97% mal. Hirntumoren H/M unter 1,5<br>normal: H/M über 1,5 | GERHARDT u. a. 1967 |
| Prostata | Agargelelektrophorese | Abnahme d. H-Untereinheiten:<br>– ben. Adenome: 53% H<br>– Adeno-Karzinome: 47% H<br>– entdiff. Ca 37% H | FEUSTEL u. a. 1976 |
| Uterus/Cervix | Folienelektrophorese | Zunahme LDH-4 u. -5 | STAGG u. WHILEY 1968 |
| Magen | PAA-Disc-Elektrophorese | Zunahme d. M-Untereinheit in Magenschleimhaut mit präkanzerösen Veränderungen | CARDA-ABELLA u. a. 1978 |

Da bei Gewebsschädigungen das entsprechende LDH-Isoenzymmuster meist unverändert in der Zirkulation auftritt, wurde der Möglichkeit, durch Differenzierung der LDH-Isoenzyme im Serum auf das geschädigte Organ zu schließen, viel Interesse gewidmet. Leider haben sich die entsprechenden Hoffnungen nicht in dem gewünschten Maße erfüllt. Zwar lassen sich z. B. bei Myokardinfarkt und akuten oder toxischen Leberparenchymschäden aus den charakteristischen Gewebs-LDH-Mustern im Serum klinische Aussagen ableiten, bei Tumorpatienten sind die Verhältnisse leider weniger durchschaubar. Hier entsprechen die im Serum nachgewiesenen LDH-Isoenzymmuster nur

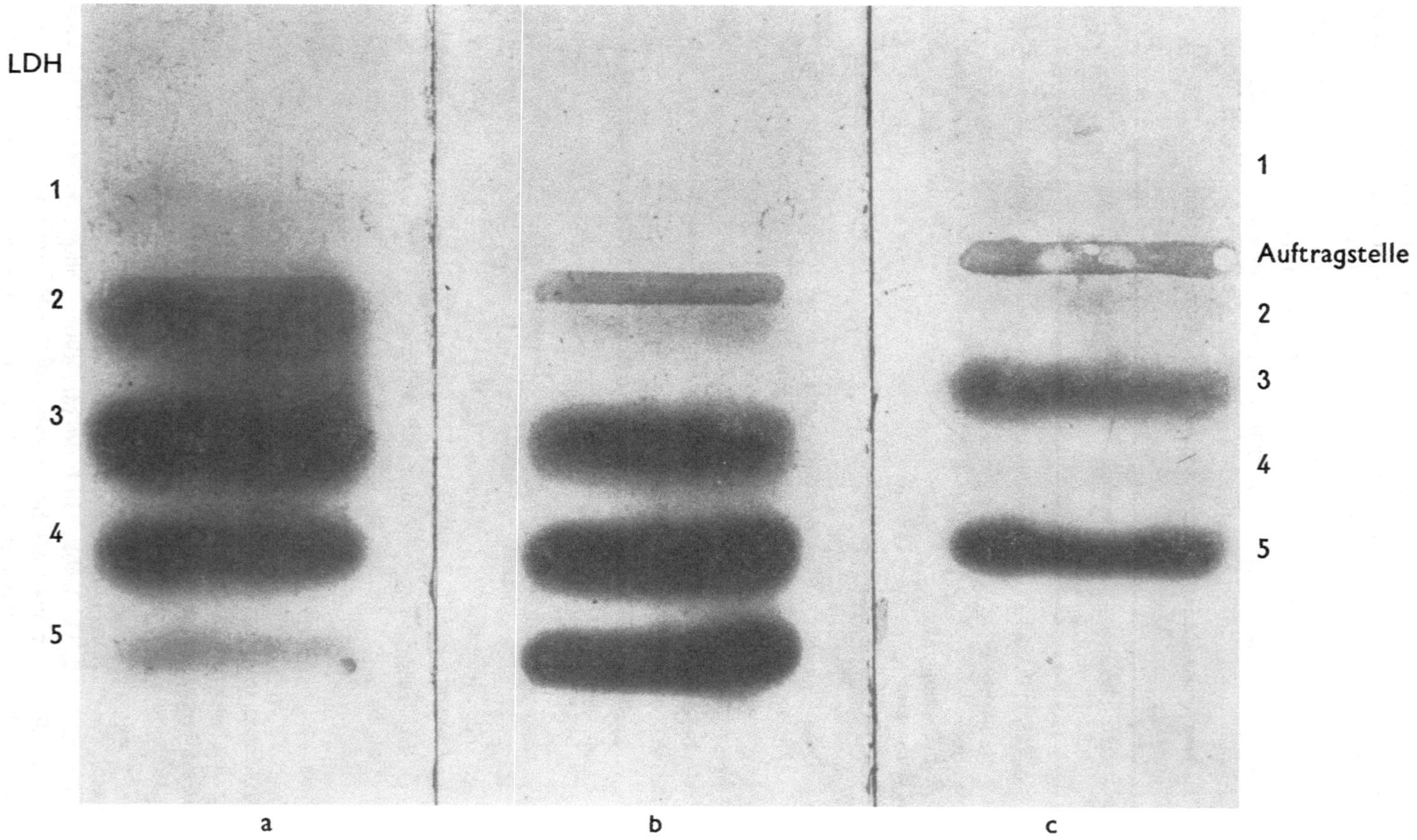


Abb. 8. LDH-Isoenzymverteilung in Mamma-Karzinom-Geweben unterschiedlicher histologischer Reifegrade

a) Embryonaltyp, bevorzugt in undifferenzierten Karzinomen, b) Lebertyp, vorwiegend in gut differenzierten Karzinomen, c) „Mischtyp"(?), nachweisbar in zahlreichen Tumorgeweben mittlerer Differenzierungsgrade

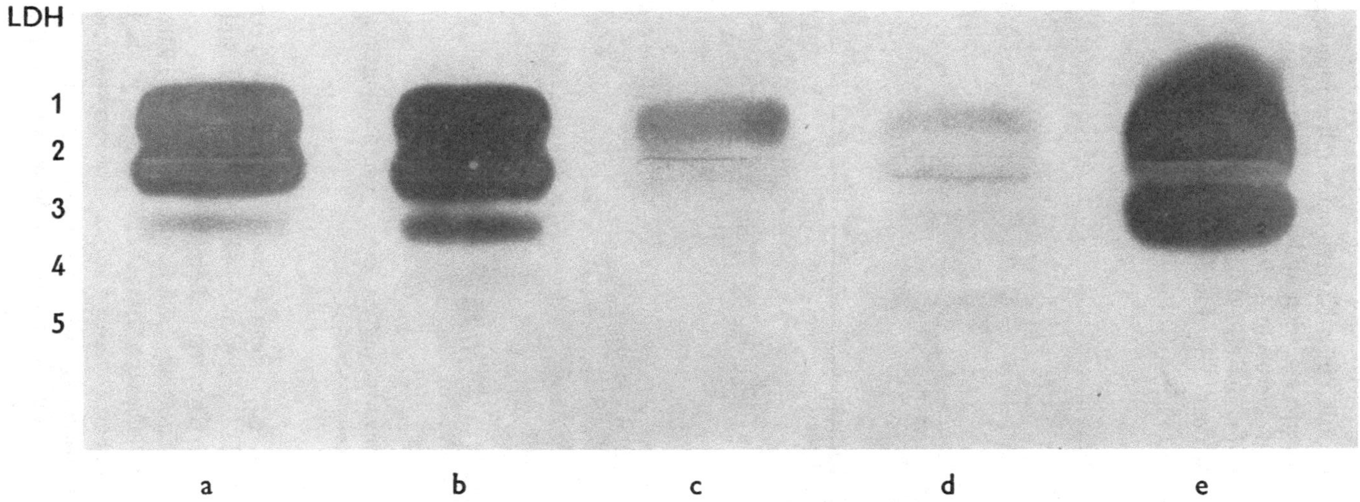


Abb. 9. LDH-Isoenzymmuster in der Verlaufskontrolle eines Patienten mit Lymphogranulomatose

a) und b) vor der Therapie, c) und d) nach Chemotherapie mit Vinblastin unter Remission, e) unter Progredienz

teilweise den in Tumorgeweben gefundenen (Fröhlich 1967), andererseits sind auch diese LDH-Verteilungen nicht tumortypisch, sondern entsprechen der Normalverteilung in zahlreichen Organen. Diagnostische Aussagen oder gar Hinweise auf eine bestimmte Tumorlokalisation sind daher mit einer LDH-Isoenzymbestimmung im Serum nicht zu erzielen. Eine charakteristische, von den anderen Tumorerkrankungen abweichende LDH-Isoenzymverteilung wird beobachtet im Serum von Patienten mit Systemerkrankungen wie Lymphogranulomatose, Retikulumzellsarkom u. ä. sowie bei Patienten mit Seminomen und Teratomen. Hier konzentriert sich die meist sehr stark erhöhte Gesamtaktivität der LDH auf die Isoenzyme 1 u. 2 (s. Abb. 9). Henderson u. a. 1974

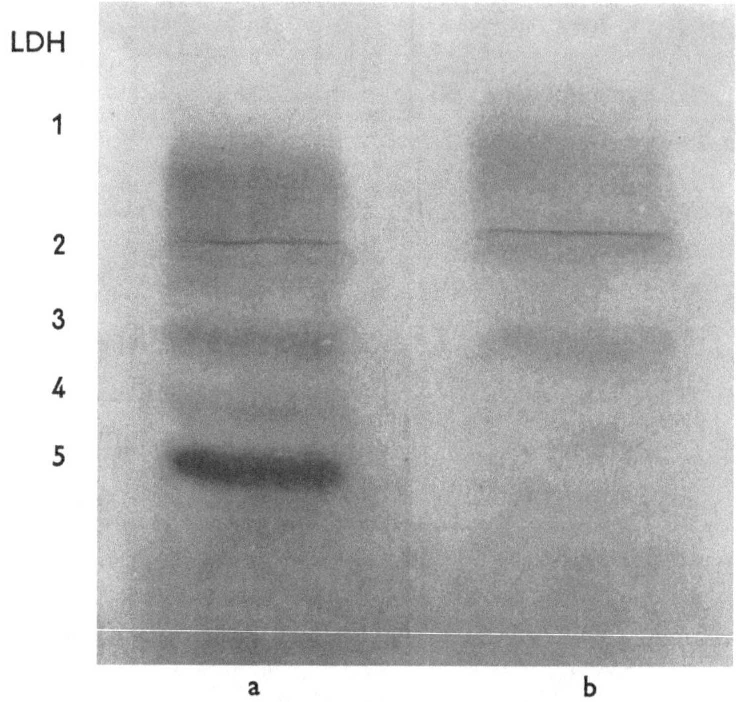


Abb. 10. LDH-Isoenzymverteilung im Serum von Patienten mit toxischem Leberschaden (a) und Lebermetastasen (b)

konnten bei einem Patienten mit einem schnell wachsenden Teratom des vorderen Mediastinums, der diese LDH-Isoenzymverteilung im Serum aufwies, eine erhöhte Bildung der H-Untereinheit im Tumorgewebe nachweisen.

Bessere Möglichkeiten als für die Diagnostik bietet die Serum-LDH und ihr Isoenzym-Muster für die Verlaufs- bzw. Therapiekontrolle. Abb. 9 zeigt als Beispiel die Serum-LDH-Isoenzym-Muster bei einem Patienten mit Lymphogranulomatose unter Chemotherapie mit Remission und nachfolgender Progredienz. Auch bei Patienten mit Bronchialkarzinomen unter Chemo- und Strahlentherapie wurde eine gute Korrelation zum Therapieerfolg sowohl für die Gesamt-LDH als auch für die LDH-Isoenzyme im Serum gefunden (Starkweather u. a. 1966, Wieme u. a. 1968).

Die lebertypische LDH-5 tritt nicht in Erscheinung bei Lebermetastasen, wohl aber u. a. bei therapiebedingter Leberschädigung (s. Abb. 10).

Inzwischen wurde auch eine plazentale Form der LDH beschrieben. Es handelt sich um ein Isoenzym, das etwas kathodischer wandert als die LDH-2 und die Bezeichnung LDH-Z erhielt. Diese elektrophoretische Bande trat nur auf in Plazenta-Extrakten des ersten Schwangerschafts-Trimesters und in Chorionkarzinom-Geweben. Das Vorkommen der LDH-Z in Chorionkarzinomen wird als beweisend für den trophoblastischen Ursprung der Zellen angesehen (Siciliano u. a. 1980).

### 5.1.2. Glukose-6-phosphat-Isomerase (GPI) Phosphohexose-Isomerase (PHI) D-Glukose-6-phosphat-ketolisomerase (EC 5.3.1.9)

Das Verhalten der GPI-Aktivität im Serum von Karzinompatienten wurde erstmals eingehend von Bodansky 1954 u. a. untersucht. Sie fanden erhöhte Enzymaktivitäten im Serum von Patienten mit metastasierenden Mamma-Karzinomen, spätere Arbeiten zeigten, daß der Befund nicht auf diese Tumorlokalisation begrenzt ist. Inzwischen wurden in zahlreichen Tumorgeweben erhöhte Aktivitäten der GPI nachgewiesen und festgestellt, daß der Serumspiegel häufig eine direkte Korrelation zu Tumorwachstum bzw. Regression oder Tumorentfernung zeigt. Bodansky schrieb dem Enzym sogar eine „Index"-Funktion zu. Sie sollte sich noch verstärken lassen durch die Bildung des sogenannten „Isomerase-Mutase-Verhältnisses", was durch die gleichzeitige Bestimmung der Aktivitäten der GPI und der Phospho-Glukomutase ermittelt wird. Die Größe dieses Glykolyse-Glukoneogenese-Verhältnisses soll ein Ausdruck der Malignität des Tumorwachstums sein.
Die Bedeutung, die der GPI in bezug auf Metastasendiagnostik und Verlaufskontrolle bei Tumorpatienten eine Zeitlang zugeschrieben wurde, ist in den letzten Jahren durch andere Entwicklungen etwas in den Hintergrund gedrängt worden. Die guten Ansätze verdienen jedoch weitere Aufmerksamkeit, wobei systematische Untersuchungen zur Abklärung der klinischen Aussagefähigkeit notwendig wären.
Ein Vergleich der GPI-Aktivität mit anderen Serumparametern, z. B. CEA (Munjal u. a. 1976) oder Sialyltransferase (Bayer u. a. 1977) ergab eine Steigerung der Treffsicherheit durch Kombinationsbestimmungen.

### 5.1.3. Aldolase (Ald) Fruktose-Diphosphat-Aldolase (EC 4.1.2.13)

Über erhöhte Aldolase-Aktivitäten im Serum von Patienten mit malignen Erkrankungen berichteten bereits Sibley und Lehninger 1949. Da die Aldolase als Hauptkettenenzym der Glykolyse nachweislich in malignen Geweben erhöht ist, kann ein direkter Zusammenhang zwischen Serum-Aktivität und Tumorprozeß angenommen werden, wenn auch das Enzym hierfür keineswegs spezifisch ist. Damit treten tumordiagnostische Aussagen gegenüber Informationen zur Verlaufskontrolle in den Hintergrund.
Beim Vergleich verschiedener Serumenzyme hinsichtlich ihrer Brauchbarkeit zur Erkennung von Rezidiven und/oder Metastasen bei strahlentherapeutisch behandelten Patienten zeigte sich die Aldolase am zuverlässigsten (s. Tab. 33) (Dallüge u. a. 1975). Es gibt jedoch keine Korrelationen zwischen Serum-Aldolase und Tumormasse, da mitunter selbst bei Patienten mit ausgedehnten Tumoren normale Aktivitäten gemessen werden. Allgemein ist die Aussagefähigkeit der Serum-Aldolase-Bestimmung bei Tumorpatienten noch nicht hinreichend abgeklärt. Das gleiche gilt für eine möglicherweise entsprechende Nutzung einer Bestimmung der Aldolase-Isoenzyme.

Tabelle 33. Häufigkeiten erhöhter Enzymaktivitäten im Serum bei Tumorpatienten im Zusammenhang mit einer Metastasierung und/oder Rezidivierung

| Enzym | Patienten | |
|---|---|---|
| | mit Rezidiven | ohne und/oder Metastasen |
| | % | % |
| Aldolase | 77 | 5 |
| LDH | 37 | 1 |
| AP | 46 | 17 |
| ALAT | 30 | 6 |
| ASAT | 21 | 9 |

Es sind 5—7 verschiedene Enzymformen beschrieben worden, wobei man 3 Grundformen unterscheidet: die Aldolase A, B und C. Die übrigen Isoenzyme sind als Hybride der Formen A und B bzw. A und C aufzufassen. Dabei wird eine tetramere Molekülstruktur mit 2 verschiedenen Untereinheiten analog der Struktur der LDH-Isoenzyme angenommen. Neben den strukturbedingten Unterschieden in den physikochemischen Eigenschaften weisen die Aldolase-Isoenzyme gewisse Lokalisations-Spezifitäten auf und zeigen Differenzen in der Reaktionsfähigkeit mit den Substraten Fruktose-1,6-diphosphat (FDP) und Fruktose-1-phosphat (F1P):

- Aldolase A ist die Hauptform im Skelettmuskel; das Isoenzym reagiert mit FDP 50mal schneller als mit F1P.
- Aldolase B ist die Hauptform in normaler erwachsener Leber und reagiert gleich gut mit FDP wie mit F1P.
- Aldolase C ist charakteristisch für Hirngewebe, wo sie zusammen mit Aldolase A und 3 Hybridformen unter Bildung folgender 5 Isoenzyme vorkommt:

  $A_4$, $A_3C_1$, $A_2C_2$, $A_1C_3$, $C_4$.

  Aldolase C reagiert mit FDP fünf- bis achtmal schneller als mit F1P.

  Die übrigen Gewebe enthalten Aldolase A und Aldolase B in unterschiedlichen Verhältnissen und Kombinationen.

Fetale Leber bildet anstelle von Aldolase B die Aldolase A. Dasselbe erfolgt in Hepatomen progredient mit zunehmender Entdifferenzierung (Schapira u. Hatzfeld 1972). Menschliche Tumorgewebe anderer Lokalisation zeigten jedoch nur zum Teil ein derartiges Verhalten (Kellen u. a. 1980). Die Tumor- und Muskel-Aldolasen erwiesen sich als identisch.

Ein Übergang der Isoenzyme vom Lebertyp zum Fetal- bzw. Muskeltyp ist auch bei einer Reihe anderer Enzyme zu beobachten. Einige Beispiele sind in Tab. 34 zusammengefaßt. Tierexperimentell wurden durch die Untersuchung von Morris-Hepatomen Korrelationen zwischen dem Differenzierungsgrad der Tumoren und der Entwicklung fetaler Isoenzyme gefunden. Dabei wurden folgende grundlegende Feststellungen getroffen:

- Mit zunehmender Entdifferenzierung der Gewebe verschwindet die für erwachsenes normales Lebergewebe typische Enzymform, und es tritt zunehmend ein anderes Isoenzym in Erscheinung, das dem fetalen Leberenzym entspricht und oft mit dem Isoenzym des normalen erwachsenen Skelettmuskels identisch ist.

- Mit der Isoenzymveränderung verbunden ist eine Verminderung der Nahrungs- und Hormonabhängigkeit der Enzymreaktion.
- Einige dieser fetalen Isoenzyme zeigen gegenüber den adulten Formen charakteristische Unterschiede in den MICHAELIS-Konstanten (s. Tab. 34).

Typische Vertreter dieser Gruppe von Enzymen sind in der Glykolyse-Reihe neben der Aldolase die Pyruvat-Kinase und die Hexokinase, die nachfolgend näher charakterisiert werden sollen.

Tabelle 34. Isoenzymveränderungen im Verlauf der Hepato-Karzinogenese

Übergang Lebertyp in Muskeltyp:

Phosphofruktokinase
Fruktose-1,6-diphosphatase
Glykogen-Synthetase
Glutamin-Fruktose-6-phosphat-Amidotransferase

Übergang Lebertyp in Fetaltyp:

Aldolase: Ald B in Ald A (auch Muskeltyp)
Pyruvatkinase: PK-L in PK-K
Carbamylphosphat-Synthetase: CPS-I in CPS-II
DNS-Polymerase: DNS-P-II in DNS-P-I
Hexosaminidase: Hex-A in Hex-B
Glykogen-Phosphorylase: GP-II in GP-III

Übergang von „high-$K_M$"- in „low-$K_M$"-Isoenzyme

Glukokinase-Hexokinase
S-Adenosylmethionin-Synthetase

### 5.1.4. Pyruvat-Kinase (PK)
ATP: Pyruvate phosphotransferase (EC 2.7.1.40)

Das Enzym katalysiert den vorletzten Schritt der Glykolyse-Kette, die Umwandlung von Phosphoenolpyruvat in Pyruvat unter Übertragung der energiereichen Phosphatbindung auf ADP. Über Anzahl und Bezeichnung der PK-Isoenzyme gibt es sehr unterschiedliche Angaben. IBSEN 1977 hat sie in einer Übersichtsarbeit dargestellt und gleichzeitig für die drei nicht interkonvertiblen Formen die Bezeichnung L-, M- und K-Typ gewählt. Diese drei Grundformen zeigen folgende Lokalisations-Charakteristika:

L-Typ: Haupt-Isoenzym in erwachsener Leber, Begleitisoenzym der Nierenrinde und des Dünndarms und wahrscheinlich der Erythrozyten.
M-Typ: Einzige Isoenzymform in Herz- und Skelettmuskel und in Hirngewebe.
K-Typ: Hauptform in normaler erwachsener Niere und Lunge, in allen fetalen Geweben und in Tumorgeweben.

Die Anzahl der durch Elektrophorese trennbaren Isoenzymbanden der PK ergibt sich durch Hybridbildung aus den drei Grundformen.
Im Verlauf der Kanzerogenese verschwindet in Leberzellen der L-Typ und die fetale PK-Form, der K- (kidney-) Typ erscheint. Damit verliert die Zelle gleichzeitig die Nahrungs- und Hormonsteuerung der PK-Aktivität. Das weist auf eine Regulationsfunktion der Isoenzyme im Stoffwechsel hin, die besonders auch in nachfolgendem Beispiel zum Ausdruck kommt.

5.1.5. Hexokinase/Glukokinase (HK/GK)
ATP: D-Hexose-6-phosphotransferase (EC 2.7.1.1)
ATP: D-Glukose-6-phosphotransferase (EC 2.7.1.2)

Hexokinase katalysiert den ersten Schritt der Glykolyse, die Hexose- bzw. Glukosephosphorylierung. Dem Enzym kommt daher eine Schlüsselfunktion in der Regulation des Glukoseabbaus zu. Diese Regulationsfunktion wird u. a. durch verschiedene Isoenzymformen ausgeübt.
Durch Elektrophorese läßt sich die Hexokinase in vier Hauptformen trennen, die mit zunehmender Wanderungsgeschwindigkeit als HK-I, HK-II, HK-III und HK-IV bezeichnet werden. Bei den Isoenzymen HK-I, HK-II und HK-III handelt es sich um die eigentlichen Hexokinasen. Sie haben niedrige MICHAELIS-Konstanten für Glukose ($K_M$ $10^{-4}$—$10^{-6}$ M) und werden daher als „low $K_M$-Hexokinasen" bezeichnet. Sie sind nicht spezifisch für Glukose als Substrat, sondern phosphorylieren verschiedene Hexosen und werden durch Nahrung und Hormone nicht beeinflußt. Von diesen drei Isoenzymen unterscheidet sich deutlich die HK-IV. Sie ist das „high $K_M$-Isoenzym" mit einer MICHAELIS-Konstante für Glukose von $10^{-2}$ M und reagiert nur mit Glukose als Substrat, weshalb sie speziell als Glukokinase bezeichnet wird. Das Enzym kommt hauptsächlich in erwachsener Säugetierleber vor und unterliegt sehr stark der Nahrungs- und Hormonkontrolle. Es ist nicht vorhanden in der fetalen und neonatalen Leberzelle bis zum 16. Tag post partum und erreicht erst ab 22. Tag den Wert der adulten Leberzelle. In Hepatomen wird mit zunehmender Entdifferenzierung eine umgekehrte Entwicklung beobachtet (WEINHOUSE u. a. 1972). Somit herrschen in fetalen und in Tumorgeweben diejenigen Hexokinase-Isoenzyme vor, die auch bei niedrigen Glukose-Konzentrationen eine hohe Wirksamkeit aufweisen, was im Sinne einer gesteigerten Glykolyse aufzufassen ist. Letzteres wird noch begünstigt durch die in Tumorgeweben beobachtete, zum Teil erheblich erhöhte Aktivität der Hexokinasen. Beispielsweise wurden in menschlichen Mamma-Karzinomgeweben 30fach höhere Hexokinase-Aktivitäten gemessen als im entsprechenden Normalgewebe (HILF u. a. 1970). Trotz generell erhöhter HK-Aktivität in Tumorgeweben finden sich keine Berichte über entsprechende Veränderungen im Serum. Das gleiche gilt auch für die Pyruvatkinase und einige Enzyme des Pentosephosphat-Zyklus, die mit der Glykolyse in engem Zusammenhang stehen und nachfolgend kurz charakterisiert werden sollen.

## 5.2. *Enzyme des Pentosephosphat-Zyklus*

Der Pentosephosphat-Zyklus stellt das Bindeglied zwischen Glykolyse und Nukleinsäuresynthese dar. Das Schlüsselenzym zwischen Glykolyse und Pentosephosphat-Zyklus ist die Glukose-6-phosphat-Dehydrogenase (G-6-PDH) = D-Glukose-6-phosphat: NADP-Oxidoreduktase (EC 1.1.1.49).
MIRANDA u. a. 1978 konnten zeigen, daß in Tumorzellen nicht nur die Glykolyseenzyme Hexokinase und Glukose-6-phosphat-Isomerase, sondern auch die Enzyme, die Glukose-6-phosphat in den Pentosephosphatweg leiten, erhöht sind, nämlich die G-6-PDH und die 6-Phosphogluconat-Dehydrogenase (6-PGDH) = 6-Phospho-D-gluconate: NAD(P)-oxidoreductase (EC 1.1.1.44). Dabei wurden gegenüber Normalgeweben folgende Steigerungsraten gemessen:

| | |
|---|---|
| HK | 3fach |
| GPI | 2fach |
| G-6-PDH | 5fach |
| 6-PGDH | 2fach. |

Die Aktivitätszunahme der Enzyme entspricht der Notwendigkeit, während der Zellproliferation einerseits zur Deckung des Energiebedarfs die Glykolyse und andererseits zur Bereitstellung der biosynthetischen Substrate für die Nukleinsäurebildung den Pentosephosphat-Zyklus zu steigern. Dieses Verhalten ist keineswegs tumorspezifisch, sondern wird auch in anderen proliferierenden Zellen beobachtet.
Erhöhte G-6-PDH-Aktivitäten wurden in zahlreichen tierischen und menschlichen Tumorgeweben nachgewiesen. Besonders eingehend wurden menschliche Mamma-Karzinom-Gewebe untersucht. Dabei wurde eine Zunahme der G-6-PDH-Aktivität in der Reihenfolge Normalgewebe — fibrocystische Erkrankung — Fibroadenom — Karzinom festgestellt (Hilf u. a. 1970).
In normalen, präneoplastischen und neoplastischen Mäuse-Mamma-Geweben wurden multiple molekulare Formen der G-6-PDH nachgewiesen (Hilf u. a. 1975). Je nach Zustand des Gewebes wurde mittels Disc-Elektrophorese eine unterschiedliche Isoenzymzusammensetzung gefunden und folgendermaßen charakterisiert:

G-6-PDH-I ist die am schnellsten wandernde Fraktion. Sie stellt den Hauptanteil (bis zu 35%) in präneoplastischen und neoplastischen Mamma-Geweben. Bei graviden Tieren beträgt ihr Anteil unter 15%, bei laktierenden unter 5%.

G-6-PDH-II ist die mittlere Fraktion. Sie ist in allen Mamma-Geweben vorhanden, besonders hoch (bis zu 85%) ist ihr Anteil bei graviden Tieren.

G-6-PDH-III ist die langsam wandernde Fraktion. Sie kommt speziell, mit einem Anteil bis zu 50%, in Mamma-Geweben während der Laktation vor und ist in anderen Zuständen abwesend.

Eine Zunahme der G-6-PDH-I konnte auch in menschlichen Mamma-Karzinom-Geweben nachgewiesen werden (Hilf u. a. 1976). Klinische Bedeutung als Tumor-Marker-Enzym im Serum hat jedoch bisher weder die G-6-PDH noch ihr tumortypisches Isoenzym gewonnen.
Die 6-Phosphogluconat-Dehydrogenase dagegen erlangte eine Zeitlang klinisches Interesse durch die Untersuchungen von Bonham und Gibbs 1962, die eine erhöhte Aktivität dieses Enzyms in Vaginal-Flüssigkeit von Patienten mit Corpus- und Cervix-Karzinomen feststellten und daraus eine Bedeutung für die Diagnostik gynäkologischer Tumoren ableiteten. In der Folgezeit wurde die Problematik sehr intensiv untersucht (Übersicht s. Goldberg 1974). Dabei wurden vor allem die Aktivitäten der 6-PGDH und der Beta-Glukuronidase in Vaginalflüssigkeit bestimmt und ihre Aussagefähigkeit bei Patienten mit Cervix-Karzinomen mit den Resultaten der Cytodiagnostik verglichen. Die Enzymtests erwiesen sich jedoch nicht als brauchbare Alternative zur Cytodiagnostik.
Deshpande u. a. 1981 wiesen nach, daß ein niedriger 6-PGDH- und Phosphofruktokinase-Gehalt bei hoher Alpha-Glycerophosphat-Dehydrogenase-Aktivität in Mamma-Karzinomgeweben mit einer günstigeren Prognose korreliert.

### 5.3. *Enzyme des Nukleinsäurestoffwechsels*

In allen proliferierenden, mithin also nicht nur in Tumorgeweben, ist eine Steigerung der Nukleinsäuresynthesen zu verzeichnen, was sowohl für die DNS- als auch für die RNS-Synthese gilt und eine Aktivitätserhöhung der beteiligten Enzyme mit sich bringt. (Schematische Übersicht s. Abb. 11.) Für eine Reihe dieser Enzyme liegen Angaben über Vorkommen und Isoenzymverteilung in Tumorgeweben vor. Einige sollen kurz vorgestellt und in ihrer Stoffwechsel-Funktion charakterisiert werden.

DNS-Nukleotidyltransferase = DNS-Polymerase (Nucleosidetriphosphate: DNA deoxynucleotidyltransferase, EC 2.7.7.7) ist direkt an der DNS-Synthese beteiligt. In normalen Zellen wird das Enzym nach vollendeter Zellteilung abgebaut und muß für eine erneute DNS-Bindung resynthetisiert werden. In verschiedenen Tumorgeweben wurde eine Störung dieses Abbaus festgestellt, verbunden mit einer erhöhten Enzymaktivität und einer veränderten Isoenzymverteilung gegenüber Normalgeweben. Die hochmolekulare DNS-Polymerase-II (MG 120000) kann in proliferierenden und Tumorzellen auf die 10fache Aktivität ansteigen. Auch die niedermolekulare DNS-Polymerase- ist erhöht, während sie in adulten Normalzellen häufig reprimiert ist.

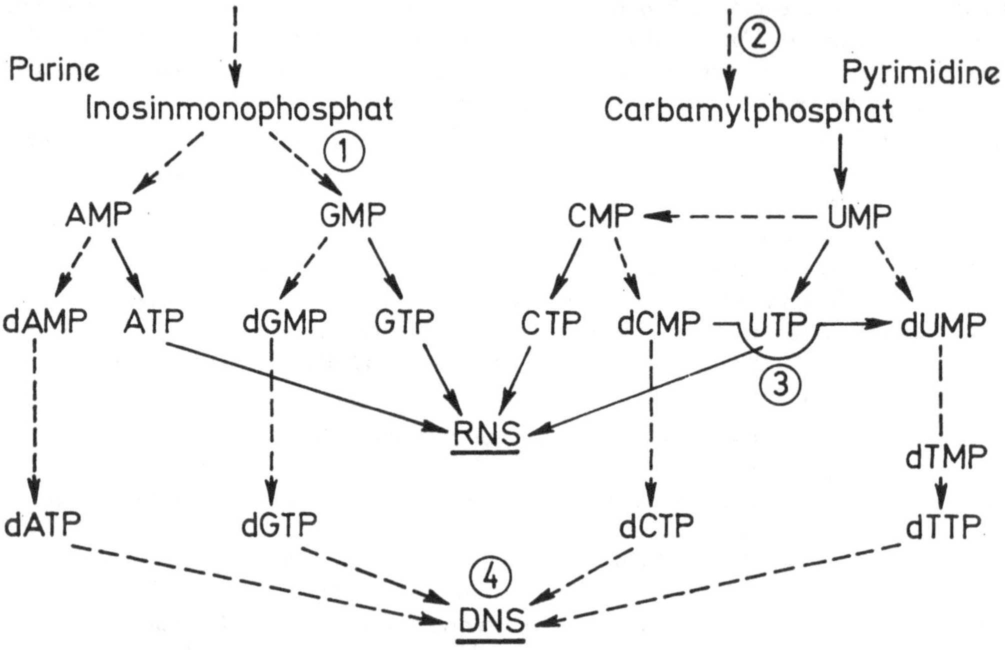


Abb. 11. Schema zum Nukleinsäurestoffwechsel

(1) Inosinmonophosphat-Dehydrogenase
(2) Carbamylphosphat-Synthetase
(3) Deoxycytidylat-Deaminase
(4) DNS-Polymerase

Eine Voraussetzung für die Steigerung der DNS-Synthese ist auch die Bereitstellung der entsprechenden Ausgangssubstanzen, was wiederum eine Zunahme der Aktivitäten der an ihrer Bildung beteiligten Enzyme voraussetzt. Hierzu einige Beispiele:

IMP-Dehydrogenase (IMP:NAD oxidoreductase EC 1.2.1.14) katalysiert die erste Umsetzung des Inosinmonophosphats in Richtung der Guanin-Nukleotid-Synthese. IMP, das Nukleotid des Hypoxanthins, ist das erste Produkt der Purinsynthese und nimmt eine Schlüsselstellung bei der Bildung der Purinnukleotide AMP und GMP ein (s. Abb. 11).
Die Enzymaktivität ist eng mit der Zellproliferation korreliert, in Rattenhepatomen verlief die Steigerung parallel zur Wachstumsrate. Ähnliches wurde auch in regenerierender Leber, Thymus und Milz beobachtet (Jackson u. a. 1975).

Carbamylphosphat-Synthetase (ATP: carbamate phosphotransferase (dephosphorylating) EC 2.7.2.5) katalysiert die Bildung von Carbamylphosphat, das sowohl das Ausgangsprodukt für die Harnstoffbildung als auch für die Pyrimidin-Synthese darstellt. Das Enzym existiert in zwei Isoenzymformen, die in Substratspezifität, Hemmbarkeit und Lokalisation den unterschiedlichen Funktionen Rechnung tragen:

CPS-I bildet Carbamylphosphat aus Ammoniumionen, $CO_2$ und ATP, erfordert N-Azetylglutamat als katalytischen Kofaktor, wird nicht gehemmt durch 6-Diazo-5-oxo-L-norleucin und findet sich vorwiegend in Lebermitochondrien.

CPS-II wirkt auf Glutamin als Substrat, erfordert kein N-Acetylglutamat zur Aktivierung, wird gehemmt durch 6-Diazo-5-oxo-L-norleucin und ist u. a. lokalisiert im Cytoplasma von Skelettmuskel-, Milz-, Hoden-, Herz- und Lungengewebe.

Die Untersuchung der Isoenzyme in verschiedenen tierischen Tumorgeweben sowie in fetaler Rattenleber und hämatopoetischer Milz ergab eine Zunahme der CPS-II in allen Geweben mit gesteigerter Wachstumsrate, während CPS-I unter diesen Bedingungen kaum vorhanden ist (s. Übersicht Criss 1971).

Thymidin-Kinase (ATP: thymidine 5'-phosphotransferase, EC 2.7.1.21) katalysiert die Rephosphorylierung des beim Abbau der DNS freiwerdenden Thymidins. In Tumorgeweben ist die Enzymaktivität erhöht und korreliert mit der Wachstumsrate. Außerdem weisen die Thymidinkinasen maligner Zellen gegenüber denen normaler proliferierender Zellen biochemische Unterschiede auf und zeigen Ähnlichkeiten mit denen in fetalen Zellen.

Deoxycytidylat-Deaminase = deCMP-Deaminase (deCMP aminohydrolase, EC 3.5.4.12) katalysiert die Aminohydrolyse von Deoxycytidinmonophosphat (dCMP) zu Deoxyuridinmonophosphat (dUMP). Letzteres wird durch das Enzym Thymidylat-Synthetase in das für die DNS-Synthese notwendige Deoxythymidinmonophosphat (dTMP) umgewandelt (s. Abb. 11). Die Aktivität des Enzyms in tierischen Zellen steht in direkter Beziehung zur Wachstumsrate. In normalen, nicht proliferierenden Geweben ist der Gehalt gering. Eine Ausnahme bildet die Leber, in der sehr hohe Aktivitäten nachgewiesen wurden. In malignen Tumoren wurden erhebliche Zunahmen des Enzyms beobachtet, was bei benignen Neoplasien nicht der Fall war (Giusti u. a. 1970).

Veränderungen in Tumorgeweben zeigen logischerweise auch Substanzen bzw. die an ihrem Umsatz beteiligten Enzyme, die eine regulatorische Funktion auf die DNS-Synthese und damit auf das Wachstum ausüben. In den letzten Jahren wurde besonders intensiv die Rolle der nuklearen Nicht-Histon-Proteine untersucht (Busch 1979). Diese Substanzen bzw. ihre phosphorylierten Derivate

- stehen in spezifischer Wechselwirkung zur DNS,
- stimulieren ihre in vitro-Transkription und
- reagieren auf Gen-aktivierende Stimuli,

wobei ihre Wirksamkeit von ihrem jeweiligen Phosphorylierungsgrad abhängt. Im Zusammenhang mit einer malignen Transformation wurde sowohl eine gesteigerte Synthese von Nicht-Histon-Proteinen beobachtet als auch ein beträchtlicher Anstieg der Aktivitäten nuklearer Protein-Phosphokinasen bei gleichzeitiger Veränderung ihrer Isoenzymzusammensetzung. Thomson u. a. 1977 fanden in Zellkernen verschiedener experimenteller Tumoren eine zusätzliche, $Mn^{++}$-abhängige Protein-Phosphokinase, die nicht vorhanden war in den Zellkernen normaler, regenerierender und fetaler Leber.

Dem Einsetzen der DNS-Synthese und der nachfolgenden zellulären Proliferation geht ein signifikanter Anstieg der Phosphorylierung der Nicht-Histon-Proteine im Zellkern voraus. Da einige der Kern-Proteinkinasen in ihrer Aktivität abhängig sind von zyklischem AMP bzw. GMP, ist hier eine weitere Möglichkeit zur Regulation gegeben. In normalen Zellen unterliegt der c-AMP-Spiegel zyklischen Veränderungen mit einem Minimum in der Mitosephase. Maligne Zellen wiesen eine permanent verminderte c-AMP-Konzentration auf, und durch Verabfolgung von c-AMP konnte das Wachstum verschiedener Tumoren gehemmt werden. Da c-AMP darüber hinaus noch zahlreiche andere Regulationsfunktionen aufweist und u. a. die Eigenschaften der Zellmembran und die Wirkung von Hormonen beeinflußt, dürften die Zusammenhänge weitaus komplizierter sein und lassen auch in bezug auf den Tumor-Stoffwechsel noch viele Fragen offen. Es ergaben sich auch widersprüchliche Resultate in bezug auf den intrazellulären c-AMP-Gehalt in Tumorgeweben. So wurden in menschlichen Mamma-Karzinomen erhöhte c-AMP-Werte gefunden (MINTON u. a. 1974). Das lenkte die Aufmerksamkeit auf die Bildung und Umsetzung dieser Substanz. SINGER u. a. 1976 untersuchten die in Tumorgeweben häufig erhöhten cAMP und cGMP abbauenden Nukleotid-Phosphodiesterasen. Dabei stellten sie fest, daß maligne und normale menschliche Mamma-Gewebe zwar den gleichen Komplex an Phosphodiesterasen besitzen wie andere Säugetiergewebe, daß Karzinomgewebe aber Unterschiede in der Zusammensetzung der Isoenzyme aufweisen. So wurden höhere Werte des „low-$K_M$-Isoenzyms" der c-AMP-Phosphodiesterase beobachtet, was die relative Kapazität der c-AMP-Hydrolyse steigert. Die höchsten Aktivitäten wurden oft in Geweben mit hoher Malignitätsrate gefunden, so daß ein Zusammenhang mit der biologischen Aggressivität des Tumors vermutet wurde.

Neben der DNS-Synthese ist in Tumorzellen auch die RNS-Synthese gesteigert, was u. a. mit erhöhten Aktivitäten der an der Transkription beteiligten Enzyme, der RNS-Polymerasen, verbunden ist. Außerdem ist für die maligne Entartung charakteristisch das Auftreten neuer m-RNS-Moleküle mit verändertem Informationsgehalt, die z. B. für die Resynthese der fetalen Proteine verantwortlich sind. Auch die posttranskriptionellen Veränderungen der RNS-Moleküle zeigen Unterschiede. Das gilt besonders für die Methylierung der t-RNS, die dadurch in ihrer Konformation stabilisiert und in ihrer Wirkung optimiert wird. In zahlreichen Tumorgeweben wurden erhöhte Aktivitäten der hierfür verantwortlichen Methylasen beobachtet, woraus einerseits eine Hypermethylierung der t-RNS und andererseits eine Veränderung des Verhältnisses der methylierten Basen resultiert. Letzteres ergibt sich aus einer Verschiebung der relativen Aktivitäten verschiedener t-RNS-Methylasen.

Einen regulatorischen Einfluß auf die RNS-Synthese üben die Polyamine (Spermin, Spermidin, Putreszin) aus. Sie werden an anderer Stelle beschrieben (s. S. 109).

Da die meisten Schritte zur Nukleinsäuresynthese in der Zelle strukturgebunden ablaufen, ist kaum zu erwarten, daß die beteiligten Enzyme in der Zirkulation auftauchen und dort nachweisbar sind. Anders verhält es sich mit den Produkten der durch diese Vorgänge stimulierten Proteinsynthese, deren qualitative und quantitative Veränderungen bereits beschrieben wurden. Mit der globalen Steigerung der Proteinsynthese in Tumorgeweben verbunden ist auch eine Verstärkung der Reaktionen, die sekundäre Veränderungen am Proteinmolekül bewirken, z. B. Phosphorylierungen und Glykosylierungen. In diesem Zusammenhang haben vor allem die Glykosyltransferasen an Interesse gewonnen und sollen nachfolgend beschrieben werden.

## 5.4. *Glykosyltransferasen*

In einer Reihe von Arbeiten wurde über erhöhte Aktivitäten von Glykosyltransferasen und Veränderungen in ihrer Isoenzymzusammensetzung im Serum von Patienten mit malignen Tumoren berichtet.

Glykosyltransferasen katalysieren die sequentielle Bindung individueller Monosaccharide an den inkompletten Oligosaccharidanteil von Glykokonjugaten. Sie sind spezifisch hinsichtlich des Nukleotid-Monosaccharids als Donor und des Akzeptor-Moleküls. Je nach Art des Donor-Zuckers unterscheidet man

— Fukosyl-Transferasen, Donor: GDP-Fukose,
— Sialyl-Transferasen, Donor: CMP-N-Azetylneuraminsäure,
— Galaktosyl-Transferasen, Donor: UDP-Galaktose,
— N-Azetylglukosamin-Transferasen, Donor: UDP-N-Azetyl-Glukosamin.

Die Enzyme sind beteiligt an der Synthese von Glykoproteinen und Glykolipiden, die besonders als Bestandteile der Zellmembran und intrazellulärer Membranen auftreten. Änderungen in der Glykoprotein- und Glykolipidzusammensetzung der Zellmembran treten im Gefolge maligner Transformationen auf. Über Aktivitäten und Anteile der einzelnen Glykosyltransferasen in Tumorzellen gibt es unterschiedliche Befunde. Teils wurden erhöhte Aktivitäten nachgewiesen, z. B. in Ovarial-Karzinomen (Chatterjee u. a. 1979) oder in Mamma- und Colon-Karzinomen (Bosmann u. Hall 1974), dagegen fanden Kuhns u. Schoentag 1981 in Extrakten aus verschiedenen soliden Tumoren in den meisten Fällen verminderte Glykosyltransferase-Aktivitäten. Nur in Tumorgeweben mit hohen Wachstumsraten wurde ein erhöhter Enzymgehalt gemessen. Damit ist ein ursächlicher Zusammenhang zu den erhöhten Aktivitäten im Serum von Tumorpatienten nicht in jedem Falle gegeben. Herkunft und Schicksal der zirkulierenden Glykosyltransferasen sind noch weitgehend ungeklärt.
Nachfolgend sollen einige der bisherigen Erfahrungen mit der Bestimmung von Glykosyltransferasen im Serum von Tumorpatienten dargestellt werden.

## Fukosyltransferasen

Je nach Akzeptor-Glykokonjugat unterscheidet man verschiedene Fukosyltransferasen. Von den beiden Hauptformen überträgt die eine Fukose auf die 2'-Stellung eines Galaktoserestes, die andere auf die 3'-Stellung eines N-Azetylglukosaminrestes. Ein drittes Plasmaenzym erfordert einen Akzeptor mit einem endständigen N-Azetylglukosaminrest. Die meisten Untersuchungen beziehen sich auf die beiden ersten Enzyme. Unterschiedliche Angaben verschiedener Autoren sind häufig auf die Verwendung anderer Akzeptor-Substrate zurückzuführen.
Erhöhte Fukosyltransferase-Aktivitäten wurden im Plasma von Patienten mit verschiedenen soliden Tumoren gemessen (C. H. Bauer u. a. 1977). Die Enzymwerte zeigten einen Trend zur Normalisierung unter erfolgreicher Strahlen- oder Chemotherapie sowie nach chirurgischer Tumorentfernung (C. H. Bauer u. a. 1978). Die durch Elektrofukossierung bestimmte Zusammensetzung der Plasma-Fukosyltransferasen bei Patienten mit myeloproliferativen Erkrankungen erlaubte Rückschlüsse auf den jeweiligen Zustand des Knochenmarks und wurde zur Therapiekontrolle empfohlen (Kessel u. a. 1979).

## Sialyltransferasen

Trotz unterschiedlicher Resultate bei der Bestimmung der Sialyltransferase-Aktivität in Tumorgeweben wurden in Seren von Tumorpatienten durchweg in hohem Prozentsatz (80—85%) erhöhte Enzymwerte festgestellt (Ganzinger u. a. 1977). Außerdem zeigte die Serum-Sialyltransferase eine Korrelation zum Krankheitsverlauf bzw. Therapieerfolg (Henderson u. Kessel 1977). Durham u. a. 1979 beschrieben eine einfache

Bestimmungsmethode für das Enzym, wiesen jedoch darauf hin, daß der diagnostische Wert der Galaktosyltransferase durch ihre Unspezifität eingeschränkt wird. Wilhelm u. a. 1980 unterzogen die Bestimmungsmethode einer kritischen Wertung und kamen ebenfalls zu unzureichenden Aussagen hinsichtlich Spezifität und Sensitivität. Eine Möglichkeit zur Verbesserung sehen sie in einer Bearbeitung der multiplen Formen des Enzyms.

Galaktosyltransferasen

Untersuchungen über das Verhalten der Enzymaktivität im Serum wurden besonders intensiv von Chatterjee u. a. 1979 bei Patientinnen mit Ovarial-Karzinomen durchgeführt. Sie fanden auch signifikant höhere Galaktosyltransferase-Aktivitäten in Ovarial-Karzinomgeweben im Vergleich zum entsprechenden Normalgewebe. Die Serumwerte des Enzyms waren erhöht bei den Patienten und zeigten eine Beziehung zur Tumormasse und zum klinischen Status. Die Enzymbestimmung erwies sich auch als geeignet zur Therapie- und Verlaufskontrolle. Die Enzymaktivität normalisierte sich nach erfolgreicher Therapie und bereits 3—7 Monate vor dem Auftreten klinischer Anzeichen soll eine Rezidiverkennung anhand einer Aktivitätszunahme möglich sein.
Podolsky u. Weiser 1975 entdeckten in Seren von Tumorpatienten eine zusätzliche elektrophoretische Bande mit Galaktosyl-Transferase-Aktivität. Sie wurde als GT-II bezeichnet zum Unterschied von der regulären Enzymform GT-I. GT-II wurde in Seren von 43 von 58 Patienten mit verschiedenen Tumoren nachgewiesen und nur bei 2 von 39 Patienten mit nicht malignen Erkrankungen sowie bei keiner der 22 Kontrollpersonen. Dabei gab es keine Beziehung zwischen dem Auftreten der GT-II und der Gesamt-Galaktosyltransferase-Aktivität im Serum.
Nach Isolation und Reinigung der beiden Fraktionen konnte nachgewiesen werden, daß es sich um zwei Isoenzyme handelt, die sich strukturell und kinetisch unterscheiden (Podolsky u. Weiser 1979).

### *5.5. Lysosomale Hydrolasen*

In Tumorgeweben wurden häufig erhöhte Aktivitäten dieser abbauenden Enzymsysteme nachgewiesen. Das gilt besonders für eine Reihe von Glykosidasen, die die hydrolytische Spaltung von Monosacchariden von Glykokonjugaten katalysieren (Chatterjee u. a. 1979). Einige dieser Enzyme treten auch im Serum von Tumorpatienten vermehrt auf. Die meisten Angaben in diesem Zusammenhang liegen vor für die

Hexosaminidase (Beta-2-Acetamido-2-deoxy-D-glucoside acetamidodeoxyglucohydrolase, EC 3.2.1.30). Für das Enzym wurden verschiedene multiple Formen nachgewiesen. Die beiden Hauptformen werden als Hex-A (acidic, IP = 5,0) und Hex-B (basic, IP = 8,1) bezeichnet. In nahezu allen normalen erwachsenen menschlichen Geweben ist Hex-A das vorherrschende Isoenzym. In Tumorgeweben kommt es zu einer Verschiebung in der Isoenzymzusammensetzung, und die Hex-B wird die dominierende Enzymform. Das konnten Brattain u. a. 1977 bei der Untersuchung von normalen und malignen menschlichen Colon-Geweben nachweisen. Zu ähnlichen Resultaten gelangten Okochi u. a. 1979 mit menschlichen Nieren- und Nieren-Karzinomgeweben. Diese Isoenzymverteilung entsprach auch der in der Plazenta. In Seren von Patienten mit verschiedenen soliden Tumoren wurden ebenfalls erhöhte Hexosaminidase-Aktivitäten nachgewiesen mit einer deutlichen Bevorzugung der Hex-B (Lo u. Kritchevsky 1979). Brattain u. a. 1979 fanden eine verstärkte Hexosaminidase-Ausscheidung im

Harn bei Patienten mit Bronchial-Karzinomen, die Korrelationen zur Therapie-Wirksamkeit und zum Krankheitsverlauf zeigte.
Eine weitere, im Serum von Tumorpatienten erhöhte Glykosidase ist die

Alpha-1,4-Glukosidase (Alpha-D-Glucoside glucohydrolase, EC 3.2.1.20). Das Enzym ist normalerweise kaum im Serum nachweisbar. Es zeigte sich jedoch signifikant erhöht im Serum von Patienten mit verschiedenen malignen Tumoren (GAMKLOU u. SCHERSTEN 1973).
Eine Tumorspezifität ist jedoch im Verhalten der Glykosidasen nicht zu erkennen. Es wird vielmehr angenommen, daß die Zunahme lysosomaler Hydrolasen ein allgemeiner Ausdruck der erhöhten metabolischen Aktivität proliferierender Gewebe ist. Das gilt auch für ein Enzym, das ebenfalls in diesem Zusammenhang von Interesse ist, die

Arylsulfatase (Aryl-sulphate sulphohydrolase, EC 3.1.6.1). Das Enzym katalysiert die Hydrolyse phenolischer Sulfatester unter Bildung von Phenolverbindungen und Sulfationen. Im menschlichen Organismus treten zwei Haupttypen auf, die sich in ihren physikalischen und kinetischen Eigenschaften unterscheiden:

Typ I: Arylsulfatase C; sie ist unlöslich und damit in Körperflüssigkeiten nicht vorhanden. Das Enzym ist hauptsächlich lokalisiert in Zell-Mikrosomen und zeigt eine hohe Aktivität gegenüber synthetischen Substraten wie p-Nitrophenyl-, Azetylphenyl- und Phenylsulfaten.

Typ II: Arylsulfatease A und B. Diese Enzymformen sind löslich und intrazellulär in den lysosomalen Komponenten lokalisiert. Sie reagieren hoch aktiv mit dem chromogenen Substrat p-Nitrokatecholsulfat. Das physiologische Substrat für AS-A ist Cerebrosid-Sulfat, für AS-B UDP-N-Azetylgalaktosamin-4-sulfat.

Die Typ-II-Arylsulfatasen sind Glykoproteine, das Typ-I-Enzym ist ein Lipoprotein.
Die Pathobiochemie dieser Enzyme bezieht sich auf metabolische, entzündliche und maligne Erkrankungen (Übersicht s. FAROOQUI u. MANDEL 1977). Bei Tumorerkrankungen wurden sowohl erhöhte Aktivitäten im Serum wie im Harn gefunden (BOSTICK u. a. 1978).
Im Zusammenhang mit Blasen-Karzinomen wird den Arylsulfatasen eine pathogene Rolle zugeschrieben. Es wird die Möglichkeit der Freisetzung kanzerogener Substanzen durch Sulfatabspaltung aus ihren entgifteten Formen angenommen. Vor allem o-Aminophenole aus dem Tryptophanstoffwechsel werden als kausale Faktoren diskutiert. Bei Störungen des Tryptophanstoffwechsels wurde eine hohe Inzidenz von Harnblasen-Tumoren beobachtet. Die Bestimmung der Arylsulfatasen zusammen mit Tryptophanmetaboliten im Harn wurde als screening-Test auf Blasen-Karzinome empfohlen (POSEY u. MORGAN 1977).

### 5.6. *Serumenzyme mit ungeklärter bzw. indirekter Tumorbeziehung*

Verschiedene Enzyme zeigen im Zusammenhang mit Tumorerkrankungen Veränderungen ihrer Aktivitäten im Serum, ohne daß eine eindeutige pathobiochemische Erklärung hierfür abgeleitet werden kann. Einige der im wesentlichen empirischen Befunde sollen hier Erwähnung finden. Desgleichen sollen Enzyme beschrieben werden, die nur als tumorassoziierte Substanzen aufzufassen sind, da sie tumorbedingt aus normalen Zellen in die Zirkulation gelangen. Hierzu gehören vor allem die cholestasespezifischen Leberenzyme alkalische Phosphatase, Gamma-Glutamyltranspeptidase und 5'-Nukleotidase, die u. a. bei einer Lebermetastasierung im Serum ansteigen können.

### 5.6.1. Ribonuklease (RNase)

Untersuchungen über die Ribonuklease-Aktivität im Serum bei Patienten mit malignen Erkrankungen wurden bereits 1955 beschrieben, ergaben jedoch widersprüchliche Resultate. CHRETIEN u. a. 1973 griffen das Problem erneut auf und korrelierten die Plasma-RNase-Aktivität bei Krebspatienten mit der Tumorhistologie. Dabei fanden sie erhöhte Werte nur bei Patienten mit Adenokarzinomen und Plattenepithelkarzinomen, nicht dagegen bei Melanomen und Sarkomen. Teils wurden die abweichenden Befunde auch auf die unterschiedliche Reaktivität der Serum-Ribonukleasen mit nativer RNS (Hefe-RNS) zurückgeführt. DRAKE u. a. 1975 versuchten daher durch Einführung synthetischer Polyribonukleotide als Substrate die Untersuchung reproduzierbarer und spezifischer zu gestalten. Sie stellten fest, daß besonders bei Verwendung von Polycytidylsäure als Substrat bevorzugt erhöhte RNase-Aktivitäten bei Tumorpatienten gemessen wurden, z. B.

— bei Patienten mit Morbus HODGKIN in 73% der Fälle,
— mit nicht-HODGKIN-Lymphomen in 67%,
— mit akuter nicht lymphatischer Leukämie in 67%,
— mit Hirntumoren in 46%.

Der Aktivitätsanstieg der RNase im Serum kann vermutlich verschiedene Ursachen haben. Die Bestimmung des Enzyms bei Patientinnen mit Ovarial-Karzinomen ergab hohe Positivitätsraten bei den malignen Erkrankungen im Gegensatz zu Gesunden oder bei benignen gynäkologischen Tumoren. Da die Serum-Enzymaktivität mit dem Therapieerfolg korrelierte, wurde ein direkter Zusammenhang zwischen RNase und Tumor angenommen (SHEID u. a. 1977).

Nach REDDI 1978 wird eine RNase im Pankreas gebildet, an die Zirkulation abgegeben und im Harn ausgeschieden. Das Pankreas-, das Serum- und das Harnenzym stimmen in ihren biophysikalischen Eigenschaften überein. Bei Niereninsuffizienz steigt das Serumenzym an infolge mangelnder Ausscheidung und kann sogar als Indikator für die Nierenfunktion gewertet werden. Bei der Beurteilung erhöhter RNase-Werte im Serum, die auch bei Patienten mit Pankreas- und urologischen Karzinomen beobachtet wurden, ist daher stets auch die Nierenfunktion zu berücksichtigen. Auch bei anderen nicht malignen Erkrankungen ist die Serum-RNase erhöht, z. B. bei Leberzirrhose und bei Infektionen. KOTTEL u. a. 1978 fanden das Enzym vermehrt bei 68% Karzinompatienten, 24% mit benignen Tumoren und bei 38% normalen Rauchern. Diese Unspezifität schränkt den Wert der RNase als Tumor-Marker-Enzym erheblich ein.

Während in diesen Fällen die Gesamt-RNase-Aktivität im Serum im neutralen $p_H$-Bereich erfaßt wurde, bestimmten AKAGI u. a. 1978 eine saure RNase bei einem $p_H$-Optimum von 6,5 und eine alkalische bei $p_H$ 8,5. Sie fanden, daß normale Leukozyten nur die saure RNase enthalten. Diese ist dem entsprechenden Enzym des normalen Serums zwar sehr ähnlich, aber nicht mit ihm identisch, was eine Herkunft des Serumenzyms aus Leukozyten unwahrscheinlich macht. In leukämischen Leukozyten wurde eine weitere Variante der sauren RNase gefunden, und es konnte nachgewiesen werden, daß der Anstieg der Aktivität der sauren RNase in leukämischen Seren auf die Freisetzung des Enzyms aus leukämischen Leukozyten zurückzuführen ist. Das Verhältnis der sauren zur alkalischen Ribonuklease zeigte sich vom Wert für die Therapiekontrolle von Patienten mit myeloischer Leukämie.

Der von verschiedenen Autoren angestrebte Nachweis tumortypischer Isoenzyme der RNase verlief bisher negativ.

5.6.2. Thymidin-Phosphorylase (TdP)
Deoxythymidine:orthophosphate deoxyribosyltransferase, EC 2.4.2.4

Das Enzym katalysiert die reversible Reaktion

$$\text{Thymidin} + \text{P} \rightleftharpoons \text{Thymin} + \text{2-Deoxy-alpha-D-ribose-1-phosphat}$$

Die physiologische Bedeutung dieser Umsetzung ist noch nicht ganz geklärt. Einerseits wird angenommen, daß sie eine Rolle spielen könnte bei der Umsetzung der Pyrimidin-Nukleotide für die Nukleinsäuresynthese in proliferierenden Geweben, andererseits wird ihr eine mehr katabole Funktion in vivo zugeschrieben.
Thymidin-Phosphorylasen wurden in zahlreichen normalen und neoplastischen tierischen und menschlichen Geweben nachgewiesen. Mit Hilfe eines Mikroassays, basierend auf der Umsetzung von [$^3$H] Thymidin zu [$^3$H] Thymin gelang die Bestimmung auch im Serum (Pauly u. a. 1977). Die Untersuchung ergab in 42% Seren von Karzinompatienten höhere Aktivitäten als bei Gesunden. Zur Einschätzung der klinischen Wertigkeit sind jedoch weitere und umfangreichere Untersuchungen erforderlich.

5.6.3. Adenosin-Desaminase (AD)
Adenosine aminohydrolase, EC 3.5.4.4

Das Enzym katalysiert eine Stufe des ATP-Abbaus, und zwar die Reaktion

$$\text{Adenosin} + H_2O \rightarrow \text{Inosin} + NH_3.$$

In Seren von Patienten mit einer Reihe maligner und entzündlicher Erkrankungen wurden erhöhte Aktivitäten gemessen.
Elektrophoretisch und chromatographisch ließen sich Isoenzyme der Adenosin-Desaminase trennen. Bemühungen, ein in Bronchial-Karzinom-Geweben verstärkt auftretendes AD-Isoenzym auch im Serum von Patienten mit Bronchial-Karzinomen nachzuweisen, verliefen bisher unbefriedigend (Nishihara u. a. 1970). Inzwischen wurde eine radioimmunologische Bestimmungsmethode beschrieben (Daddona u. a. 1979), die eine empfindliche Quantifizierung der Adenosin-Desaminase im Serum ermöglicht, als Grundlage für systematische Untersuchungen zur Abklärung der klinischen Wertigkeit.

5.6.4. Glyoxalase
S-Lactoyl-glutathione methylglyoxal-lyase (isomerizing), EC 4.4.1.5

Glyoxalase ist ein Enzym des Aminoacetonzyklus, über den die Aminosäuren Glycin und Threonin zu $CO_2$ und $NH_3$ abgebaut werden. Es katalysiert die Glutathion-abhängige Umsetzung von Methylglyoxal zu D-Laktat. Das Enzymsystem ist in tierischen und pflanzlichen Zellen weit verbreitet, seine Bedeutung in vivo ist jedoch noch nicht restlos geklärt. Unter anderem wird dem Glyoxalase-System eine Rolle bei der Regulation des Zellwachstums zugeschrieben (Egyud u. Szent-Györgyi 1965). Hiernach soll die Proliferation der Tumorzelle durch einen Mangel an Aldoketon bedingt sein, da Methylglyoxal in Tumorzellen nicht nachweisbar ist, wohl aber hohe Glyoxalase-Aktivitäten. Diese Hypothese ist sehr umstritten, was jedoch nichts an der Tatsache ändert, daß allgemein proliferierende Gewebe extrem hohe Glyoxalase-Aktivitäten enthalten. Sie gelangen unter entsprechenden Bedingungen in die Zirkulation, so daß auch bei Tumorpatienten erhöhte Aktivitäten im Serum gefunden werden, die von der jeweiligen Aktivität des Tumors abhängen. Im Verlauf der Strahlenbehandlung verschiedener Tumoren wurde eine gute Korrelation der Glyoxalase-Aktivität im Serum mit der Strahlensensitivität des Tumors nachgewiesen (NYANDIEKA 1978). Eine ähnliche Abhängigkeit zwischen Strahlenwirksamkeit und Enzymaktivität im Serum war von KÄRCHER 1968 vor allem mit der Malatdehydrogenase (MDH) gefunden worden.

### 5.6.5. Aryl-Hydrocarbon-Hydroxylase (AHH)

Aryl-Hydrocarbon-Hydroxylase ist ein mikrosomales Enzym, das den ersten Schritt im Abbau polycyklischer Kohlenwasserstoffe katalysiert, wobei kanzerogene Zwischenprodukte auftreten können. Das Enzym wird durch aromatische polycyklische Kohlenwasserstoffe induziert und ist in Lymphocyten bzw. Lymphoblasten nachweisbar. Es wurde vor allem ein möglicher Zusammenhang zwischen der Induzierbarkeit der AHH und dem Auftreten von Bronchialkarzinomen bei Rauchern untersucht und diskutiert und durch folgende Befunde gestützt:

- Die AHH-Aktivität in Lungen-Alveolar-Makrophagen ist bei Zigaretten-Rauchern höher als bei Nichtrauchern (CANTRELL u. a. 1973).
- Nach Induktion waren die AHH-Aktivitäten in Lymphoblasten von Patienten mit Bronchial-Karzinomen höher als bei Gesunden, und das Durchschnittsalter bei Diagnosestellung war im Falle hoher AHH-Aktivitäten niedriger (GAHMBERG u. a. 1979).

WARD u. a. 1978 fanden dagegen keine Unterschiede in der AHH-Induzierbarkeit in Lymphozyten-Kulturen von Patienten mit Bronchial-Karzinomen gegenüber Gesunden.

### 5.6.6. Alkalische Phosphatase (AP)
Orthophosphoric monoester phosphohydrolase, EC 3.1.3.1

Die alkalische Phosphatase war eines der ersten Serumenzyme, die für klinisch-diagnostische Zwecke genutzt wurden, und kaum ein anderes hat diesbezüglich eine so umfangreiche Bearbeitung erfahren. Aus der Fülle an Informationen sollen nur die für unser Anliegen wesentlichen hier dargelegt werden.
Die AP kommt in verschiedenen, ausgeprochen gewebstypischen Isoenzymen vor (Übersicht s. FISHMAN u. GHOSH 1967). Strukturell sind es Glykoproteine mit terminaler Sialinsäure, die sich in ihren Molgewichten unterscheiden. Wahrscheinlich handelt es sich um Polymere einer Untereinheit, etwa mit dem Molgewicht 70000 D. Der Hauptanteil der zellulären AP-Aktivität ist in der Plasma-Membran lokalisiert, ein geringerer Anteil findet sich im Kern und im Golgi-Apparat. Hieraus wird abgeleitet, daß das Enzym funktioneller Bestandteil der Zellmembran ist, wobei über die Art der Funktion jedoch nichts bekannt ist.
Die AP kommt in Form einer jeweils gewebstypischen molekularen Variante vor in Leber, Knochen, Dünndarm und Plazenta. Das Leber-Isoenzym bildet den Hauptanteil der normalen Serum-AP-Aktivität. In der Leber ist das Enzym wie die Gamma-Glutamyltranspeptidase (GGT) und die 5'-Nukleotidase lokalisiert in der Membran der Gallekanälchen und gelangt bei einer Stauung verstärkt in die Zirkulation. Metastasen als „raumfordernde Prozesse“ können ebenfalls zu einer Stauung und damit zu einem Anstieg der Leber-AP (und der anderen Cholestase-Enzyme) im Serum führen. Damit nimmt das Enzym den Charakter eines Tumor-assoziierten Parameters an. Das gleiche gilt für das Isoenzym der AP aus Knochengewebe, das in den Osteoblasten lokalisiert ist. Bei pathologischen Knochenprozessen mit erhöhter Osteoblastentätigkeit kommt es zu einem Aktivitätsanstieg im Serum. Dieser ist besonders ausgeprägt bei Patienten mit Knochensarkomen und kann auch im Gefolge einer Knochenmetastasierung auftreten.

Damit macht es sich häufig notwendig, zur Spezifizierung der klinischen Aussage die Herkunft der jeweils erhöhten Serum-AP zu ermitteln. Es sind daher, speziell für die Differenzierung zwischen Leber- und Knochen-AP, eine Reihe von Möglichkeiten erarbeitet und beschrieben worden:

1. Gleichzeitige Bestimmung der Gesamt-AP-Aktivität und eines „lebertypischen" Enzyms, z. B. der 5'-Nukleotidase, und Differenzierung anhand des parallelen bzw. nicht parallelen Verhaltens.
2. Differenzierung auf Grund unterschiedlicher biochemischer Eigenschaften, z. B. der Hitzestabilität, der Harnstoffinaktivierung oder dem Verhalten gegenüber Inhibitoren (s. hierzu Tab. 35). Da sich die einzelnen Isoenzyme hierbei jedoch meist nur graduell unterscheiden, ist mit diesen Methoden keine absolute Differenzierung möglich.
3. Differenzierung der einzelnen Isoenzyme durch elektrophoretische Trennung, wobei sich am besten die Disc-Elektrophorese in Polyacrylamidgel eignet. Hierdurch erhält man eine komplette Übersicht über die jeweils vorhandenen Isoenzymfraktionen, jedoch keine exakten quantitativen Aussagen (s. Abb. 6 S. 51).

Tabelle 35. Biochemische Eigenschaften der Isoenzyme der alkalischen Phosphatase

| Isoenzym | Hitzeinakt. 56 °C 5—10 Min. % | Inhibitoren | Harnstoff über 0,5 M Reihenfolge d. Hemmung |
|---|---|---|---|
| Leber-AP | 50—70 | L-Homoarginin<br>Imidazol<br>Levamisol | 1. |
| Knochen-AP | 90—100 | L-Homoarginin<br>Imidazol<br>Levamisol | 1. |
| Dünndarm-AP | 50—60 | L-Phenylalanin | 2. |
| Plazenta-AP | 0 | L-Tryptophan<br>L-Leucin | 3. |

Das Auftreten der Dünndarm-AP im Serum wird häufig mit dem AB0-Sekretorstatus in Zusammenhang gebracht. Mitunter ist sie auch zu beobachten im Zusammenhang mit einer gestörten Leberfunktion, was als Folge ihres verminderten Abbaus in der Leber angesehen wird.
Die Plazenta-AP verursacht den während der Schwangerschaft auftretenden Anstieg der AP-Aktivität im Serum. Das Isoenzym läßt sich unschwer auf Grund seiner ausgesprochenen Hitzestabilität von den anderen Formen abgrenzen. Analog zur Bildung onkoplazentaler Proteine ist in Tumorgeweben die Synthese plazentaler Isoenzyme zu beobachten, als deren typische Vertreter die Plazenta-ähnlichen alkalischen Phosphatasen gelten können, die an anderer Stelle bereits beschrieben wurden (s. S. 47).
Auch für die Bildung spezieller (ektoper?) Isoenzyme in Tumorgeweben gibt es Hinweise und Beispiele bei den alkalischen Phosphatasen. So wurde bei Patienten mit Pankreas-Karzinomen in der Zelluloseazetatfolien-Elektrophorese eine besonders langsam wandernde Bande mit AP-Aktivität gefunden, die bei 13 von 15 Patienten mit Pankreas-Karzinomen und einem Patienten mit Hämochromatose auftrat und nicht

nachweisbar war bei 50 Patienten mit anderen malignen und benignen Erkrankungen. Das Isoenzym erwies sich als hitzelabiler als die Leber-AP, zeigte aber ein analoges Verhalten gegenüber Inhibitoren (Mo Cha u. a. 1975). Ein weiteres Isoenzym der AP wurde vorwiegend im Serum von Patienten mit lymphoproliferativen Erkrankungen nachgewiesen. Es zeichnet sich aus durch seine Unfähigkeit, Cysteamin-S-phosphat zu hydrolysieren und ist auf diese Weise bestimmbar. Das Isoenzym wurde als N-Phosphatase bezeichnet. Die Befunde konnten jedoch von anderen Autoren nicht bestätigt werden (Dulis u. Wilson 1978).

Kahan u. a. 1981 fanden im Serum von Krebspatienten im Gegensatz zu benigne Erkrankten und normalen Kontrollen hohe Aktivitäten eines Homoarginin-sensitiven Isoenzyms der AP mit hoher elektrophoretischer Wanderungsgeschwindigkeit, das sie als FHAP (fast homoarginin-sensitive alkaline phosphatase) bezeichneten.

Somit ist festzustellen, daß unter den Isoenzymen der alkalischen Phosphatase sowohl „tumor-associated“ als auch „tumor-derived products“ zu finden sind.

### 5.6.7. Gamma-Glutamyltranspeptidase (GGT)

GGT katalysiert die Übertragung von Gamma-Glutamylgruppen von Gamma-Glutamyl-Peptid-Donoren auf zahlreiche Aminosäuren und Peptid-Akzeptoren. Es wird angenommen, daß das Enzym eine Rolle spielt beim Transport von Aminosäuren über den Gamma-Glutamylzyklus.

GGT ist in Säugetiergeweben weit verbreitet. In menschlichen Geweben ist die höchste Aktivität in Nieren enthalten, es folgen Leber, Pankreas und Prostata.

In der Leber ist das Enzym wie die alkalische Phosphatase in der Membran der Gallekanälchen lokalisiert. Bei Cholestasen reagiert es empfindlicher mit einem Übergang in die Zirkulation als die AP. Bei Patienten mit Lebermetastasen findet man daher häufig früher eine Zunahme der GGT-Aktivität mit höheren Werten im Vergleich zur AP im Serum (Kim u. a. 1977). Allerdings ist der Wert der Untersuchung zur Erkennung von Lebermetastasen eingeschränkt durch die Unspezifität des Enzyms, das ebenso empfindlich auf Cholestasen benigner Genese und auf toxisch bedingte Hepatosen, z. B. bei Alkoholabusus, reagiert.

Fetale Leber enthält 30- bis 100mal höhere GGT-Aktivitäten als erwachsene Leber und analog dem Verhalten des AFP steigt die GGT-Aktivität in hepatozellulären Karzinomen. In Seren von Patienten mit primären Leberzell-Karzinomen wurde mittels Disc-Elektrophorese in Polyacrylamidgel eine GGT-Isoenzymbande nachgewiesen, die in Seren von Gesunden und Patienten mit hepatobiliären Erkrankungen nicht auftrat. Sie war allerdings nur bei 35% der Hepatompatienten und nicht bei Lebermetastasen nachweisbar (Sawabu u. a. 1978).

Trotz sehr hoher Aktivität in Nierengewebe ist die GGT im allgemeinen im Serum von Patienten mit Nierenerkrankungen nicht erhöht. In Nieren-Karzinom-Geweben sowie im Harn von Patienten mit Nieren-Karzinomen wurden verminderte GGT-Aktivitäten gefunden. Nach Auftrennung der GGT aus Nieren-Karzinomen mittels Disc-Elektrophorese konnte eine GGT-Isoenzymform nachgewiesen werden, die in normalem Nierengewebe nicht vorkommt. Das Isoenzym fand sich in 50% der untersuchten Karzinomgewebe, war jedoch bisher nicht im Serum oder Harn erkennbar. Es ist auch noch nicht sicher, ob es sich um eine für Nierenkarzinome spezifische Isoenzymform handelt (Hada u. a. 1978).

### 5.6.8. 5'-Nukleotidase (5'N)
Ribonukleotide phosphohydrolase, EC 3.1.3.5

5'-Nukleotidase katalysiert die Phosphatabspaltung von Ribonukleotiden (AMP, GMP, CMP, UMP). Das Enzym ist vorwiegend in der Plasma-Membran zahlreicher Zellen lokalisiert. In der Leber verhält es sich in Lokalisation und Pathobiochemie wie die Leber-AP und die GGT. Dem Serum-Enzym wurde daher vor allem im Zusammenhang mit dei Erkennung von Lebermetastasen einige Aufmerksamkeit gewidmet. Beim Vergleich der Spezifität und Sensitivität der Aussagefähigkeit der Enzymbestimmung mit denen der AP und der GGT ergab sich folgendes:

— 5'-Nukleotidase reagiert in bezug auf den Zeitpunkt des Anstieges im Serum bei Patienten mit Lebermetastasen ebenso empfindlich wie die GGT, erreicht aber nicht das gleiche Ausmaß des Anstiegs und reagiert nicht auf toxische Leberschäden (Korsten u. a. 1974).
— Beim Vergleich mit der AP, der GGT und der Glutamat-Dehydrogenase (GDH) zeigte das Enzym die beste Spezifität für die Diagnostik von Lebermetastasen mit dem niedrigsten Anteil falsch positiver Werte und dem höchsten „predictive value". Es war jedoch mit 35% falsch negativen Werten das unempfindlichste von allen untersuchten Enzymen (s. Tab. 36).

Tabelle 36. Vergleich der Wertigkeit der AP, GGT, 5'N und GDH für die Diagnostik von Lebermetastasen (nach Kim u. a. 1977)

| | AP<br>% | GGT<br>% | 5'N<br>% | GDH<br>% |
|---|---|---|---|---|
| Übereinstimmung | 71,3 | 71,4 | 81,3 | 67,4 |
| Falsch negative | 22,5 | 2,8 | 35,1 | 29,7 |
| Falsch positive | 33,3 | 45,5 | 7,4 | 34,5 |
| „predictive value" | 63,3 | 58,3 | 85,7 | 57,8 |

Die GDH schneidet in bezug auf die Erkennung von Lebermetastasen am schlechtesten ab, und die alkalische Phosphatase ist nicht viel besser. Am günstigsten wäre eine Kombination zwischen der Spezifität der 5'-Nukleotidase und der Empfindlichkeit der Gamma-Glutamyltranspeptidase. Bei gleichzeitiger Bestimmung beider Enzyme wurde 91,4% Übereinstimmung erzielt, was sich jedoch nur auf 67% der Patienten mit Lebermetastasen bezog.

## 5.7. *Enzyme mit tumortypischen Isoenzymen*

In diesem Kapitel sollen einige Enzyme vorgestellt werden, deren klinische Bedeutung füı maligne Erkrankungen sich vorwiegend aus dem tumortypischen Charakter einzelner Isoenzymformen herleitet. Dabei kann es sich teils um gewebstypische Isoenzyme handeln, die bei bestimmten Tumorlokalisationen verstärkt in Erscheinung treten, wie die saure Prostata-Phosphatase oder das Kreatinphosphokinase-Isoenzym BB, teils um ektop von der Tumorzelle produzierte Isoenzyme, wie sie bereits bei einigen Enzymen beschrieben wurden und in Tab. 37 zusammengefaßt sind. Strenggenommen gehören hierher auch die onkoplazentalen Formen, von denen die alkalischen Plazenta-Phosphatasen bereits vorgestellt wurden und die hier noch durch die Histaminase und das

Shiba-Isoenzym der Arylamidase ergänzt werden sollen. Bei aller notwendigen Systematik ist jedoch zu berücksichtigen, daß es sich bei der Einteilung der einzelnen Enzyme nur um eine lockere Zuordnung handeln kann, die der Vielfalt der einzelnen Kriterien nie voll gerecht wird.

Tabelle 37. Tumortypische Isoenzyme

| Isoenzym | nachgewiesen in |
|---|---|
| Galaktosyltransferase II | Serum v. Krebspatienten |
| Adenosin-Desaminase-Isoenzym | Bronchial-Ca |
| Alk. Phosphatasen: Pankreas-AP | Pankreas-Ca |
| N-Phosphatase | Lymphoproliferative Erkrankungen |
| Gamma-Glutamyltranspeptidase-Isoenzym | Nieren-Ca |
| Saure Prostata-Phosphatase | Prostata-Ca |
| Kreatinphosphokinase-BB | Prostata-Adeno-Ca<br>Bronchial-Ca |
| Leucinaminopeptidase Y | Serum v. Krebspatienten |
| Amylase Y | Bronchial-Ca<br>Ovarial-Ca |
| Tyrosinase 4 | maligne Melanome |
| 5'-Nukleotidphosphodiesterase V | prim. Leberzell-Ca |
| onkoplazentale: | |
| Laktatdehydrogenase Z | Chorionkarzinome |
| Hexosaminidase B | Tumorgewebe/Seren |
| Plazenta-Phosphatasen (Regan, Non-Regan, Kasahara, Nagao) | Tumorgewebe/Seren |
| Histaminase | Bronchial-, Uterus-, med. Schilddrüsen-Ca |
| Shiba-Arylamidase | Nieren-Ca |

### 5.7.1. Saure Phosphatase (SP)
Orthophosphoric monoester phosphohydrolase, EC 3.1.3.2

Saure Phosphatasen kommen in fast allen menschlichen Geweben vor, vor allem aber in der Prostata, in Knochen, Nieren und Leber sowie in Blutzellen. Die Prostata besitzt eine etwa 1000mal höhere Aktivität an sauren Phosphatasen als die übrigen Gewebe, die sich bei Malignisierung noch erhöht. Bei Patienten mit Prostata-Karzinomen. besonders mit metastasierenden, kann es daher zu einem eklatanten Anstieg der SP, Aktivität im Serum kommen, wie er bereits von Gutman u. Gutman 1938 beobachteworden war. Trotz der enormen Konzentrationsdifferenzen der SP in Prostata gegent über anderen Geweben ist das Enzym im normalen Serum gewöhnlich nicht enthalten-Die zirkulierende SP setzt sich aus sauren Phosphatasen anderer Herkunft zusammen und stammt vor allem aus Blutzellen. Bei der sauren Phosphatase sind ähnlich wie bei der alkalischen gewebstypische Isoenzyme zu unterscheiden, die auf Grund verschiedener Eigenschaften differenziert werden können und damit Rückschlüsse auf die

Tabelle 38. Hemmung der sauren Phosphatasen verschiedener Gewebe durch L(+)-Tartrat (nach Reif u. a. 1973)

| Herkunftsorgan | % Hemmung |
|---|---|
| Prostata | 93 |
| Knochen | 70 |
| Lunge | 53 |
| Leber | 17 |
| Lymphknoten | 11 |
| Erythrozyten, Thrombozyten | 5 |

Ursachen pathologischer Anstiege in der Zirkulation zulassen. Die einzelnen Isoenzyme lassen sich folgendermaßen charakterisieren:

1. SP aus Prostatagewebe

Das Enzym wird im Vergleich zu anderen sauren Phosphatasen am stärksten durch L(+)-Tartrat gehemmt (s. Tab. 38). Es ist sehr thermolabil, bereits Temperaturen knapp über 37 °C genügen zur Inaktivierung. Bei Patienten mit Prostata-Karzinomen kommt es zu einem Anstieg der Tartrat-labilen SP-Aktivität im Serum, wobei unterschiedliche Trefferquoten angegeben werden:

24—40% bei lokalem Karzinom,
47—84% bei metastasierendem Karzinom (Reif u. a. 1973).

Die erhöhte Serum-SP bei Prostata-Karzinomen normalisiert sich nach Behandlung mit Stilböstrol.
Während sich nach Disc-elektrophoretischer Trennung keine tumorcharakteristischen Enzymfraktionen nachweisen ließen, ergab die isoelektrische Fokussierung von Extrakten aus maligner Prostata 8 multiple Formen mit pI-Werten von 4,4—5,3, die auch in Seren von Patienten mit Prostata-Karzinomen gefunden wurden und sich von denen der SP anderer Herkunft unterschieden (Ladenson u. a. 1978).

2. SP aus Knochengewebe

Die SP-Aktivität ist im Knochengewebe in den Osteoklasten lokalisiert. Das Isoenzym wird weder durch Tartrat noch durch Formaldehyd gehemmt. Skelettmetastasen oder nicht maligne Knochenerkrankungen (M. Paget, M. Recklinghausen) können erhöhte Aktivitäten der Knochen-SP im Serum verursachen.

3. SP aus Lebergewebe

Die SP ist in der Leber in den Lysosomen lokalisiert und gelangt nur bei schwerer Leberschädigung in die Zirkulation. Sie verhält sich gegenüber Tartrat und Formaldehyd wie die Knochen-SP und ist daher mit Hilfe dieser Inhibitoren nicht von ihr abzugrenzen.

4. SP aus Blutzellen

Thrombozyten und Erythrozyten enthalten erhebliche Mengen saure Phosphatasen. Durch die Blutgerinnung wird SP aus Thrombozyten freigesetzt und kann einen beträchtlichen Teil der SP-Aktivität im normalen Serum ausmachen. Die Thrombozytenphosphatase wird durch Formaldehyd gehemmt und bevorzugt Alpha-Glyzerophosphat als Substrat. Bei pathologischen Zuständen, die mit einem akuten Zerfall von Thrombozyten einhergehen, ist die SP-Aktivität im Serum erhöht. Das gleiche gilt für hämolytische Syndrome, wobei die Erythrozytenphosphatase ebenfalls durch Formaldehyd hemmbar ist.

5. SP bei Morbus GAUCHER

   Die erhöhten SP-Aktivitäten im Serum bei Patienten mit dieser Erkrankung rühren von einer besonderen SP-Isoenzymform her, die vermutlich in der Milz gebildet wird und ebenfalls formaldehyd- und tartratstabil ist.

Im Zusammenhang mit Tumorerkrankungen ist die SP in erster Linie von Interesse für die Diagnose und Verlaufskontrolle von Prostata-Karzinomen. Zur spezifischen Erfassung des Prostata-Isoenzyms bedient man sich zunehmend anstelle der spektrophotometrischen Messung der tartrathemmbaren Enzymaktivität der empfindlicheren Immunoassays, die auch bereits kommerziell erhältlich sind (BRODY u. a. 1981). Die Anwendung dieser Methoden führte zu einer Steigerung der Sensitivität für die Erfassung von Prostata-Karzinomen (VIHKO u. a. 1981). Inzwischen sind zahlreiche Immunoassays beschrieben worden, u. a. von VIHKO u. a. 1980 (RIA) und COOPER u. a. 1981 (EIA).

### 5.7.2. Kreatinphosphokinase (CPK)
ATP: Creatine phosphotransferase, EC 2.7.3.2

Die Bedeutung der CPK-Bestimmung im Serum vor allem für die Diagnostik des Herzinfarktes ist hinlänglich bekannt. Im Zusammenhang mit Tumorerkrankungen wird seit einiger Zeit ein bestimmtes Isoenzym, die CPK-BB diskutiert.
Die CPK besteht aus drei Isoenzymen, die sich aus zwei verschiedenen Untereinheiten durch Dimerisierung zusammensetzen:

CPK-MM wandert elektrophoretisch mit den Gamma-Globulinen, ist die vorherrschende Form im erwachsenen Skelettmuskel und regulärer Bestandteil des normalen Serums.

CPK-MB wandert in der Elektrophorese in der Alpha-2-Globulin-Fraktion, kommt in größeren Mengen in Herzmuskelgewebe vor und ist bei Myokardinfarkt im Serum nachweisbar.

CPK-BB wandert in der Präalbumin-Bande, kommt vorwiegend in Hirn, Niere, Magen, Schilddrüse, Harnblase und Prostata vor und ist in normalem Serum nicht vorhanden. Das Isoenzym ist die vorherrschende Form in fetalem Muskel und tritt bei bestimmten Tumorerkrankungen im Serum auf, wobei eine Freisetzung aus Tumorgewebe angenommen wird. Besonders häufig wurde es im Serum von Patienten mit Prostata-Adeno-Karzinomen gefunden (SILVERMAN u. a. 1979). Auch in Seren von Patienten mit kleinzelligen anaplastischen Bronchialkarzinomen wurde die CPK-BB nachgewiesen, nicht dagegen bei Patienten mit Karzinomen anderer Lokalisation (COOLEN u. a. 1979). Entsprechend dem Vorkommen des Isoenzyms in normalen Geweben tritt es allerdings auch bei einer Reihe nicht maligner pathologischer Zustände im Serum auf, z. B. bei akuten Hirnschäden und nach neurochirurgischen Eingriffen sowie bei schweren Nierenschäden und unter chronischer Hämodialyse.
URDAL u. KIERULF beschrieben 1981 einen empfindlichen und spezifischen Radioimmunoassay für die Bestimmung von CPK-BB.

### 5.7.3. Leucin-Aminopeptidase (LAP)
L-Leucyl-peptide hydrolase, EC 3.4.1.1

Die klinische Bedeutung der Bestimmung der Serum-LAP bezieht sich im wesentlichen auf Erkrankungen der Leber und Gallenwege, wobei es als Cholestase-Parameter etwa vergleichbar ist mit der AP und der GGT. Auf Lebermetastasen reagiert es jedoch ausgesprochen unempfindlich, so daß die Bestimmung der Serum-LAP bei Tumorpatienten kaum von Bedeutung ist. Anders verhält es sich mit der LAP-Ausscheidung im Harn. Hier wurden bei Patienten mit verschiedenen Tumoren erhöhte Werte gefunden, die mit der Tumorausdehnung und dem Therapieerfolg korrelierten (Phillips u. Manildi 1970).
In Seren von Krebspatienten fand sich jedoch eine besondere LAP-Isoenzymverteilung. Nach Elektrophorese auf Zelluloseazetatfolien ließen sich zwei Fraktionen mit LAP-Aktivität unterscheiden:

LAP-X = Fraktion im Alpha-2-Globulinbereich,
LAP-Y = Fraktion im Beta-Globulin-Bereich.

Das Verhältnis der beiden Fraktionen war bei Gesunden und bei Tumorpatienten unterschiedlich. Bei letzteren wurde vorwiegend die LAP-Y gefunden, wobei der Anteil mit Stadium und Verlauf der Erkrankung korrelierte (Phillips u. Manildi 1974).

### 5.7.4. Alpha-Amylase
Alpha-1,4-Glucan-4-glucanohydrolase, EC 3.2.1.1

Erhöhte Amylase-Aktivitäten im Serum und im Harn wurden außer bei Patienten mit benignen und malignen Erkrankungen des Pankreas auch bei einigen Karzinomen anderer Lokalisation nachgewiesen. Vor allem bei Patienten mit Bronchialkarzinomen wurde wiederholt über erhöhte Serum- und Harn-Amylaseaktivitäten berichtet. Nach Isoenzymdifferenzierung stellte sich heraus, daß es sich dabei um eine von der Pankreas-Amylase abweichende, der Speichel-Amylase ähnliche, aber nicht identische Isoenzymform handelt. Dieses Isoenzym wurde auch in Bronchial-Karzinom-Gewebe nachgewiesen und als Amylase Y bezeichnet, wobei eine ektope Isoenzymbildung angenommen wird (Shimamura u. a. 1976). Takeuchi u. a. 1981 isolierten und charakterisierten Amylasen aus drei verschiedenen Amylase-bildenden Tumorgeweben (Bronchial-Karzinom, epitheliales Thymom, ovariales Cystadeno-Karzinom). Beim Vergleich mit den normalen Pankreas- und Speichel-Amylasen erwiesen sich die Tumoramylasen als ähnlich in der Tertiär-, aber abweichend in der Primärstruktur.

### 5.7.5. Tyrosinase
o-Diphenol: oxygen oxidoreductase, EC 1.10.3.1

Tyrosinasen als Schlüsselenzyme der Melanogenese wurden in erster Linie im Zusammenhang mit malignen Melanomen untersucht. In Melanomgeweben wurde ein multiples System dieser Enzyme gefunden, bestehend aus den Isoenzymen $T_1$, $T_2$ und $T_3$. In malignen Melanomen wurde mittels Polyacrylamidgel-Disc-Elektrophorese eine weitere Isoenzymfraktion nachgewiesen, die als $T_4$ bezeichnet wird. Dieses Isoenzym fand sich auch im Serum von Patienten mit malignen Melanomen (Nishioka u. a. 1978).
Versuche zur Verwendung der Serum-Tyrosinase als Marker-Enzym bei Patienten mit malignen Melanomen verliefen zunächst unbefriedigend, vermutlich wegen der Anwesenheit von Inhibitoren. Chen u. a. 1979 kamen zu besseren Resultaten nach Ammo-

niumsulfat-Fraktionierung des Serums. Sie fanden erhöhte Aktivitäten bei Patienten mit metastasierenden Tumorerkrankungen der verschiedensten Lokalisationen, am ausgeprägtesten bei malignen Melanomen und Mamma-Karzinomen.

### 5.7.6. 5'-Nukleotid-Phosphodiesterase

Das Enzym wurde in den letzten Jahren von der Arbeitsgruppe um Tsou im Zusammenhang mit malignen und benignen Lebererkrankungen untersucht. Im Serum und in Geweben werden normalerweise nach Disc-Elektrophorese in Polyacrylamidgel 4 Enzymfraktionen gefunden, und zwar zwei stärkere, schnell wandernde und zwei schwächere, langsamer wandernde. In Seren von Patienten mit primären Leberzellkarzinomen fand sich eine fünfte, am schnellsten wandernde Bande, die zum Unterschied von den normalen Isoenzymen I—IV als 5'NPDase-V bezeichnet wurde (Tsou u. a. 1973). Die Fraktion fehlte bei Gesunden und bei Patienten mit benignen Leberadenomen, war jedoch positiv bei schweren Leberzirrhosen und bei Patienten mit Virus-Hepatitis und positivem HBsAG-Nachweis (Tsou u. a. 1975). In einer großangelegten Studie an über 2000 Seren war der 5'NPDase-Nachweis positiv bei 79% Patienten mit primären Leberzellkarzinomen im Vergleich zu nur 53% mit erhöhtem AFP sowie bei 88% Patienten mit Lebermetastasen. Der Test wird bei Ausschluß schwerer chronischer Lebererkrankungen zur Frühdiagnostik von Lebermetastasen empfohlen (Tsou u. Lo 1980).

### 5.7.7. Histaminase
Diamine: oxygen oxidoreductase (deaminating), EC 1.4.3.6

Da das Enzym bevorzugt in der Plazenta gebildet wird und auch als Syntheseprodukt verschiedener Tumoren in Erscheinung getreten ist, könnte es als onkoplazentales Enzym aufgefaßt werden. Histaminase-Aktivität wurde in Seren von Patienten mit Tumoren verschiedener Lokalisation, z. B. Bronchial-Karzinomen, endometrialen Adenokarzinomen, Uterus-Myosarkomen, medullären Schilddrüsen-Karzinomen u. a., erhöht gefunden. Bei metastasierenden Karzinomen wurde eine Trefferquote von 70% angegeben (Lin u. a. 1975). Hohe Histaminase-Aktivitäten ließen sich auch in malignen Ergüssen nachweisen, und zwar bei 87% Patienten mit Ovarial-Karzinomen, 88% mit Magen- und 73% mit Colon-Karzinomen. Die Trefferquoten waren sämtlich höher als die der gleichzeitig bestimmten Parameter CEA, Beta-HCG und Regan-AP. Die Histaminase aus den malignen Ergüssen war immunologisch identisch mit der Plazenta-Histaminase (Lin u. a. 1979).

### 5.7.8. Arylamidase-Shiba-Isoenzym

Eine spezielle, Membran-gebundene Arylamidase vom Plazenta-Typ wurde mittels isoelektrischer Fokussierung in Serum, Aszites und Tumorgewebe eines Patienten mit einem Nieren-Karzinom nachgewiesen. Sie erhielt nach dem Namen des Patienten die Bezeichnung Shiba-Isoenzym (Hiwada u. a. 1978). Nachfolgend wurde das Isoenzym auch in Hepatomgewebe und in einem Adeno-Karzinom der Lunge gefunden (Hiwada u. a. 1979).

## 6. Hormone

Zu den neuen Möglichkeiten, welche die radioimmunologische Analytik eröffnet, gehört u. a. die Bestimmung zirkulierender Hormone. Die präzise Erfassung quantitativer Veränderungen im Hormonspiegel bei Patienten mit hormonbildenden Tumoren liefert Informationen zur Diagnostik, Therapie- und Verlaufskontrolle. Damit sind diesen Substanzen Tumor-Marker-Eigenschaften zuzusprechen.
Für die Hormonsynthese in malignen Geweben sind grundsätzlich zwei Möglichkeiten zu unterscheiden:

1. Eutope Hormonbildung; d. h. Tumoren endokriner Drüsen produzieren verstärkt ihr physiologisches Hormon.
2. Ektope Hormonbildung, d. h. endokrine oder andere Tumorgewebe synthetisieren und sezernieren Hormone, die ihre entsprechenden Gewebe im Normalzustand nicht zu bilden in der Lage sind.

Diese Einteilung ist jedoch nicht als starre Trennung aufzufassen. Je nach Ursprung und Histologie des Tumors können durchaus verschiedene Gesichtspunkte eine Rolle spielen.

### *6.1. Eutop gebildete Hormone*

Daß endokrine Tumoren verstärkt ihr physiologisches Hormon synthetisieren können, ist seit langem auf Grund der hormoninduzierten sekundären Veränderungen bei den betreffenden Patienten bekannt. Häufig läßt sich der maligne Prozeß durch den Nachweis charakteristischer Stoffwechselprodukte erkennen und verfolgen (Übersicht s. Tab. 39), wobei sich die Empfindlichkeit mitunter durch die Anwendung von Provo-

Tabelle 39. Eutope Hormonbildung in Tumoren

| Tumor | Hormon | Wirkung |
|---|---|---|
| Nebennierenmark-Tumoren: Phaeochromocytome Neuroblastome | Adrenalin Noradrenalin | Ausscheidung von Katecholaminen, Metadrenalin, Vanillinmandelsäure im Harn |
| Nebennierenrinden-Tumoren | Aldosteron Cortisol | CONN's Syndrom, Serum-Elektrolytveränderungen, |
| Hypophysen-Tumoren | Prolaktin Wachstumshormon | CUSHING-Syndrom, 17-Ketosteroid-Ausscheidung im Harn |
| Pankreas-Inselzell-Tumoren (Insulinome) | Insulin | Blutzucker-Schwankungen |
| Pankreas-nicht-beta-Inselzell-Tumoren( Gastrinome) | Gastrin | |
| Nebenschilddrüsen-Adenome | Parathormon | Veränderungen d. Serum-Kalzium-Spiegels |
| Medulläre Schilddrüsen-Karzinome | Calcitonin | |
| Chorionkarzinome | HCG | |

kationstests zur Steigerung der Hormonausschüttung noch verbessern läßt. Die direkte Bestimmung des Hormonspiegels im Serum ist jedoch der Erfassung sekundärer Veränderungen vorzuziehen, da die unmittelbare Tumorbeziehung präzisere Aussagen zuläßt.

Über das Plazenta-Hormon HCG und seine Beziehung zu Trophoblast-Tumoren wurde bereits berichtet (s. S. 45).

Die radioimmunologische Bestimmung von Calcitonin im Serum wird als empfindlicher diagnostischer Test auf medulläre Schilddrüsen-Karzinome empfohlen. Durch Stimulierung der Sekretion mittels Pentagastrin-Infusion kann die diagnostische Sensitivität noch gesteigert werden (Wells u. a. 1975). Die bei Patienten mit medullären Schilddrüsen-Karzinomen häufig erhöten CEA-Konzentrationen im Serum zeigten eine positive Korrelation zum Calcitonin-Spiegel, und zwar sowohl prätherapeutisch als auch während der Verlaufskontrolle. Die Bestimmung des Calcitonins erwies sich jedoch in Empfindlichkeit und Spezifität der CEA-Bestimmung überlegen (Calmettes u. a. 1978).

Das gastrointestinale Hormon Gastrin, das in der Pylorusschleimhaut entsteht, spielt eine wichtige Rolle bei der Kontrolle der Magensäuresekretion. Das Hormon stimuliert die Magensäurebildung und wird selbst in seiner Synthese durch hohe Magensäurekonzentrationen gehemmt. Erhöhte Gastrin-Konzentrationen im Serum finden sich vor allem bei Patienten mit Zollinger-Ellison-Syndrom. Dieser Zustand ist charakterisiert durch hohe Magensäuresekretion, schwere peptische Ulcera des oberen Gastrointestinaltrakts und nicht-beta Inselzelltumoren des Pankreas. Diese Tumoren (Gastrinome) sind gekennzeichnet durch einen hohen Gastringehalt und eine starke Sekretion des Hormons als Ursache für die nachweisbar erhöhte Konzentration in der Zirkulation, sowie für die mit dem Krankheitsbild verbundenen Sekundärerscheinungen und -schäden.

Andere Ursachen für erhöhte Gastrin-Werte im Serum sind alle Zustände mit verminderter Magensäuresekretion, da hierbei die Hemmung der Gastrinfreisetzung wegfällt, z. B. perniziöse Anämie, atrophische Gastritis, Magenkarzinome, außerdem Nierenerkrankungen, wahrscheinlich auf Grund des verminderten Abbaus, da normalerweise 40% des zirkulierenden Gastrins in der Niere abgebaut werden, sowie nach größeren Dünndarmresektionen.

Die früher beschwerliche Bestimmung des Serum-Gastrins mit einem Bioassay konnte durch Entwicklung eines Radioimmunoassays empfindlicher und rationeller gestaltet werden (McGuigan 1976).

An dieser Stelle soll auch kurz auf das Problem Prolactin und Mamma-Karzinom eingegangen werden, worüber zahlreiche Untersuchungen vorliegen (Übersicht s. Nagasawa 1979). Experimentell wurde für Prolaktin ein fördernder Einfluß auf die Entstehung von Mamma-Karzinomen nachgewiesen. Für menschliche Mamma-Karzinome wurde eine solche Wirkung zwar diskutiert, aber nicht bewiesen.

Der Serumspiegel des Hormons bei gesunden Frauen hängt ab vom Alter, wobei Pubertät und Menopause eine Rolle spielen, er unterliegt regelmäßigen Schwankungen in Abhängigkeit vom Menstruationszyklus und wird von zahlreichen endogenen und exogenen Faktoren beeinflußt. Einen fördernden Einfluß auf die Prolaktin-Sekretion durch die Hypophyse üben Östrogene nebst Kontrazeptiva, Rauwolfia-Alkaloide bzw. ihre Derivate, Phenothiazine (Tranquilizer), Thyrotropin-stimulierendes Hormon (TSH), Alkohol und stark fetthaltige Nahrung aus. Eine Verminderung der Prolaktin-Synthese wird erzielt durch Bromoergocryptine und L-DOPA, eine Ausschaltung durch Hypophysektomie.

Bei Patienten mit Mamma-Karzinomen wurden im allgemeinen höhere Prolaktin-Werte im Serum gefunden als bei vergleichbaren Kontrollpersonen, es gibt jedoch auch widersprüchliche Angaben. Zweifellos wird die Aussagefähigkeit des Einzelwerts stark eingeschränkt durch die vielen Einflüsse, denen die zirkulierende Hormonmenge unterliegt, nicht zu vergessen tageszeitliche Schwankungen und physische Faktoren. Das gilt in gleichem Maße für die Beurteilung von Veränderungen im Verlauf der Erkrankung. Lediglich die Wirkung der endokrinen Therapie in Form der Ovariektomie kann an einem rapiden Abfall des Serum-Prolaktins eingeschätzt werden.

### 6.2. *Ektope Hormonbildung*

In den letzten Jahren hat sich herausgestellt, daß die ektope Synthese von Peptidhormonen eine allgemeine Eigenschaft bestimmter maligner Zellen ist (Übersicht s. RATCLIFFE 1980). Die meisten bisherigen Beobachtungen beziehen sich auf Bronchial-Karzinome, wo bei etwa 10% unausgewählter Patienten eine ektope Hormonproduktion festzustellen ist. Der Prozentsatz ändert sich markant, wenn die Patienten verschiedenen Tumortypen zugeordnet werden, für die die Bildung bzw. Nicht-Bildung ektoper Hormone charakteristisch ist. Eine ausgeprägte Hormonsynthese findet statt in Tumorgeweben, für die eine Entwicklung aus Zellen der APUD- („amine precursor uptake and decarboxylation"-)Serien angenommen wird und die daher als „Apudome" (engl. apudomas) bezeichnet werden. Es wird angenommen, daß sich diese Zellen aus dem Neuroektoderm herleiten und daß sie über den gesamten Organismus verteilt sind (PEARSE 1969). Die Apudome, zu denen kleinzellige Bronchialkarzinome, Karzinoide, Pankreas-Inselzell-Karzinome und maligne epitheliale Thymome gehören, sind vor allem gekennzeichnet durch eine ektope Produktion von ACTH, was zu dem Erscheinungsbild des „ektopen ACTH-Syndroms" bei Patienten mit diesen Tumorerkrankungen führt. Neben der ACTH-Bildung wird auch eine, bei den einzelnen Tumoren jeweils etwas unterschiedliche Synthese anderer Hormone beobachtet. Kleinzellige Bronchialkarzinome bilden bevorzugt parallel zu ACTH analog zur Synthese in der Hypophyse Lipotrophin (LPH) sowie in beträchtlicher Menge Calcitonin. Weniger häufig wird die Synthese von Gastrin, Vasopressin (AVP) und HCG beobachtet (HANSEN u. a. 1980).
Im Gegensatz zu den Apudomen bilden epidermoide und Adeno-Karzinome der Lunge nur ganz selten ACTH, LPH oder AVP. Calcitonin- und HCG-ähnliche Peptide werden dagegen häufiger beobachtet, mitunter auch die Bildung von Wachstumshormon (GH). Zu diesen Nicht-Apudomen sind z. B. auch Mamma-Karzinome zu zählen, da bei ihnen die Bildung „apudomer Hormone" sehr selten ist und vielmehr die Synthese plazentaler Hormone und Peptide vorherrscht, z. B. HPL, HCG oder $SP_1$.
Die Struktur der ektop gebildeten Hormone weicht häufig etwas von der ihrer physiologischen Formen ab. Die Unterschiede beziehen sich dabei weniger auf die primäre Aminosäure-Sequenz als auf post-Translations-Veränderungen in Gestalt differenter Anteile an Präkursoren, Untereinheiten und Bruchstücken. Das ergibt ein insgesamt für ektope Hormone heterogeneres Bild mit einer Bevorzugung höher molekularer Formen. Derartige Veränderungen wurden vor allem bei der ektopen ACTH-Produktion nachgewiesen. Höher molekulare Formen wurden unter der Bezeichnung HMW-ACTH (high molecular weight-) oder „big" ACTH beschrieben (GEWIRTZ u. YALOW 1974).
Bei den zur Gruppe der Apudome gehörenden Karzinoid-Tumoren steht im allgemeinen die Synthese anderer Substanzen im Vordergrund. Karzinoid-Tumoren entstehen aus den enterochromaffinen Zellen des Gastrointestinal-, Pankreas- und Gallentraktes sowie

des Bronchialbaums. Es handelt sich vermutlich um ein heterogenes Zellsystem mit unterschiedlicher histochemischer Charakteristik und Verteilung, wobei angenommen wird, daß an der Bildung der einzelnen Substanzen jeweils verschiedene Zellgruppen beteiligt sind. Zu den biochemischen Funktionen der Zellen der APUD-Serie gehört die Synthese von biogenen Aminen und Peptiden. Entsprechend ließen sich in einem Karzinoid-Tumor die Katecholamine Dopamin und Norepinephrin nachweisen (GOEDERT u. a. 1980). Das charakteristischste Produkt dieser Tumoren ist jedoch das Serotonin (5-Hydroxytryptamin), dessen Abbauprodukt, die 5-Hydroxyindolessigsäure, im Harn ausgeschieden und nachgewiesen werden kann. Diese Bestimmung ist seit langem ein unentbehrlicher Test zur biochemischen Diagnostik von Karzinoid-Tumoren. Von

Tabelle 40. Ektope Hormonbildung in Tumoren

| Tumor | Hormon |
|---|---|
| 1. Apudome | |
| Kleinzellige Bronchial-Karzinome | ACTH |
| Karzinoid-Tumoren | Lipotrophin (LPH) |
| Pankreas-Inselzelltumoren | Vasopressin (AVP) |
| maligne epitheliale Thymome | Calcitonin, Parathormon |
| | HCG |
| | Gastrin |
| | (Insulin, Glukagon) |
| 2. Nicht Apudome | |
| epidermoide u. Adeno-Karzinome der Lunge | Calcitonin, Parathormon |
| | HCG |
| | Wachstumshormon (GH) |
| | Prolaktin |
| | (Insulin, Glukagon) |
| Mamma-Karzinome | HCG |
| | HPL |
| | Calcitonin |
| | Parathormon |
| | ACTH |

SKRABANEK u. POWELL (Monographie 1977) wurde die Substanz P (SP) zur Charakterisierung von Karzinoid Syndromen eingeführt. Die SP wird mittels RIA im Plasma bestimmt und reagiert in bezug auf die Tumorerkennung und -verlaufsbeobachtung empfindlicher als die 5-Hydroxyindolessigsäureausscheidung im Harn.

Zusammenfassend ist einzuschätzen, daß bei Patienten mit Tumoren, die ektop Hormone bilden, durch die Bestimmung der zirkulierenden Produkte Informationen über Vorhandensein und Veränderungen der Syntheseorte zu erzielen wären. Bisher liegen jedoch diesbezüglich noch keine klinischen Erfahrungen in größerem Umfang vor. Der Ausbau der Hormonanalytik und die zunehmende Aufklärung biochemischer Zusammenhänge dürften hier jedoch bald eine Veränderung schaffen.

Eine Zusammenstellung bisheriger Angaben über die ektope Hormonbildung in Tumorgeweben zeigt Tab. 40.

## 7. Metabolite

Bei den meisten Substanzen mit Tumor-Marker-Eigenschaften handelt es sich um solche mit Proteincharakter. Daneben gibt es vergleichsweise nur wenige niedermolekulare Substanzen, die tumorbedingte Konzentrationsveränderungen in Körperflüssigkeiten erkennen lassen. Es handelt sich vor allem um Intermediär- oder Abbauprodukte, die mit dem Tumorstoffwechsel in direkter oder assoziierter Beziehung stehen. Einige der am häufigsten beschriebenen und diskutierten Vertreter sollen nachfolgend vorgestellt werden.

### 7.1. *Polyamine*

Den Polyaminen

Putreszin $NH_2-(CH_2)_4-NH_2$,
Spermidin $NH_2-(CH_2)_4-NH-CH_2-NH_2$ und
Spermin $NH_2-(CH_2)_3-NH-(CH_2)_4$

wird eine regulatorische Funktion bei der Zellproliferation zugeschrieben. Diese soll im Prinzip darin bestehen, daß die Substanzen in Wechselwirkung treten mit der DNS, die Histone verdrängen und damit die unspezifische Repression der Genaktivität vermindern, was u. a. zu einer Stimulierung der RNS-Synthese führt. Die Zunahme der Polyaminkonzentration in den Geweben ist begleitet von einem Aktivitätsanstieg der an ihrer Synthese beteiligten Enzyme. Ihre Synthese erfolgt schrittweise, ausgehend von der Decarboxylierung des Ornithins:

1. Ornithin $\xrightarrow{\text{Ornithindecarboxylase (ODC)}}$ Putreszin

2. Putreszin $\xrightarrow{\text{S-Adenosylmethionin-(SAM)- decarboxylase}}$ Spermidin

3. Spermidin $\rightarrow$ Spermin

Nach Wachstumsstimulation wird eine erhöhte Aktivität der ODC und der SAM-decarboxylase beobachtet mit nachfolgender Akkumulation der Polyamine. Andererseits erfolgt eine Wachstumshemmung, wenn die zur Polyaminsynthese notwendigen Enzyme gehemmt werden. Die einzelnen Polyamine scheinen unterschiedliche Funktionen bei der Wachstumsregulation auszuüben. Eine Hemmung der SAM-decarboxylase allein und damit der Synthese von Spermidin und Spermin hat keine Hemmung der Protein- und RNS-Synthese zur Folge, wohl aber eine Störung des normalen Ablaufs von DNS-Synthese und Zellteilung. Nach Hemmung der ODC dagegen fallen die Putreszin-Konzentrationen in der Zelle sehr schnell ab, die DNS-Synthese läuft zunächst weiter bis zum Abfall des Spermidins, was normalerweise die Zeit bis zum zweiten Zellzyklus ausmacht. Die Unfähigkeit der Zellen, in den zweiten Zellzyklus einzutreten, kann direkt mit der niedrigen Spermidinkonzentration in Verbindung gebracht werden. Somit scheint Spermidin eine bevorzugte Rolle bei der DNS-Synthese und der Zellteilung zu spielen. Für das normale Wachstum ist jedoch wahrscheinlich ein gewisser Grundspiegel aller Polyamine notwendig.
In allen proliferierenden Geweben, malignen und nicht malignen, steigt die intrazelluläre Polyaminkonzentration an, und zwar in Abhängigkeit von der jeweiligen Wachstumsrate. Begünstigt durch Zellschädigung oder Zellzerfall gelangen die Polyamine in die

Zirkulation, wo sie, mit Ausnahme von Spermin, sofort nahezu vollständig konjugiert und in dieser Form im Harn ausgeschieden werden. Versuche mit $^{14}C$-markierten Substanzen ergaben eine Clearance von

- 45% Putreszin innerhalb von 24 Stunden und
- über 60% Spermidin innerhalb von 48 Stunden (Rosenblum u. a. 1978).

Erhöhte Polyaminwerte im Serum stehen daher in unmittelbarem zeitlichen Zusammenhang mit aktiven proliferierenden Prozessen und mit zellschädigenden Einwirkungen auf dieselben. Das gilt vor allem auch für strahlen- und chemotherapeutische Einflüsse, bei denen erhöhte Polyaminkonzentrationen im Serum und Harn nachgewiesen wurden. Boggust u. a. 1979 konnten jedoch zeigen, daß dieser Anstieg zum Teil auf einen verminderten Abbau der Polyamine im Serum zurückzuführen sein könnte, da die am Abbau beteiligten Aminoxydasen des Serums durch Cytostatika wie gehemmt werden. Dieser Umstand ist zu berücksichtigen bei der Bewertung von Polyaminkonzentrationen zur Chemotherapie-Kontrolle. Auch eine gestörte Leberfunktion kann erhöhte Plasma-Polyaminwerte bewirken (Desser u. a. 1981). Polyamine sind nachweis- und bestimmbar im Serum, im Harn und im Liquor. Die Konzentrationen im Serum korrelieren mit denen im Harn, wobei im Serum etwa 10mal niedrigere Spermidin- und 10—100mal niedrigere Putreszin-Konzentrationen gemessen werden als im Harn (Russell u. Russell 1975).

1971 berichtete Diane H. Russell erstmals über eine erhöhte Polyaminausscheidung im Harn von Patienten mit Karzinomen. Seither wurden mit der Polyaminbestimmung bei Tumorpatienten im wesentlichen folgende Erkenntnisse gewonnen:

- Prätherapeutisch ist etwa bei zwei Drittel aller Karzinompatienten die Polyaminausscheidung im Harn erhöht. Dabei variieren die Häufigkeiten in Abhängigkeit von der Tumorlokalisation. Besonders hohe Trefferquoten werden bei malignen Hämopathien beobachtet. Für Hodgkin- und Burkitt-Lymphome wurden 100% angegeben. Für solide Tumoren liegen folgende Angaben vor (nach Milano u. a. 1980):

| | |
|---|---|
| Harnblasen-Karzinome | 95% |
| Glioblastome und Medulloblastome | 90% |
| Bronchial-Karzinome | 50—90% |
| Prostata-Karzinome | 70% |
| Dickdarm-Karzinome | 65—70% |
| gynäkologische Karzinome | 50% |
| Mamma-Karzinome | 27—50% |
| Pankreas-Karzinome | 28% |
| Melanome | 28% |

- Die Polyaminkonzentrationen in Körperflüssigkeiten zeigen eine positive Korrelation zu Stadium und Aktivität der Erkrankung. Das gilt besonders für Putreszin, das ein besserer Indikator für die Wachstumsintensität der Tumoren zu sein scheint, während Spermidin eher ein Gradmesser des Zellzerfalls ist und daher besser auf therapiebedingte Veränderungen anspricht (Durie u. a. 1977).
- Für die Therapie-Kontrolle gilt folgendes: Nach chirurgischer Tumorentfernung normalisieren sich die Polyaminwerte (beobachtet von Takeda u. a. 1975 bei Patienten mit Magen-Karzinomen nach Gastrektomie). Nach erfolgreicher Strahlen- oder Chemotherapie steigen sie an, wobei in letzterem Falle die erwähnten Einflüsse durch die Cytostatika zu berücksichtigen sind.
- Remissionen verursachen eine Verminderung der Werte, Rezidive einen Wiederanstieg.

— Spermin zeigt im Vergleich zu den anderen Polyaminen die geringsten Veränderungen (Chaisiri u. a. 1979). Es tritt nicht in konjugierter Form auf, seine Ausscheidung im Harn wurde erhöht gefunden bei Patienten mit Mamma- und Colon-Karzinomen (Tormey u. a. 1975).
— Im Liquor wurden erhöhte Polyaminkonzentrationen nachgewiesen im Zusammenhang mit einer Beeinflussung des Zentralnervensystems bei akuten Leukämien im Kindesalter (Rennert u. a. 1977) sowie erhöhte Putreszinwerte bei Patienten mit Glioblastomen und Medulloblastomen (Marton u. a. 1981). Bei der Untersuchung des Polyamingehaltes maligner Hirntumoren fanden Harik u. Sutton 1979 ebenfalls verstärkt Putreszin in allen Astrozytomen, wobei die jeweilige Menge mit der Malignität des Tumors korrelierte. Der Putreszingehalt „benigner" Hirntumoren war dagegen vergleichbar mit dem des normalen Gewebes. Die Spermidin- und Sperminwerte zeigten dagegen in den Tumorgeweben nicht korrelierbare Streuungen.

Einer breiteren klinischen Nutzung der Polyaminbestimmungen für Diagnostik und Verlaufskontrolle bei Patienten mit malignen Erkrankungen stehen derzeit vor allem analytische Schwierigkeiten im Wege. Die Bestimmung der einzelnen Polyamine erfordert im allgemeinen eine Säurehydrolyse der Konjugate, häufig mit nachfolgender Extraktion und eine Trennung der Substanzen vorwiegend mittels chromatographischer Verfahren, angefangen von der einfachen Ionenaustausch-Chromatographie mit dem Aminosäure-Analyzer (AA) (Marton u. a. 1973), über Hochdruckflüssigkeits-Chromatograhpie (HPLC) (Marton u. Lee 1975) bis zur Gaschromatographie-Massenspektroskopie (GC-MS) (Shipe u. a. 1979). Mit zunehmendem technischem Aufwand verbessert sich die Sensitivität und die Spezifität der Untersuchung sowie der Analysendurchsatz

Tabelle 41. Polyamine — Referenzbereiche

| Material<br>Methode | | Putreszin | Spermidin | Spermin | Ref. |
|---|---|---|---|---|---|
| **m Harn** | | | | | |
| mg/g Kreatinin<br>AA | | 2,1 ± 0,62 | 1,2 ± 0,18 | 0,04 ± 0,007 | (1) |
| **im Serum** | | | | | |
| μmol/l | | | | | |
| AA | ∅ | 0,23 | 0,33 | 0,04 | (1) |
| HPLC | | 0,13 ± 0,015 | 0,49 ± 0,085 | 0,057 ± 0,004 | (2) |
| | ∅ | 0,165 | 0,243 | 0,082 | (3) |
| GC/MS | | 0,13 ± 0,008 | 0,34 ± 0,016 | 0,041 ± 0,002 | (2) |
| | ∅ | 0,13 | 0,22 | 0,06 | (3) |
| RIA | | — | 0,39 ± 0,057 | 0,122 ± 0,008<br>0,036* | (2) |

Ref. (1) Russell 1977
(2) Bartos u. a. 1977
(3) Shipe u. a. 1979

* nach Korrektur d.
22% Kreuzreaktivität

pro Tag, der mit dem Aminosäure-Analyzer den klinischen Forderungen einer laufenden Therapiekontrolle bei einer größeren Anzahl von Patienten meist nicht gewachsen ist. Es wird daher seit langem eine Bestimmungsmethode angestrebt, die unter normalen Laborbedingungen schnell und ökonomisch die Bearbeitung größerer Untersuchungsserien erlaubt. So wurde z. B. versucht, auch für die Bestimmung der Polyamine Radioimmunoassays zu entwickeln. Die Schwierigkeit besteht gegenwärtig noch in der Gewinnung monospezifischer Antisera. Es wurden aber bereits Radioimmunoassays für Spermidin und Spermin beschrieben (Bartos u. a. 1975), deren Spezifität jedoch durch eine starke Kreuzreaktivität des Anti-Spermins mit Spermidin (22%) beeinträchtigt wird. Die mit verschiedenen Methoden erhaltenen Resultate sind miteinander vergleichbar (Bartos u. a. 1977). Tab. 41 gibt eine Übersicht über die Normalbereiche. Eine enzymatisch-fluorometrische, für Routineuntersuchungen geeignete Methode, die jedoch alle Di- und Polyamine im Harn erfaßt, wurde von Matsumoto u. a. 1981 beschrieben. Die Frage, ob Serum- oder Harn als Untersuchungsmaterial zu bevorzugen ist, läßt sich nicht generell entscheiden. Die Serum-Konzentrationen sind um etwa eine Zehnerpotenz niedriger als die Harn-Konzentrationen, sie sind jedoch im Verlauf konstanter und werden nicht durch etwaige Nierenschäden beeinträchtigt. Serum bzw. Plasma muß möglichst schnell nach der Blutabnahme gewonnen werden. Die intrazelluläre Polyaminkonzentration der Erythrozyten und Leukozyten ist hoch, so daß bei einer Lyse die Gefahr falsch positiver Werte besteht. Eine leichter zugängliche Analytik der Polyamine käme auch der Forderung entgegen, durch systematische Untersuchung pathologischer Zustände mit hohem Zellumsatz nicht malignen Charakters, eine bessere Abgrenzung zu den malignen Prozessen zu ermöglichen. Zwar ist bereits bekannt, daß z. B. Psoriasis, cystische Fibrose, Myokardinfarkt und Bakteriämien erhöhte Polyaminwerte in Serum bzw. Harn verursachen, es sind jedoch noch viele Fragen offen in bezug auf den Einfluß von Medikamenten, Schilddrüsenerkrankungen, Infektionen, Kontrazeptiva und benigner Neoplasien.

### *7.2. Hydroxyprolin*

Hydroxyprolin ist neben den Aminosäuren Prolin und Glycin Hauptbestandteil des Kollagens, das den größten Anteil der Stützproteine ausmacht. Etwa 50% des Körper-Kollagens befindet sich in den Knochen. Normalerweise ist Kollagen am Stoffwechsel wenig beteiligt, unter bestimmten pathologischen Bedingungen (Entzündungen, destruktive Prozesse) kann es jedoch einen erhöhten Umsatz bzw. Abbau erfahren, wobei die Bausteine verstärkt in die Zirkulation gelangen. Hydroxyprolin kann als Indikator für derartige Prozesse dienen, da es neben Hydroxylysin eine Kollagen-spezifische Aminosäure ist. Allerdings ist auch die Nahrung am jeweiligen zirkulierenden Hydroxyprolinspiegel beteiligt, vor allem durch gelatinehaltige Nahrungsmittel und durch Fleisch. Im Serum kommt Hydroxyprolin teils in peptidgebundener, teils in freier Form vor. Der Hauptanteil (ca. 90%) wird zu $CO_2$ und Harnstoff abgebaut, der Rest wird im Harn ausgeschieden, und zwar ca. 96% in gebundener und 4% in freier Form.

Im Zusammenhang mit Tumorerkrankungen ist die Bestimmung der Hydroxyprolinausscheidung im Harn von Interesse für die Diagnostik von Knochenmetastasen. Besonders eingehend wurden die Verhältnisse bei Patienten mit Mamma-Karzinomen untersucht. Dabei kam man zu folgenden Resultaten:

- Bei Mamma-Karzinom-Patienten mit Knochenmetastasen wird im Vergleich zu metastasenfreien Patienten häufig eine erhöhte Ausscheidung von Hydroxyprolin im Harn beobachtet. Dabei werden Häufigkeiten von 60—100% angegeben (s. Übersicht BURKHARDT u. a. 1976).

- Die Hydroxyprolin-Ausscheidung weist eine gute Korrelation zum Szintigraphie-Befund auf, zeigt jedoch im allgemeinen Knochen-Metastasen nicht früher an. Die HP-Bestimmung liefert jedoch Hinweise auf die Aktivität der Knochenmetastasen (GIELEN u. a. 1976).
- Änderungen in der Hydroxyprolin-Ausscheidung korrelieren mit der Therapie-Wirksamkeit (MATTHIAS u. a. 1977). Es wurden jedoch keine Beziehungen zur Prognose der Erkrankung gefunden.

Außer bei Mamma-Karzinomen wurden erhöhte Hydroxyprolin-Ausscheidungen auch bei anderen Karzinompatienten im Zusammenhang mit einer Knochenmetastasierung festgestellt, z. B. bei Prostata-Karzinomen. Bei Patienten mit M. HODGKIN deuten erhöhte HP-Ausscheidungen auf eine Knochenbeteiligung und können zur Stadieneinteilung herangezogen werden (BURKHARDT u. a. 1976).
Die HP-Ausscheidung ist jedoch ein unspezifisches Symptom für maligne Prozesse. Sie ist außerdem erhöht

- bei Hyperthyreosen und bei Hyperparathyreoidismus,
- bei Akromegalie parallel zum Spiegel des somatotrophen Hormons (STH),
- bei entzündlichen Erkrankungen des Bindegewebes, z. B. rheumatoider Arthritis,
- bei Morbus PAGET u. a. nicht malignen Knochenerkrankungen.

Gewöhnlich wird das Gesamt-Hydroxyprolin (peptidgebunden und frei) im 24-Stunden-Sammelurin bestimmt und in mg/24 h oder auf Kreatinin bezogen angegeben. Wegen des Nahrungseinflusses ist bei den Probanden die Einhaltung einer fleisch- und gelatinefreien Diät 24—48 Stunden vor dem Test erforderlich. POWLES u. a. 1976 empfahlen die Umgehung dieser etwas lästigen Vorbereitungsphase durch die Bestimmung von HP im Morgenharn mit Bezug auf den Kreatininwert. Dabei soll zur Vermeidung exogener

Tabelle 42. Referenzbereiche für die Hydroxyprolin- (HP) Ausscheidung

| Untersuchung | Maßeinheit | | Ref. |
|---|---|---|---|
| | alt | SI | |
| **HP im 24 Std.-Harn** | mg/24 h | μmol/d | |
| Männer | 22,3 ± 11,1 | 169 ± 84 | (1) |
| Frauen | 20,2 ± 6,5 | 153 ± 49 | (1) |
| Männer u. Frauen | 16,6 ± 8,3 | 126 ± 63 | (2) |
| Männer u. Frauen | | 197 ± 126 | (3) |
| **HP/Kreatinin** | | mmol/mol | |
| | | 15 (4—25) | (2) |
| | | 18 (6—30) | (3) |
| | | 14 (7—23) | (4) |
| **freies HP im Serum** | | 9,25 ± 4,24 | (3) |

(1) HAURY 1972
(2) J. G. ROBERTS u. a. 1975
(3) GASSER u. a. 1979
(4) POSMA u. a. 1981

Einflüsse die Nahrungskarenz über Nacht ausreichen. Die Resultate waren mit denen der 24-Stunden-Ausscheidung vergleichbar.
Versuche, das freie Hydroxyprolin im Serum zu bestimmen, lieferten zwar eine Korrelation zur Urinausscheidung, ergaben jedoch eine geringere Empfindlichkeit für die Erkennung von Veränderungen des Kollagen-Stoffwechsels (Gasser u. a. 1979).
Der Bestimmung des Gesamt-Hydroxyprolins im Harn liegen im allgemeinen folgende Schritte zugrunde:

1. Saure Hydrolyse der Hydroxyprolin-Peptide,
2. Oxidation des Hydroxyprolins zu Pyrrol mit Chloramin T,
3. Farbentwicklung mit p-Dimethylaminobenzaldehyd.

Bei den meisten Verfahren handelt es sich um Variationen dieser Grundschritte, die teils auf eine bessere Entfernung die Farbreaktion störender Hydrolyseprodukte, teils auf Vereinfachungen des Verfahrens abzielen, was jedoch nur bis zu einem gewissen Grad möglich ist.
Referenzbereiche für einige Methoden sind in Tab. 42 angegeben.

## 7.3. *DNS und Nukleoside*

Als Folge des erhöhten Nukleinsäurestoffwechsels maligner Gewebe wurde bei Krebspatienten nachgewiesen

— eine erhöhte Konzentration freier DNS im Serum (Leon u. a. 1977) und
— eine verstärkte Ausscheidung von Nukleosidderivaten als Abbauprodukte der t-RNS im Harn (Gehrke u. a. 1979).

Zur Bestimmung der freien DNS im Serum wird ein Radioimmunoassay empfohlen, der die notwendige Empfindlichkeit und Spezifität gewährleistet (Leon u. a. 1975). Hierfür wurden folgende Referenzbereiche ermittelt:

| | |
|---|---|
| Bei 55 Kontrollpersonen: | 0—100 μg/l |
| Durchschnitt: | 13 ± 3 μg/l |
| bei 93% der Kontrollen: | 0—50 μg/l |

Bei Patienten mit verschiedenen Tumorerkrankungen lagen die Durchschnittswerte bei 180 ± 38 μg/l.
50% der Patienten hatten Werte über 50 μg/l.
Es ergab sich keine Korrelation zwischen der Höhe der DNS-Konzentration im Serum und der Größe und Lokalisation des Tumors, Patienten mit Metastasen hatten jedoch im Durchschnitt höhere Werte als metastasenfreie Probanden.
Nach erfolgreicher Strahlentherapie wurden Verminderungen der Serum-DNS beobachtet bei

66—90% Patienten mit Bronchial-, Uterus- und Cervix-Ca und
16—33% Patienten mit Gliomen, Mamma-, Colon- und Rektum-Ca.

Rezidive führten zu einem Wiederanstieg der Serum-DNS, und hohe Konzentrationen waren im allgemeinen mit einer schlechteren Prognose verbunden.
Außer bei Tumorpatienten war freie DNS im Serum erhöht nachweisbar bei Patienten mit einer Reihe nicht maligner Erkrankungen, z. B.

Lupus erythemotodus,
rheumatoider Arthritis,
Lungenembolie und -infarkt.

Auch nach Operationen und hohen Kortikoid-Dosen kann eine Zunahme der Serum-DNS eintreten.
Über die jeweilige Herkunft der freien DNS im Serum herrscht noch Unklarheit. Im Falle der Tumorpatienten wird zwar eine Freisetzung aus Tumorzellen vermutet, es könnte sich jedoch auch um virale DNS oder DNS aus Lymphozyten handeln.
Für diagnostische Zwecke erscheint die Bestimmung der Serum-DNS mit nur 50% Treffsicherheit wenig geeignet, die Untersuchung wird jedoch zur Verlaufs- und Therapiekontrolle empfohlen.
Mit Hilfe der HPLC (high performance liquid chromatography) wurden im Harn von Tumorpatienten eine Reihe von Abbauprodukten der t-RNS nachgewiesen und quantitativ bestimmt (Gehrke u. a. 1979). Dabei handelt es sich im wesentlichen um folgende Nukleosid-Derivate bzw. -Metabolite:

**Pseudouridin,**
**1-Methylinosin,**
**1-Methyladenosin,**
**$N^2$-Methylguanosin,**
**$N^2$,$N^2$-Dimethylguanosin,**
**4-Azetylcytidin,**
**beta-Aminoisobuttersäure,**
**2-Pyridon-5-carboxamid-N′-ribofuranosid (als NAD-Metabolit).**

Bei Gesunden sind die auf Kreatinin bezogenen Ausscheidungswerte dieser Substanzen sehr konstant und unabhängig von der Nahrung. Bei Karzinompatienten findet man erheblich höhere Ausscheidungen. Zum Beispiel beträgt die tägliche Ausscheidung von $N^2N^2$-Dimethylguanosin bei Normalpersonen etwa 2 mg, bei Patienten mit Colon-Karzinomen wurde die zehnfache Menge gefunden. Die ausgeschiedenen Konzentrationen korrelieren mit dem Stadium der Erkrankung, die relativen Anteile der einzelnen Nukleosidderivate scheinen dagegen mit der Tumorlokalisation in Beziehung zu stehen (Waalkes u. a. 1975). Es besteht auch eine direkte Beziehung zum Krankheitsverlauf, z. B. normalisierte sich die erhöhte Ausscheidung der Nukleosidderivate nach erfolgreicher Chemotherapie, so daß eine klinische Anwendung der Untersuchung zur Verlaufs- und Therapiekontrolle möglich wäre.

## *7.4. Cholesterol und Lipide*

Vorbehaltlich der Unspezifität dieser Parameter soll auf einige charakteristische Veränderungen im Zusammenhang mit malignen Erkrankungen eingegangen werden.
Erhöhte Cholesterolwerte im Serum wurden parallel zum Anstieg von Gallensäuren und AFP bei Patienten mit primären Leberzell-Karzinomen beobachtet (Hirayama u. Irisa 1976). Als Ursache wird eine verstärkte Synthese auf Grund des Wegfalls der nahrungsbeeinflußten feed-back-Hemmung vermutet. Gestützt wird die Annahme durch den Nachweis der gleichzeitigen Zunahme des Squalens als Synthese-Vorläufer des Cholesterols im Serum von Leberkarzinom-Patienten (Hirayama u. a. 1979). Bei Patienten mit cholestatischen hepatobiliären Erkrankungen ist die Squalen-Konzentration dagegen vermindert. Allerdings läßt die gleichzeitig nachgewiesene Korrelation zwischen Serum-Cholesterol und alkalischer Phosphatase bei Patienten mit primärem Leberzell-Karzinom darauf schließen, daß neben der Biosynthese auch cholestatische Effekte einen Einfluß auf den Cholesterolspiegel haben, zumal bei sehr hohen Cholesterol-Konzentrationen kein paralleler Anstieg des Squalens zu verzeichnen ist.

Der Anstieg von Cholesterol und Triglyzeriden im Serum von Krebspatienten unter Östrogentherapie wird häufig als zusätzlicher kardiovaskulärer Risikofaktor eingeschätzt (SEAL u. a. 1976).
Bei Patienten mit Karzinomen Steroid-produzierender Gewebe (ovariale, testikuläre Karzinome) und ihrer hauptsächlichen Zielorgane (Mamma, Uterus, Prostata) wurde eine verstärkte Ausscheidung von unverestertem Cholesterol im Harn festgestellt. Bei Bestimmung mittels Gas-Liquid-Chromatographie wurde die normale Ausscheidung von 1,5 mg/d Cholesterol (unverestert) bei 65/68 Patienten mit aktivem Cervix-Karzinom, darunter 13 mit Carcinoma in situ, und bei 42/45 Patienten mit aktivem Karzinom des Endometriums (ACEVEDO u. a. 1975) überschritten. Bei Patienten mit benignen oder malignen Erkrankungen nicht Steroid-produzierender Organe war die Ausscheidung von unverestertem Cholesterol dagegen normal. Bei den Patienten mit erhöhter Ausscheidung gab es Korrelationen zum Krankheitsverlauf, therapiebedingte Remissionen nach chirurgischer oder Strahlenbehandlung waren ebenfalls erkennbar.
Unter dem Einfluß verschiedener nicht maligner pathologischer Bedingungen wurden ebenfalls erhöhte Werte an unverestertem Cholesterol im Harn gefunden, z. B.

beim CUSHING-Syndrom,
bei diabetischer Ketoazidose, Harnwegsinfektionen und
unter Medikamenteneinfluß (Pyridium, Quinidin und Derivate, Chloralhydrat Methyl-DOPA).

Die Ursache für die erhöhte Ausscheidung von unverestertem Cholesterol ist noch weitgehend ungeklärt. Neben der erhöhten Cholesterol-Synthese wird auch die Bildung eines spezifischen, Cholesterol-bindenden Proteins durch die Tumorzellen diskutiert, wodurch möglicherweise die Ausscheidung beschleunigt wird. Für diese Annahme spricht, daß das gesamte unveresterte Cholesterol im Harn proteingebunden auftritt und daß ein Cholesterol-bindendes Globulin im Serum nachgewiesen wurde.
Über Veränderungen der Serumlipide bei Karzinompatienten ist relativ wenig bekannt. Außer der bereits erwähnten Verminderung der Alpha-1-Lipoproteine wurden Differenzen in der Phospholipid-Zusammensetzung des Serums, verbunden mit einer Konzentrationszunahme der Phospholipide, beobachtet. Diese beruht auf einem bevorzugten Anstieg der Cholin-enthaltenden Phospholipide, was zu einer entsprechenden Verschiebung des Phosphatidyl-Cholin/-Sphingolipid-Verhältnisses führt. Derartige Veränderungen der Serumlipide wurden beobachtet bei Patienten mit Karzinomen der Leber und des Pankreaskopfes sowie bei chronischer myeloischer Leukämie und Retikulum-Zell-Sarkom (LEE 1971).

## 8. Immunoassays

Die Analytik der Substanzen mit Tumor-Marker-Eigenschaften, besonders der „tumor-derived products“ setzt unabdingbar die Anwendung empfindlicher Methoden voraus. Entscheidende Impulse hat die klinische Nutzung dieser Parameter daher durch die

Entwicklung neuer Analysentechniken, vor allem der Immunoassays erfahren. Ihre Bedeutung für die Gesamtproblematik der Tumor-Marker-Anwendung macht es erforderlich, die Prinzipien dieser neuen Analytik hier vorzustellen.
Immunoassays sind allgemein den Protein-Bindungs-Reaktionen zuzuordnen, die in Abb. 12 in einer Übersicht dargestellt sind. Bindungsprotein ist in diesem Falle der Antikörper gegen das zu messende Antigen. Damit ist der Anwendungsbereich des Verfahrens begrenzt auf die Bestimmung von Substanzen mit immunogener Wirkung, einschließlich der Haptene. Durch die Kopplung der Immunreaktion, die die Spezifität der Untersuchung bestimmt, mit einer empfindlichen Indikatorreaktion bzw. mit

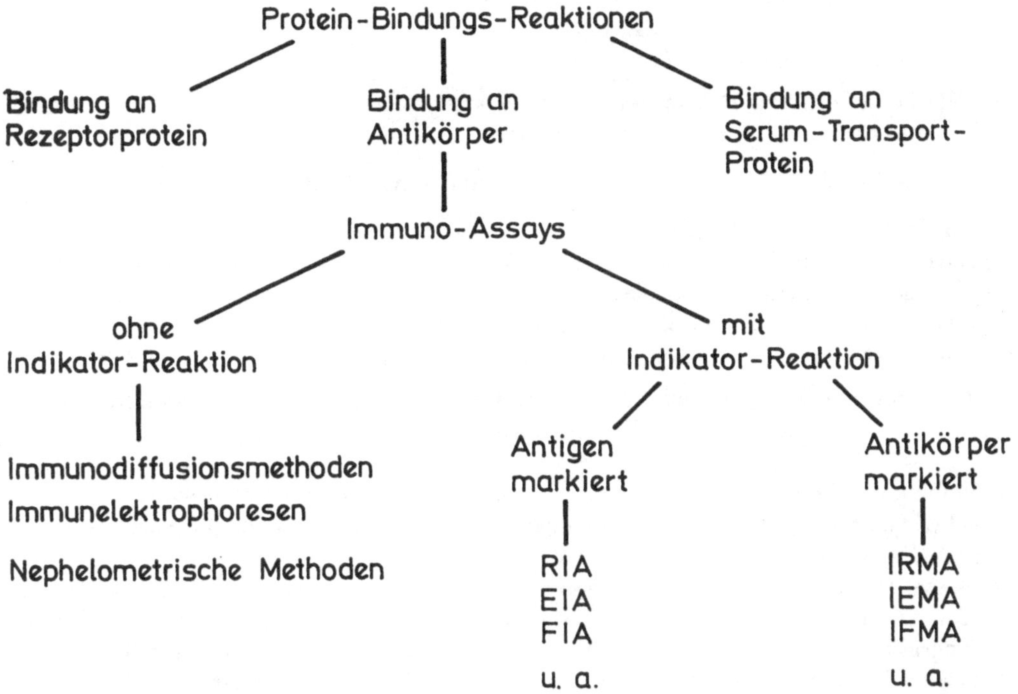


Abb. 12. Protein-Bindungs-Reaktionen — Übersicht

Indikatorsubstanzen, die eine sensitive Messung erlauben, wird eine Steigerung der Empfindlichkeit gegenüber den einfachen Antigen-Antikörper-Fällungsreaktionen erzielt, die in der Größenordnung von einer Million liegt.
Die für Immunoassays verwendeten Indikatoren (label) können sehr unterschiedlicher Art sein. Am häufigsten werden verwendet

— radioaktive Isotope, Beta- oder Gammastrahler, vor allem $^{125}J$,
— Enzyme, bevorzugt, aber nicht ausschließlich Peroxydase und alkalische Phosphatase,

außerdem können verwendet werden

— Enzyminhibitoren,
— fluoreszierende und chemilumineszierende Substanzen,
— Koenzyme wie ADP und ATP,
— freie Radikale, Viren, Metalle, rote Blutzellen, Latex und andere Partikel.

Neben diesen verschiedenen Markierungen gibt es zahlreiche Möglichkeiten der Variation in der Durchführung der Methoden. Ihre Vielfalt zwang zur Festlegung bestimmter Einteilungsprinzipien. So unterscheidet man prinzipiell zwischen Immunoassays mit markiertem Antigen und solchen mit markiertem Antikörper und spricht in ersterem Falle von Immunoassays im engeren Sinne, wobei der jeweilige „label“ in die Bezeichnung mit eingeht, im zweiten Fall dagegen von immunometrischen Assays.

1. Immunoassays mit markiertem Antigen

Hierher gehören, je nach Art des Indikators

- Radioimmuno-Assays (RIA),
- Enzymimmuno-Assays (EIA),
- Fluoroimmuno-Assays (FIA) usw.

Den Methoden liegt im Prinzip folgendes Reaktionsschema zugrunde: (AG = Antigen, AK = Antikörper, AG* = markiertes Antigen)

$$AG + AK + AG^* \rightarrow (AG{-}AK) + (AG^*{-}AK) + AG^*.$$

Durch Zählung der radioaktiven Impulse, Messung der Enzymaktivität oder Fluoreszenzanalyse wird die Menge des markierten Immunkomplexes ermittelt, die der gesuchten Antigenkonzentration umgekehrt proportional ist. Vorher muß jedoch das überschüssige markierte Antigen abgetrennt werden. Je nach Art und Weise der Trennung unterscheidet man verschiedene Variationen des Verfahrens:

a) Trennung von Antigen und Immunkomplex durch Methoden der Eiweißfraktionierung, z. B. Elektrophorese, Chromatographie, fraktionierte Fällung mit Ammonsulfat.
b) Fällung des Immunkomplexes aus dem Reaktionsgemisch mittels Zirkonylphosphatgel (Z-Gel-Methode) oder mit Hilfe eines zweiten Antikörpers (Anti-Spezies-Immunglobulin) = Doppelantikörpermethode.
c) Feste Phasen-Technik (solid phase immunoassay). Hierbei wird ein Reaktant (Antigen oder Antikörper) an eine feste Phase (z. B. Polystyrol oder Zellulose) fixiert und entfernt nacheinander die reagierenden Komponenten durch Bindung aus der Lösung, wodurch sich eine Trennung von Substanzen im Überschuß erübrigt.

2. Immunoassays mit markiertem Antikörper

Sie werden bezeichnet als

- Immunoradiometrischer Assay (IRMA),
- Immunoenzymometrischer Assay (IEMA),
- Immunofluorometrischer Assay (IFMA) usw.

Bei diesem Verfahren erfolgt direkt die Bindung des zu messenden Antigens an den im Überschuß zugesetzten markierten Antikörper:

$$AG + AK^* \rightarrow (AG{-}AK^*) + AK^*.$$

Damit ist die Menge des zu bestimmenden Antigens der Menge des markierten Immunkomplexes direkt proportional. Für die Abtrennung des überschüssigen markierten Antikörpers sind prinzipiell die gleichen Methoden einsetzbar wie sie unter 1. beschrieben wurden.

Besonders die Entwicklung und Anwendung von Enzymimmunoassays und immunoenzymometrischen Assays hat in den letzten Jahren eine stürmische Entwicklung erfahren (s. Übersicht OELLERICH 1980). Es ist daher notwendig, einige Besonderheiten dieser Verfahren herauszustellen. Hierbei ist grundsätzlich zu unterscheiden zwischen homogenen und heterogenen Enzymimmunoassays.

### 1. Homogene Enzymimmunoassays

Von homogenen Enzym-Immunoassays spricht man, wenn alle Reaktionsphasen mit allen Reaktionsteilnehmern in einem homogenen Reaktionsmedium ablaufen. Das ist jedoch nur der Fall bei den Verfahren, die die Bezeichnung EMIT = enzyme multiplied immunoassay technique erhalten haben und nur für die Bestimmung von Haptenen anwendbar sind. Das Prinzip der Methode besteht in der Maskierung bzw. Demaskierung aktiver Zentren am Indikatorenzym durch sterische Effekte, bedingt durch die Reaktion des enzymgebundenen Haptens mit seinem Antikörper (s. Abb. 13).

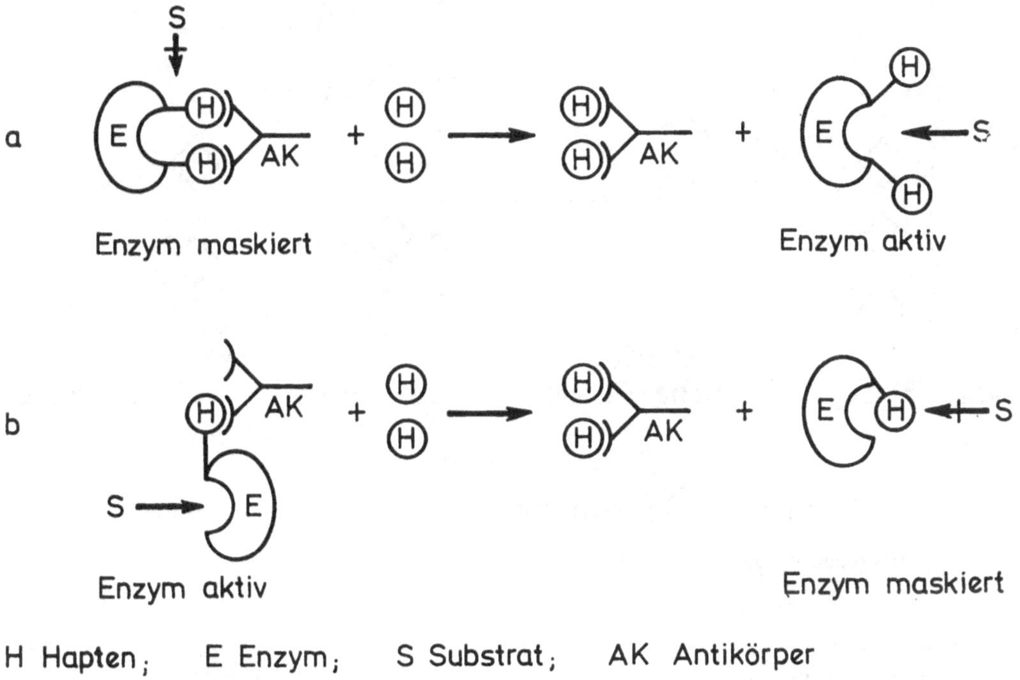


Abb. 13. Homogener Enzymimmunoassay (EMIT)
a) mit Enzymaktivierung
b) mit Enzyminaktivierung

### 2. Heterogene Enzymimmunoassays

In den meisten Fällen werden diese Verfahren als Feste-Phasen-Technik durchgeführt. In dieser Form führen sie die Bezeichnung ELISA = enzyme-linked immunosorbent assay. Sie können entweder als kompetitive (s. Abb. 14) oder als Sandwich-Tests (s. Abb. 15) aufgebaut werden. Bei den kompetitiven Methoden kann es sich entweder um Enzymimmunoassays mit markiertem Antigen (a) oder um Immunoenzymometrische

Assays mit markiertem Antikörper handeln (b). Prinzipiell konkurriert hier die markierte und die nicht markierte Komponente um die Bindungsstelle an der fixierten Komponente. Dabei sind Antigen und Antikörper sowohl fixiert als auch löslich einzusetzen. Bei der Sandwich-Technik erfolgen nacheinander immunologische Reaktionen mit verschiedenen Komponenten bis zur Fixierung des Enzym-markierten Antikörpers (s. Abb. 15). In allen Fällen ist die Indikator-Reaktion die Bestimmung der Aktivität des jeweiligen Marker-Enzyms.

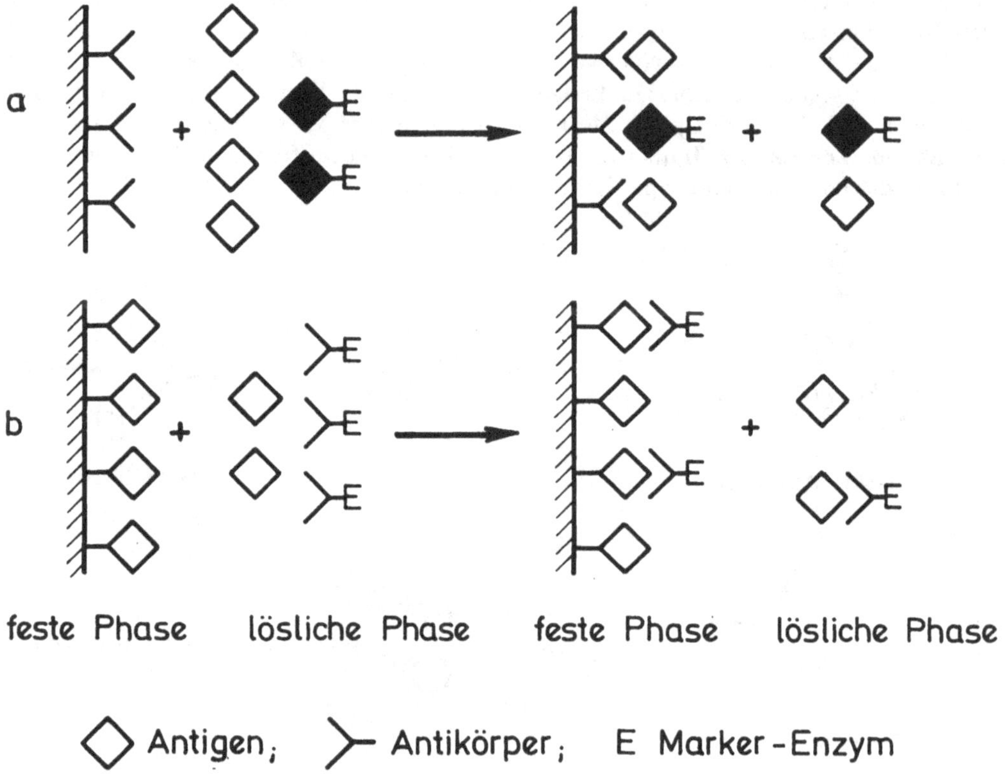


Abb. 14. Heterogener Enzymimmunoassay (ELISA)
Kompetitive Verfahren

Enzymimmunoassays haben gegenüber Radioimmunoassays den Vorteil, daß die Besonderheiten für den Umgang mit radioaktiven Isotopen entfallen, keine besondere Meßtechnik erforderlich ist, die Reagentien stabiler sind und, besonders bei den EMITs, eine Automatisierung möglich ist. Die Schwierigkeiten, die allen Immunoassays anhaften, liegen in der Gewinnung der Immunreagentien. Für den Aufbau der Tests ist es notwendig, die Antigene zu isolieren und die Antiseren zu gewinnen. Für die Herstellung monoklonaler Antikörper mit der Hybridomtechnik (Köhler u. Milstein 1975) sind hochgereinigte Antigene erforderlich. Außerdem müssen die entsprechenden Konjugate hergestellt und die Testbedingungen ermittelt werden.

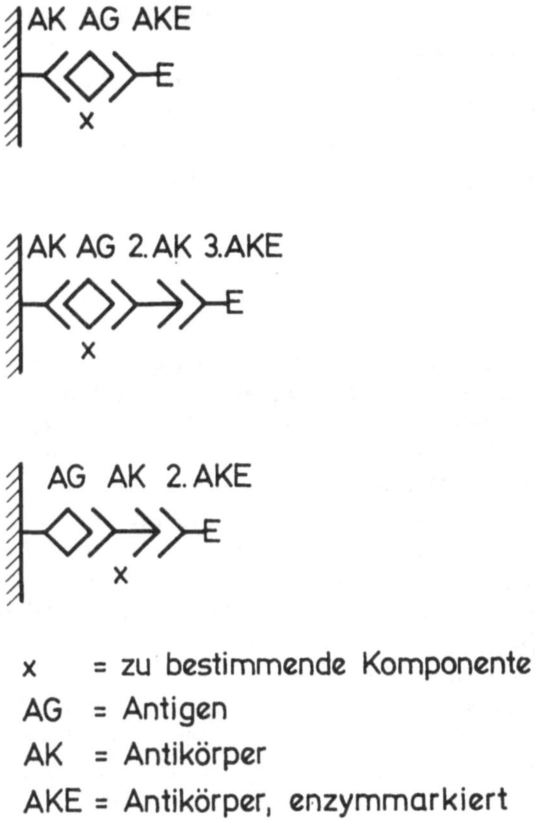


Abb. 15. Heterogener Enzymimmunoassay — Sandwich-Techniken

## 9. Schlußfolgerungen

Ausgehend von der Entdeckung des AFP und des CEA als onkofetaler Proteine und ihrer Beziehung zu Tumorerkrankungen hat sich in den letzten 10—15 Jahren eine nahezu unübersehbare Fülle von Untersuchungen und Berichten über tumorrelevante Parameter angehäuft. Die zahllosen Einzelfakten konnten hier nur zu einem kleinen Teil erwähnt und dargelegt werden. Dieser Versuch einer Bestandsaufnahme, so unvollkommen sie auch immer sein mag und zwangsläufig sein muß, verfolgt den Zweck, eine gewisse Basis zu schaffen für die Einschätzung dieses sich gegenwärtig in rasanter Entwicklung befindenden Gebietes. Das große Interesse, daß dieser Problematik entgegengebracht wird, resultiert aus ihrer praktischen Bedeutung für die aktuellen Forderungen der angewandten Onkologie nach Möglichkeiten zur frühzeitigen Erkennung maligner Prozesse, zu ihrer eindeutigen Abgrenzung von benignen Erkrankungen, zur schnellen und sicheren Einschätzung der Wirkung therapeutischer Maßnahmen und zur Kontrolle des Krankheitsverlaufs.
Der gegenwärtige Stand der Entwicklung ist etwa folgendermaßen einzuschätzen: Für zahlreiche aktiv oder passiv am Stoffwechselgeschehen beteiligte Substanzen wurden Konzentrationsveränderungen in Körperflüssigkeiten im Zusammenhang mit malignen Erkrankungen nachgewiesen. Die jeweiligen Korrelationen ergeben sich:

1. aus speziellen Syntheseleistungen der Tumorzelle. Diese haben ihre Ursache in der durch die maligne Entartung induzierten Derepression bzw. Expression reprimierter

Gene und führen zur Bildung fetaler, plazentaler oder ektoper Proteine, Isoenzyme oder Hormone, die in die Zirkulation gelangen;

2. aus der Freisetzung von Substanzen, die in der Tumorzelle stoffwechselbedingt in höherer Konzentration anfallen als in normalen Zellen, woraus sich meßbare, aber meist unspezifische extrazelluläre Konzentrationsveränderungen ergeben. Diese Beobachtungen beziehen sich im allgemeinen auf Enzyme der in der Tumorzelle verstärkt ablaufenden Stoffwechselprozesse sowie auf einige damit im Zusammenhang stehende Metabolite;
3. aus der Wirkung von Tumorzellen
   — auf das Immunsystem und
   — auf das umgebende Gewebe.

   Aus ersterem Einfluß resultieren u. a. die qualitativen und quantitativen Veränderungen der Immunoglobuline in Serum und Geweben, die Umgebung des Tumors kann mit der Freisetzung von Enzymen, Proteinen und Metaboliten reagieren.

Die beste Tumorspezifität weisen die direkt vom Tumor produzierten Substanzen auf, denen daher die Bezeichnung „Tumor-Marker" im engeren Sinne zukommt. Ihr Nachweis in der Zirkulation liefert einen direkten Hinweis auf das Vorliegen einer malignen Erkrankung. Die Nachweisbarkeit der zirkulierenden Substanzen setzt jedoch eine gewisse Quantität der Syntheseleistung des Tumors voraus, die meist erst vom manifesten oder fortgeschrittenen malignen Prozeß erreicht wird, so daß sich Erkrankungen im Anfangsstadium durch eine Tumor-Marker-Bestimmung meist nicht erkennen lassen. Die direkte Beziehung zwischen Synthese und zirkulierender Menge macht diese Substanzen jedoch zu brauchbaren Indikatoren für die Therapie- und Verlaufskontrolle. Ähnliches gilt, jedoch mit entsprechenden Vorbehalten, für die unspezifischen und die tumorassoziierten Parameter. Trotz dieser Einschränkungen ist festzustellen, daß die Tumor-Marker-Analytik erstmals die Möglichkeit bietet, Substanzen zu erfassen, die mit dem malignen Prozeß im Zusammenhang stehen. Damit ist die Grundlage für eine zielgerichtete Entwicklung geschaffen worden, die außer von den Fortschritten der biochemischen Grundlagenforschung maßgeblich von der Erarbeitung einer leistungsfähigen, sensitiven Analytik abhängen wird. Aus heutiger Sicht ergeben sich zunächst folgende, in Zukunft zu lösende Probleme:

1. Nachweis und Quantifizierung weiterer, möglichst tumor- und lokalisationsspezifischer Antigene in Tumorgeweben und in der Zirkulation.
2. Einwandfreie Fundierung und Abgrenzung der klinischen Aussagefähigkeit von Tumor-Marker-Bestimmungen hinsichtlich
   — der Differenzierung zwischen maligner und benigner Erkrankung,
   — der Spezifität für bestimmte Tumorlokalisationen,
   — der Korrelation zu Tumor-Aktivität und -Ausbreitung, Therapiewirksamkeit und Krankheitsverlauf und
   — der Differenzierung zwischen Metastasierung und Rezidivierung.
3. Erarbeitung eines „Netzwerks" von Tumor-Markern mit spezieller Aussagefähigkeit für verschiedene Konstellationen klinischer Fragestellungen.
4. Suche nach Markern für die Erfassung präneoplastischer Zustände.
5. Entwicklung spezifischer und empfindlicher Immunoassays, zum Beispiel unter Verwendung monoklonaler Antikörper.

Es ist zu erwarten, daß in den nächsten Jahren durch diese Entwicklungen für die Labordiagnostik bei Tumorpatienten entscheidende Fortschritte zu erwarten sind, wie sie sich bereits jetzt aus der sinnvollen Nutzung der vorhandenen Erkenntnisse ergeben.

## Literaturverzeichnis


ACEVEDO, H. F., E. A. CAMPBELL, J. C. FRICH, L. P. MERKOW, D. HAYESLIP, and J. GILMORE: Urinary cholsterol: 7. Significance of excretion of nonesterified cholesterol in patients with uterine carcinoma. Cancer **36** (1975), 1459–1469

ADAMI, H. O., R. HÄLLGREN, and G. LUNDQUIST: Serum beta-2-microglobulin in women with breast cancer and in age-matched, non-hospitalized controls. Clin. chim. acta **93** (1979), 43–50

AKAGI, K., M. YAMANAKA, K. MURAI, Y. NIHO, and T. OMAE: Serum acid ribonuclease in myelogenous leukemia. Cancer Res. **38** (1978), 2168–2173

ALEXANDER, F. W., H. T. DELVES, and H. LAY: Plasma copper and zinc in acute leukemia. Arch. Dis. Childhood **47** (1972), 671

ALSABTI, E. A. K.: Serum immunoglobins in acute myelogenous leukemia. Neoplasma **26** (1979), 611–616

ALSABTI, E. A. K. and A. SHAHEEN: The prognostic value of serum immunoglobulin levels in HODGKIN's disease. Neoplasma **26** (1979), 329–334

AL-SARRAF, M., L. BAKER, R. W. TALLEY, K. KITHIER, and V. K. VAITKEVICIUS: Value of serial carcinoembryonic antigen (CEA) in predicting response rates and survival of patients with gastrointestinal cancer, treated with chemotherapy — Southwest-Oncology-Group-Study. Cancer **44** (1979), 1222–1225

AMLOT, P. L. and L. GREEN: Serum IgG, IgA, IgM, IgD and IgE concentrations in lymphomas. Brit. J. Cancer **40** (1979), 371–379

ANAOKAR, S., P. J. GARDY, and I. C. STANDEFER: Solid-phase enzyme immunoassay for serum ferritin. Clin. Chem. **25** (1979), 1426–1431

ANDERSON, J. M., W. H. STIMSON, G. GETTINBY, S. K. JHUNJHUNWALA, and R. W. BURT: Detection of mammary micrometastases by pregnancy-associated alpha-2-glycoprotein (PAG, alpha-2-PAG or PAM) and carcinoembryonic antigen (CEA). Europ. J. Cancer **15** (1979), 709–714

ARDIET, C., R. GONTHIER, P. PASQUET et B. LAHNECHE: Comparaison des taux seriques de la beta-2-microglobuline et de l'antigene carcino-embryonnaire dans la survaillance du cancer bronchopulmonaire. Path. Biol. **26** (1978), 355–357

BAGSHAWE, K. D., R. M. LEQUIN, P. H. SIZARET, and Y. S. TATARINOV: Pregnancy beta-1-glycoprotein and chorionic gonadotropin in serum of patients with trophoblastic and non-trophoblastic tumours. Europ. J. Cancer **14** (1978), 1331–1336

BANWO, O., I. VERSEY, and I. R. HOBBS: New oncofetal antigen for human pancreas. Lancet I (1974), 643–645

BARKIN, J. S., M. H. KALSER, R. KAPLAN, D. REDLHAMMER, and A. HEAL: Initial levels of CEA and their rates of change in pancreatic carcinoma following surgery, chemotherapy and radiation therapy. Cancer **42** (1978), 1472–1476

BARTOS, D., R. A. CAMPBELL, F. BARTOS, and D. P. GRETTIE: Direct determination of polyamines in human serum by radioimmunoassay. Cancer Res. **35** (1975), 2056–2060

BARTOS, F., D. BARTOS, D. P. GRETTIE, R. A. CAMPBELL, L. J. MARTON, R. G. SMITH, and G. D. DAVES jr.: Polyamine levels in normal human serum. Biochem. Biophys. Res. Comm. **75** (1977), 915–919

BAUER, C. H., E. KÖTTGEN, and W. REUTTER: Elevated activities of alpha-2- and alpha-3-fucosyltransferases in serum as a new indicator of malignancy. Biochem. Biophys. Res. Comm. **76** (1977), 488—494

BAUER, C. H., W. G. REUTTER, K. P. ERHART, E. KÖTTGEN, and W. GEROK: Decrease of human serum fucosyltransferase as an indicator of successful tumor therapy. Science **201** (1978), 1332—1333

BAUER, H. W., und H. BOHN: Schwangerschaftsspezifische und schwangerschaftsassoziierte Proteine in der Diagnostik und Verlaufskontrolle maligner Erkrankungen. Klin. Wschr. **56** (1978), 531—537

BAUER, H. W., C. GROPP und H. BOHN: Schwangerschaftsassoziiertes alpha-2-Glykoprotein im Serum von Patienten mit Bronchial-Karzinomen. Prax. Pneumol. **32** (1978), 194

BAUER, H. W., K. E. M. DEUTSCHMANN, H. H. PETER, and H. BOHN: Pregnancy associated alpha-2-glycoprotein in malignant melanoma. Europ. J. Cancer **15** (1979), 123—126

BAUER, H. W.: The pregnancy-associated alpha-2-glykoprotein ($\alpha_2$PAG) — a tumor marker? Klin. Wschr. **59** (1981), 149—155

BAYER, P. M., H. GANZINGER, E. C. BURGER, Th. GERGELY, F. GABL und K. MOSER: Ein Vergleich der Serum-Phosphohexoseisomerase und Sialyltransferase-Aktivitäten bei Patienten mit malignen Erkrankungen. Wiener Klin. Wschr. **89** (1977), 16—17

BEAUDUIN, M. and E. PLUYGERS: The interest of beta-2-microglobulin in the cancer. Path. Biol. **26** (1978), 343—344

BÈLANGER, L., C. SYLVESTRE, and D. DUFOUR: Enzyme linked immunoassay for alpha-fetoprotein by competition and sandwich procedures. Clin. chim. acta **48** (1973), 15—18

BELL, C. A. jr.: A normal adult and fetal lung antigen present at different quantitative levels in different histologic types of human lung cancer. Cancer **37** (1976), 706—713

BELL, C. A. jr and S. SEETHARAM: A plasma membrane antigen highly associated with oat-cell carcinoma of the lung and undetectable in normal adult tissue. Int. J. Cancer **18** (1976), 605—611

BELLEVILLE, F., F. BERTRAND, and P. NABET: Beta-2-microglobulin and monoclonal gammopathies. Path. Biol. **26** (1978), 348—350

BELLIVEAU, R. E., L. A. YAMAMOTO, A. R. WASSELL, and P. H. WIERNIK: REGAN-Isoenzyme in patients with hematopoitic tumors. Am. J. Clin. Path. **62** (1974), 329—334

BENHAM, F. J., M. S. POVEY, and H. HARRIS: Placental-like alkaline phosphatase in malignant and benign ovarian tumors. Clin. chim. acta **86** (1978), 201—216

BERNE, B. H.: Alpha-2-pregnoglobulin — a pregnancy associated macroglobulin elevated by estrogen and oral contrazeptiva administration. I.R.C.S. Med. Sci. (73-10) (1973), 10—26

BHATTACHARYA, M. and J. J. BARLOW: Ovarian tumor antigens. Cancer **42** (1978), 1616—1620

BISSET, J. P., R. POIRIER, F. ROUX, R. SAUVAN et J. P. KLEISBAUER: Beta-2-microglobuline et antigène carcino-embryonnaire dans les cancers bronchiques primitifs. Path. Biol. **26** (1978), 353—354

BJÖRKLUND, B. and V. BJÖRKLUND: Antigenicity of pooled human malignant and normal tissues by cyto-immunological technique: Presence of an insoluble, heatlabile tumor-antigen. Int. Arch. Allergy **10** (1957), 153—184

BJÖRKLUND, B., V. BJÖRKLUND, B. WIKLUND, R. LUNDSTRÖM, P. H. EKDAHL, L. HAGBARD, K. KAIJSER, G. EKLUND, and B. LÜNING: A human tissue polypeptide related to cancer and placenta: I. Preparation and properties; II. Assay techniques; III. Clinical studies of 1483 individuals with cancer and other conditions. In: Immunological Techniques for Detection of Cancer (B. BJÖRKLUND ed.), Bonniers, Stockholm, Sweden **1973**, S. 133—187

BJÖRKLUND, B.: On the nature and clinical use of the tissue polypeptide antigen (TPA). Tumor Diagnostik **1** (1980), 9—20

BLACKMAN, M. R., I. A. KOURIDES, S. W. ROSEN, and B. D. WEINTRAUB: Comparative utility of human placental and pituitary glykoprotein hormones and subunits as tumor markers. Clin. Res. **26** (1978), 303A

BLANK-LISS, E. E., P. C. W. LAI, D. M. HAY, and F. L. LORSCHEIDER: A rapid radioimmunoassay for human alpha-fetoprotein. Clin. chim. acta **86** (1978), 67—72

BODANSKY, O.: Serum phosphohexose isomerase in cancer. II. As index of tumor growth in metastatic carcinoma of the breast. Cancer 7 (1954), 1200–1226

BOGGUST, W. A., M. MORIARTY, and S. O'CONNELL: New factors relevant to polyamine levels in cancer patients. Irish. J. Med. Sci. **148** (1979), 210–222

BOHN, H.: Nachweis und Charakterisierung von Schwangerschaftsproteinen in der menschlichen Placenta sowie ihre quantitative immunologische Bestimmung im Serum schwangerer Frauen. Arch. Gynäk. **210** (1971), 440–457

BOHN, H.: Charakterisierung der schwangerschaftsassoziierten Glykoproteine als akute Phaseproteine. Arch. Gynäk. **213** (1972), 54–72

BONHAM, D. G. and D. F. GIBBS: A new enzyme test for gynecological cancer: 6-phosphogluconate dehydrogenase activity in vaginal fluid. Brit. med. J. II (1962), 823–824

BOSMANN, H. B.: Elevated glycosidases and proteolytic enzymes in cells transformed by RNA tumor virus. Biochim. biophys. acta **264** (1972), 339–343

BOSMANN, H. B. and T. C. HALL: Enzyme activity in invasive tumors of human breast and colon. Proc. Natl. Acad. Sci. USA **71** (1974), 1833–1837

BOSTICK, W. D., S. R. DINSMORT, J. E. MROCHEK, and T. P. WAALKES: Separation and analysis of arylsulfatase isoenzymes in body fluids of man. Clin. Chem. **24** (1978), 1305–1316

BRAATZ, J. A., K. R. MC INTIRE, G. L. PRINCLER, K. H. KORTRIGHT, and R. B. HERBERMAN: Purification and characterization of a human lung tumor-associated antigen. J. Natl. Cancer Inst. **61** (1978), 1035–1046

BRATTAIN, M. G., P. M. KIMBALL, and T. G. PRETLOW: Beta-hexosaminidase isoenzymes in human colon carcinoma. Cancer Res. **37** (1977), 731–735

BRATTAIN, M. G., P. M. KIMBALL, I. R. DURANT, T. G. PRETLOW, D. SMITH, I. CARPENTER, and M. MARKS: Urinary hexosaminidase in patients with lung carcinome. Cancer **44** (1979), 2267 to 2272

BRAUNSTEIN, G. D., J. L. VAITUKAITIS, P. P. CARBONE, and G. T. ROSS: Ectopic production of human chorionic gonadotropine by neoplasms. Ann. Intern. Med. **78** (1973), 39–45

BRAUNSTEIN, G. D., A. B. FORSYTHE, I. L. RASOR, M. B. VANSCOYMOSHER, R. W. THOMPSON, and M. E. WADE: Serum glycoprotein hormone alpha subunit levels in patients with cancer. Cancer **44** (1979), 1644–1657

BREBION, J., C. BECK, B. DESCOTTES et J. P. OLIVIER: Ètude comparative des resultats des dosages de la beta-2-microglobuline et de l'antigène carcino-embryonnaire dans les cancers du tube digestif terminal. Path. Biol. **26** (1978), 361–362

BREITER, D. N., R. B. DIASIO, J. P. NEIFELD, N. L. ROUSH, and S. A. ROSENBERG: Serum copper and zinc measurements in patients with osteogenic sarcoma. Cancer **42** (1978), 598–602

BRODY, J. P., J. SAVORY, B. C. STURGILL, M. R. LEHMAN, and M. R. WILLS: Prostatic acid phosphatase as measured with two RIA-kits in the detection of prostatic adenocarcinoma. Clin. Chem. **27** (1981), 605–606

BROWN, G., D. CAPELLARO, and M. GREAVES: Leukemia-associated antigens in man. J. Natl. Cancer Inst. **55** (1975), 1281–1289

BUFFE, D.: Fetoproteins and children's tumors. GANN Monogr. on Cancer Res. **14** (1973), 117–128

BUFFE, D., C. RIMBAUT, and P. BURTIN: Présence d'une proteine d'origine tissulaire, l'alpha-2-H-globuline, dans le sérum des sujets attaints d'affections malignes. Int. J. Cancer **3** (1968), 850–856

BUNDSCHUH, G.: Xh — ein genetisch determiniertes Alpha-2-Globulin. Acta biol. med. germ. **17** (1966), 349–356

BURKHARDT, H., R. WEPLER und K. ROMMEL: Indikationen zur Hydroxyprolinbestimmung im Urin. Dtsch. med. Wschr. **101** (1976), 1394–1397

BURT, R. W., J. G. RATCLIFFE, B. H. R. STACK, J. CUTHBERT, R. S. KENNEDY, C. S. CORKER, P. FRANCHIMONT, W. G. S. SPILG, and W. H. STIMSON: Serum biochemical markers in lung cancer. Brit. J. Cancer **37** (1978), 714–717

BURTIN, P., S. v. KLEIST, and M. C. SABINE: Loss of normal colonic membrane antigen in human cancers of the colon. Cancer Res. **31** (1971), 1038–1041

BUSCH, H.: Nicht-Histon Chromatin-Proteine in Tumorzellen. Klin. Wschr. **57** (1979), 253–256

CADEAU, B. J., M. E. BLACKSTEIN, and A. MAKIN: Increased incidence of placenta-like alkaline phosphatase activity in breast and genitourinary cancer. Cancer Res. **34** (1974), 729–732

CALDEROLI, H., C. SCHOENAHL, Ch. MEYER, L. F. HOLLENDER, C. KOEHL et J. ABECASSIS: Détermination de la beta-2-microglobuline plasmatique dans des affections digestives malignes et benignes. La Nouv. Presse Med. **7** (1978), 758

CALMETTES, C., M. S. MOUKHTAR, and G. MILHAUD: Plasma-CEA versus plasma calcitonin in the diagnosis of medullary carcinoma of the thyroid. Cancer Immunol. Immunther. **4** (1978), 251–256

CANAL, P., R. BUGAT, G. SOULA et P. F. COMBES: Détermination de la $\beta$-HCG circulante ectopique dans les tumeurs solides. Path. Biol. **29** (1981), 150–154

CANTRELL, E. T., G. A. WARR, D. L. BUSBEE, and R. R. MARTIN: Induction of aryl-hydrocarbon hydroxylase in human pulmonary alveolar macrophages by cigarette smoking. J. clin. Invest. **52** (1973), 1881–1884

CARDA ABELLA, P., S. PEREZCUADRADO, and J. MATEJIMENEZ: LDH-Isoenzyme patterns in human gastric mucosa with precancerous changes. Cancer **42** (1978), 490–494

CASSUTO, J. P., B. P. KREBS, M. V. JOYNER, G. VIOT, P. DUJARDIN, P. AUDOLY, and R. MASSEYEFF: Beta-2-microglobulin in lymphoproliferative disorders with special reference to gammopathies. Path. Biol. **26** (1978), 345–347

CHAISIRI, P., M. E. HARPER, and K. GRIFFITHS: Plasma spermine concentrations of patients with benign and malignant tumours of the breast and prostata. Clin. chim. acta **92** (1979), 273–282

CHATTERJEE, S. K., M. BHATTACHARYA, and J. J. BARLOW: Glycosyltransferase and glycosidase activities in ovarian cancer patients. Cancer Res. **39** (1979), 1943–1951

CHEN, Y. M., B. T. LIM, and W. CHAVIN: Serum tyrosinase in malignant disease. Its activity and the electrophoretic patterns of the enzyme as carried by immunoglobulins. Cancer Res. **39** (1979), 3485–3490

CHILD, J. A., B. SPATI, S. ILLINGWORTH, D. BARNARD, S. CORBETT, A. V. SIMMONS, J. STONE, T. S. WORTHY, and E. H. COOPER: Serum beta-2-microglobulin and C-reactive protein in the monitoring of lymphomas. Findings in a multicenter study and experience in selected patients. Cancer **45** (1980), 318–326

CHIO, L. F. and C. J. OON: Changes in serum alpha-1-antitrypsin, alpha-1-acid glycoprotein and beta-2-glycoprotein-1 in patients with malignant hepatocellular carcinoma. Cancer **43** (1979), 596–604

CHRETIEN, P. B., W. MATTHEWS jr., and P. L. TWOMEY: Serum ribonucleases in cancer: relation to tumor histology. Cancer **31** (1973), 175–179

COLIGAN, J. E., M. L. EGAN, R. L. GUYER, W. C. SCHNUTE, and C. W. TODD: Structural studies on the carcinoembryonic antigen. Ann. N.Y. Acad. Sci. **259** (1975), 355–365

COOLEN, R. B., D. A. PRAGAY, J. S. NOSANCHUK, and R. BELDING: Elevation of brain-type creatine kinase in serum from patients with carcinoma. Cancer **44** (1979), 1414–1418

COOMBES, R. C., T. J. POWLES, J. C. GAZET, A. B. NASH, H. T. FORD, A. MC KINNA, and A. M. NEVILLE: Assessment of biochemical tests to screen for metastases in patients with breast cancer. Lancet I (1980), 296

COOPER, E. H., R. GLASHAN, M. R. G. ROBINSON, D. B. MORGAN, and K. TRAUTNER: The evaluation of a new immunoassay for the measurement of prostatic acid phosphatase. Clin. chim. acta **113** (1981), 27–34

CRISS, W. E.: A review of isoenzymes in cancer. Cancer Res. **31** (1971), 1523–1542

CROFTON, P. M. and A. F. SMITH: REGAN variant alkaline phosphatase in gastrointestinal carcinoma. Clin. chim. acta **86** (1978), 81–88

DADDONA, P. E., M. A. FROHMANN, and W. N. KELLEY: Radioimmunochemical quantitation of human adenosine desaminase. J. clin. Invest. **64** (1979), 798–803

DALLÜGE, K. H., H. J. EICHHORN, R. ZIEGENBEIN, J. HÜTTNER und R. JACOB: Die Wertigkeit von Serumfermentuntersuchungen für die Erkennung von Rezidiven und Metastasen bösartiger Geschwülste. Dtsch. Gesundh. Wes. **30** (1975), 1090–1096

DAMLE, S. R., P. A. SHETTY, D. J. JUSSAWALLA, S. V. BHIDE, and A. J. BAXI: Occurrence of heat-labile REGAN-type of alkaline phosphatase in hematopoietic tumors. Int. J. Cancer **24** (1979), 398–401

DARCY, D. A., C. TURBERVILLE, and R. JAMES: Immunological study of carcinoembryonic antigen (CEA) and a related glycoprotein. Brit. J. Cancer **28** (1973), 147–160

DAVER, A., A. CHASSEVENT, A. BEN BOUALI, A. F. BERTRAND, C. DEROCHE, P. CELLIER, C. TUCHAIS, C. SOUAILLE, P. MAILLART, G. BERTRAND, J. F. MINIER, F. LARRA et B. AGERUP: La beta-2-microglobuline en pathologie cancéreuse. Path. Biol. **26** (1978), 335–340

DEPIERRE, A., J. KADOUCHE, A. M. CHAMAGNE, et Y. NAJEAN: Étude comparative de l'antigène carcino-embryonnaire et de la beta-2-microglobuline. Étude méthodologique et interpretation clinique. Path. Biol. **26** (1978), 341–342

DESHPANDE, N., J. MITCHELL, and R. MILLIS: Tumour enzymes and prognosis in human breast cancer. Europ. J. Cancer **17** (1981), 443–448

DESSER, H., G. KLEINBERGER, and J. KLARING: Plasma polyamine levels in patients with liver insufficiency. J. Clin. Chem. **19** (1981), 159–164

DOSTALOVA, O., E. SCHÖN, M. WAGNEROVA, J. JELINEK, and V. WAGNER: Serum immunoglobulin levels in cancer patients. I. Serum immunoglobulins and primary tumor localization. Neoplasma **22** (1975), 539–546

DOSTALOVA, O., M. WAGNEROVA, E. SCHÖN, V. WAGNER, and J. JELINEK: Serum immunoglobulin levels in cancer patients. III. Immunoglobulin levels and metastases of malignant tumors. Neoplasma **24** (1977a), 177–192

DOSTALOVA, O., M. WAGNEROVA, E. SCHÖN, V. WAGNER, and J. JELINEK: Serum immunoglobulin levels in cancer patients. IV. The influence of therapy on the levels of IgG, IgA and IgM. Neoplasma **24** (1977b), 193–198

DRAKE, W. P., M. SCHMUKLER, W. J. PENDERGAST, A. S. DAVIS, J. L. LICHTENFELD, and M. R. MARDINEY: Abnormal profile of human nucleolytic activity as a test for cancer. J. Natl. Cancer Inst. **55** (1975), 1055–1060

DRYSDALE, J. W., T. G. ADELMAN, P. AROSIO, D. CASAREALE, P. FITZPATRICK, J. T. HAZARD, and M. YOKOTA: Human Isoferritins in normal and disease state. Seminars in Hematol. **14** (1977), 71–85

DULIS, B. and I. B. WILSON: Serum alkaline phosphatase isoenzymes in lymphoproliferative diseases. Cancer Res. **38** (1978), 2519–2522

DURHAM, J. P., D. GILLIES, A. BAXTER, and R. O. LOPEZ SOLIS: The application of a simple, sensitive disc assay for sialyltransferase activity to particulate and soluble enzyme preparations and its use in measuring enzymatic activity in human plasma samples. Clin. chim. acta **95** (1979), 425–432

DURIE, B. G. M., S. E. SALMON, and D. H. RUSSELL: Polyamines as markers of response and disease activity in cancer chemotherapy. Cancer Res. **37** (1977), 214–221

EDYNAK, E. M., L. J. OLD, M. VRANA, and M. P. LARDIS: A fetal antigen associated with human neoplasia. New Engl. J. Med. **286** (1972), 1178

EGAN, M. L., J. T. LAUTENSCHLEGER, J. E. COLIGAN, and C. W. TODD: Radioimmune-assay of carcinoembryonic antigen. Immunochemistry **9** (1972), 289–299

EGYUD, L. C. and A. SZENT-GYÖRGY: Cell division. SH-groups, ketoaldehyds and cancer. Proc. Natl. Acad. Sci. USA **55** (1965), 388–393

EIMERMACHER, H., W. TINNEFELD, H. PRESSLER, P. SCHUSTER und H. K. BEYER: Carcinoembryonales Antigen (CEA) und CEA-ähnliche Aktivitäten in Aszites und Pleura-Ergüssen. Klin. Wschr. **57** (1979), 575–580

ENGVALL, E. and R. H. YONEMOTO: Is $SP_1$ (pregnancy specific beta-1-glycoprotein) elevated in cancer patients? Int. J. Cancer **24** (1979), 759–761

FAROOQUI, A. A. and P. MANDEL: The clinical aspects of arylsulphatases. Clin. chim. acta **74** (1977), 73–100

FERRUA, B., C. VINCENT, J. P. REVILLARD, G. PETTAZZI, R. MAIOLINI, G. VIOT, and R. MASSEYEFF: A sandwich method of enzyme immunoassay. III. Assay for human $\beta$-2-microglobulin compared with radioimmunoassay. J. immunol. Meth. **36** (1980), 149–158

FEUSTEL, A., F. WOHLRAB, P. PASCHKE und G. ZOCHERT: Verteilung der Isoenzyme der Laktatdehydrogenase in benignen und malignen Geschwülsten der Prostata des Menschen. Urol. int. **31** (1976), 302–314

FISHER, G. L., V. S. BYERS, M. SHIFRINE and A. S. LEVINE: Copper and zinc levels in serum from human patients with sarcomas. Cancer **37** (1976), 356–363

FISHER, G. L., L. E. SPITLER, K. L. MC NEILL, and L. S. ROSENBLATT: Serum copper and zinc levels in melanoma patients. Cancer **47** (1981), 1838–1844

FISHMAN, W. H. and N. K. GHOSH: Isoenzymes of human alkaline phosphatase. In Adv. Clin. Chem. **10** (1967), 255–370

FISHMAN, W. H., N. R. INGLIS, L. L. STOLBACH, and M. J. KRANT: A serum alkaline phosphatase isoenzyme of human neoplastic cell origin. Cancer Res. **28** (1968), 150–154

FISHMAN, W. H., N. R. INGLIS, J. VAITUKAITIS, and L. L. STOLBACH: REGAN isoenzyme and human chorionic gonadotropin in ovarian cancer. Natl. Cancer Inst. Monogr. **42** (1975), 63–74

FISHMAN, L., H. MIYAYAMA, S. G. DRISCOLL, and W. H. FISHMAN: Developmental phase-specific alkaline phosphatase isoenzymes of human placenta and their occurrence in human cancer. Cancer Res. **36** (1976), 2268–2273

FRACKELTON jr., A. R., R. B. SZARO, and S. K. WELTMAN: A galaktosidase immunosorbent test for carcinoembryonic antigen. Cancer Res. **36** (1976), 2845–2949

FREED, D. J. L.: Chapter 18: The carcinoembryonic antigen in S. C. TRUELOVE and D. P. JEWELL: Topics in gastroenterology. Blackwell Scientific Publications. 1973. Oxford–London–Edinburgh–Melbourne

FRITSCHE, R. and J. P. MACH: Identification of a new oncofetal antigen associated with several types of human carcinomas. Nature **258** (1975), 734–737

FRÖHLICH, Ch.: Über die Analyse erhöhter Serumenzymaktivitäten der Laktatdehydrogenase bei neoplastischen Erkrankungen mit Hilfe der Isoenzymauftrennung. Verh. dtsch. Ges. inn. Med. **73** (1967), 844–847

FROST, M. J., G. T. ROGERS, and K. D. BAGSHAWE: Extraction and preliminary characterization of a human bronchogenic carcinoma antigen. Brit. J. Cancer **31** (1975), 379–386

GAFFAR, S. A., J. A. BRAATZ, K. H. KORTRIGHT, G. L. PRINCLER, and K. R. MC INTIRE: Further studies on a human lung tumor-associated anigen. Comparison of antigens from different tumors. J. biol. Chem. **254** (1979), 2097–3002

GAHMBERG, C. G., A. SEKKI, T. U. KOSUNEN, L. R. HOLSTI, and O. MÄKELÄ: Induction of aryl hydrocarbon hydroxylase activity and pulmonary carcinoma. Int. J. Cancer **23** (1979), 302–305

GAMKLOU, R. and T. SCHERSTÉN: Activity of alpha-1,4-glucosidase in serum from patients with malignent tumor. Cancer **32** (1973), 298–301

GANZINGER, U., F. DORNER, F. M. UNGER, K. MOSER und K. JENTZSCH: Erhöhung der Serum-Sialyltransferase bei menschlichen Malignomen: Grundlage für ein neues Diagnosticum? Klin. Wschr. **55** (1977), 553–555

GASSER, A. B., D. DEPIERRE, and B. COURVOISIER: Total urinary and free serum hydroxyproline in metastatic bone disease. Brit. J. Cancer **39** (1979), 280–283

GEHRKE, C. W., K. C. KUO, T. P. WAALKES, and E. BOREK: Patterns of urinary excretion of modified nucleosides. Cancer Res. **39** (1979), 1150–1153

GELDER, F. and A. MOOSSA: Evaluation of pancreatic oncofetal antigen (POA). Fed. Proc. **35** (1976), 758

GERHARDT, W., J. CLAUSEN, E. CHRISTENSEN, and J. RIISHEDE: Lactate dehydrogenase isoenzymes in the diagnosis of human benign and malignant brain tumors. J. Natl. Cancer Inst. **38** (1967), 343–358

GEWIRTZ, G. and R. S. YALOW: Ectopic ACTH production in carcinoma of the lung. J. clin. Invest. **53** (1974), 1022–1032

GHETIE, A., D. DEJICA, O. ABRUDAN, and S. DIACONESCU: Lactoferrin deficiency of gastric juice in cancer of the stomach. Rev. Roum. bioch. **12** (1975), 167–170

GIELEN, F., J. DEQUEKER, A. DROCHMAN, J. WILDIERS, and M. MERLEVEDE: Relevance of hydroxyproline excretion to bone metastases in breast cancer. Brit J. Cancer **34** (1976), 279–285

GITNICK, G. L., and I. G. MOLNAR: CEA-transmission by blood products. Cancer **42** (1978), 1568–1573

GIUSTI, G., C. MANGONI, B. DE PETROCELLIS, and E. SCARANO: Deoxycytidylat deaminase and deoxycytidine deaminase in normal and neoplastic human tissues. Enzymol. biol. clin. **11** (1970), 375–383

GIUSTI, G., F. PICCININO, E. SAGNELLI, and G. PASQUALE: Differential diagnosis between benign and malignant biliary tract obstruction — discriminative usefulness of some clinical and laboratory data. Acta Hepato-Gastroenterol. **22** (1975), 374–378

GOEDERT, M., U. OTTEN, K. SUDA, P. U. HEITZ, G. A. STALDER, J. P. OBRECHT, P. HOLZACH, and M. ALLGOWER: Dopamine, norepinephrine and serotonine production by an intestinal carcinoid tumor. Cancer **45** (1980), 104–107

GOLD, P., D. M. P. THOMSON, J. KRUPEY, and S. O. FREEDMAN: Radioimmunoassay for circulating carcinoembryonic antigen. J. Allergy **45** (1970), 112

GOLD, P., J. SHUSTER, and S. O. FREEDMAN: CEA in clinical medicine — historical perspectives, pitfalls and projections. Cancer **42** (1978), 1397–1405

GOLDBERG, D. M.: Enzymology of uterine cancer. Proc. 6th. Int. Symp. on Clin. Enz. (1974), 235–253

GOLDMAN, R. D., N. O. KAPLAN, and T. C. HALL: Lactic dehydrogenase in human neoplastic tissues. Cancer Res. **24** (1964), 389–399

GRIFFITHS, B. W., D. N. PRINGLE, and A. GODARD: Development of a provisional reference human cord serum standard for alpha-fetoprotein determination. Clin. Biochem. **13** (1980), 279–284

GROPP, C., K. HAVEMANN, and F. G. LEHMANN: Carcinoembryonic antigen (CEA) and ferritin in patients with lung cancer before and during therapy. Cancer **42** (1978), 2802–2808

GUTMAN, A. B. and E. B. GUTMAN: An "acid" phosphatase occurring in the serum of patients with metastasizing carcinoma of the prostate gland. J. clin. Invest. **17** (1938), 473

HAAGENSEN, D. E., S. J. KISTER, J. PANICK, J. GIANNOLA, H. J. HANSEN, and S. A. WELLS: Comparative evaluation of CEA and gross cystic disease fluid protein as plasma markers for human breast carcinoma. Cancer **42** (1978), 1646–1652

HADA, T., K. HIGASHIIO, H. YAMAMOTO, Y. YAMAMURA, M. MATSUDA, M. OSAFUNE, T. KOTAKE, and T. SONODA: A novel gamma glutamyl transpeptidase in renal carcinoma in comparison with normal kidney enzyme. Clin. chim. acta **85** (1978), 267–278

HÄKKINEN, J., L. K. KORHONEN, and L. SAXEN: The time of appearance and distribution of sulphoglycoprotein antigens in the human fetal alimentary canal. Int. J. Cancer **3** (1968), 582–592

HÄLLGREN, R., H. ARRENDAL, K. HIESCHE, G. LUNDQUIST, E. NOU, and O. ZETTERSTROM: Elevated serum immunoglobulin E in bronchial carcinoma — its relation to the histology and prognosis of the cancer. J. Allergol. Clin. Immunol. **67** (1981), 398–406

HAIJE, W. G., J. H. MEERWALDT, A. TALERMAN, Tj. KUIPERS, L. BAGGERMAN, A. H. TEEUW, W. B. VAN DER POMPE, and J. VAN DRIEL: The value of a sensitive assay of carcinoplacental alkaline phosphatase (CPAP) in the follow-up of gynecologycal cancers. Int. J. Cancer **24** (1979), 288–293

HANSEN, H. J., K. P. LANCE, and J. KRUPEY: Demonstration of an ion sensitive antigenic site on carcinoembryonic antigen using zirconylphosphate gel. Clin. Res. **19** (1971), 143–147

HANSEN, M., H. H. HANSEN, F. R. HIRSCH, J. ARENDS, J. D. CHRISTENSEN, J. M. CHRISTENSEN, C. HUMMER, and C. KÜHL: Hormonal polypeptide and amine metabolites in small cell carcinoma of the lung with special reference to stage and subtypes. Cancer **45** (1980), 1432–1437

HARIK, S. A. and C. H. SUTTON: Putrescine as a biochemical marker of malignant brain tumors. Cancer Res. **39** (1979), 5010–5015

HARLOZINSKA, A., W. ALBERT, E. ROGALSKI, R. RICHTER, and Z. ALBERT: CEA-like antigens in different histologic types of human lung carcinoma. Neoplasma **26** (1979), 145–156

HARRIS, C. C., A. PRIMACK, and M. H. COHEN: Elevated alpha-1-antitrypsin serum levels in lung cancer patients. Cancer **34** (1974), 280–281

HARSHMAN, S., V. H. REYNOLDS, T. NEUMASTER, T. PATIKAS, and T. WORKAL: The prognostic significance of serial seromucoid analysis in patients with cancer. Cancer **34** (1974), 291–299

HAURY, H.: Zur routinemäßigen Bestimmung von Hydroxyprolin im Harn. Z. klin. Chem. u. klin. Biochem. **10** (1972), 25–28

HEILMEYER, L. und W. KEIDERLING: Der Turnover des Hämoglobin- und Nichthämoglobineisens beim Gesunden, beim Infekt und bei malignen Tumoren. Dtsch. med. Wschr. **84** (1959), 724–728

HENDERSON, A. R., D. AHMAD, and D. MC. KENZIE: Increased synthesis of laktate dehydrogenase „H"-subunit by a malignant tumor. Clin. Chem. **20** (1974), 1466–1469

HENDERSON, M. and D. KESSEL: Alterations in plasma sialyltransferase in patients with neoplastic disease. Cancer **39** (1977), 1129–1134

HENDRICK, J. C. and P. FRANCHIMONT: Radioimmunoassay of casein in the serum of normal subjects and of patients with various malignancies. Europ. J. Cancer **10** (1974), 725–730

HEVÉR, Ö., S. ECKHARDT, I. TOTH und C. SELLEI: Auswertung der Haptoglobinuntersuchungen bei Tumorerkrankungen. Arch. Geschwulstforsch. **40** (1972), 342–348

HIGASHINO, K., S. KUDO, Y. YAMAMURA, F. HONDO, and J. SAKURAI: Possible identity between the hepatoma alkaline phosphatase and an isoenzyme of human amniotic membrane. Clin. chim. acta **60** (1975), 267–272

HIGASHINO, K., S. KUDO, R. OHTANI, and Y. YAMAMURA: Further observation on KASAHARA isoenzyme in patients with malignant disease. GANN **67** (1976), 909–912

HILF, R., H. GOLDENBERG, I. MICHEL, R. A. ORLANDO, and F. L. ARCHER: Enzymes, nucleic acids and lipids in human breast cancer and normal breast tissue. Cancer Res. **30** (1970), 1874 to 1882

HILF, R., G. ICKOWICZ, J. C. BARTLEY, and S. ABRAHAM: Multiple molecular forms of glucose-6-phosphate dehydrogenase in normal, preneoplastic and neoplastic mammary tissues of mice. Cancer Res. **35** (1975), 2109–2116

HILF, R., W. D. RECTOR, and R. A. ORLANDO: Multiple molecular forms of LDH and G-6-PDH in normal and abnormal human breast tissues. Cancer **37** (1976), 1825–1830

HILL, B. R. and C. LEVI: Elevation of a serum component in neoplastic disease. Cancer Res. **14** (1954), 513–515

HIRAYAMA, C. and T. IRISA: Serum cholesterol and bile acids in primary hepatoma: Clin. chim. acta **71** (1976), 21–26

HIRAYAMA, C., Y. YAMANISHI, and T. IRISA: Serum cholesterol and squalene in hepatocellular carcinoma. Clin. chim. acta **91** (1979), 53–58

HIROHASHI, S., Y. SHIMOSATO, T. KAMEYA, T. KOIDE, T. MUKOJIMA, Y. TAGUCHI, and K. KAGEYAMA: Production of alphafetoprotein (AFP) and normal serum proteins by xenotransplanted human hepatomas in relation to their growth and morphology. Cancer Res. **39** (1979), 1819 to 1828

HIRSCH-MARIE, H., G. CHAVANEL, and P. BURTIN: Carcinoembryonic antigens (CEA) and non-specific cross-reacting antigens in feces. Digestion **9** (1973), 196

HIWADA, K., T. KOKUBU, and M. TOKIOKA-TERAO: A placental-type of membrane bound arylamidase in serum and ascites from a patient with renal cell carcinoma. Clin. chim. acta **88** (1978), 311–314

HIWADA, K., M. YOKOYAMA, and T. KOKUBU: Placental-type of membrane-bound arylamidase (SHIBA isoenzyme) found in human cancerous lung. Clin. chim. Acta **93** (1979), 113–118

HOLYOKE, E. D. and M. T. CHU: Tissue polypeptide antigen. in: Immunodiagnosis of Cancer, by R. B. HERBERMAN and K. R. MC INTIRE. Marcel Dekker, New York u. Basel 1979, S. 513–521

HORN, R. A., E. J. FRIESEN, R. L. STEPHENS, W. R. HEDRICK, and J. D. ZIMBRICK: Electron spin resonance studies on properties of ceruloplasmin and transferrin in blood from normal human subjects and cancer patients. Cancer **43** (1979), 2392–2398

HRGOVCIC, M., C. F. TESSMER, B. W. BROWN, I. R. WILBUR, D. M. MUMFORD, F. B. THOMAS, C. C. SCHULLENBERGER, and G. TAYLOR: Serum copper studies in the lymphomas and acute leukemias. Progr. Clin. Cancer **5** (1973), 121–153

HUGHES, N. R.: Serum concentrations of gamma G, gamma A and gamma M immunoglobulins in patients with carcinoma melanoma and sarcoma. J. Natl. Cancer Inst. **46** (1971), 1015 to **1027**

IBRAHIM, A. N., R. A. ROBINSON, L. MARR, A. T. H. ABDELAL, and A. J. NAHMIAS: Tumor-associated antigen in cervical cancer tissues and in sera from patients with cervical cancer or with head and neck cancer. J. Natl. Cancer Inst. **63** (1979), 319–324

IBSEN, K. H.: Interrelationships and functions of the pyruvate kinase isoenzymes and their variant forms: a review. Cancer Res. **37** (1977), 341–353

INGLIS, N. R., S. KIRLEY, L. L. STOLBACH, and W. H. FISHMAN: Phenotypes of the REGAN isoenzyme and identity between the placental D-Variant and the NAGAO Isoenzyme. Cancer Res. **33** (1973), 1657–1661

INUTSUKA, S. and S. ARAKI: Plasma copper and zinc levels in patients with malignant tumors of digestive organs – clinical evaluation of Cu-Zn-ratio. Cancer **42** (1978), 626–631

JACKSON, R. C., G. WEBER, and H. P. MORRIS: IMP-Dehydrogenase, an enzyme linked with proliferation and malignancy. Nature **256** (1975), 331–332

JACOBS, A., A. SLATER, J. A. WHITTAKER, G. CANELLOS, and P. H. WIERNIR: Serum ferritin concentration in untreated HODGKIN disease. Brit. J. Cancer **34** (1976), 162–166

JACOBY, B. and K. D. BAGSHAWE: A radioimmunoassay for placenta-type alkaline phosphatase. Cancer Res. **32** (1972), 2413–2420

JAVADPOUR, N.: Application of biologic tumor markers in testicular cancer. Cancer Treatment Reports **63** (1979a), 1643–1647

JAVADPOUR, N.: The value of biological markers in diagnosis and treatment of testicular cancer. Seminars in Oncology **6** (1979b), 37–47

JAVADPOUR, N.: The role of biologic tumor markers in testicular cancer. Cancer **45** (1980), 1755 to 1761

JELLIFFE, A. M.: Value of fluctuations in the serum copper level in the control of patients with HODGKIN's disease. Natl. Cancer Inst. Monogr. **36** (1973), 325–326

JOHANSSON, S. G. O., M. S. SHERMAN, K. HELLSING, and B. KJESSLER: A radioimmunoassay for serum alpha-fetoprotein based on commercial antisera. Lancet II (1974), 839–841

KÄRCHER, K. H.: Fermentdiagnostik von Lebertumoren und -metastasen während einer Strahlenbehandlung. Münchn. med. Wschr. **110** (1968), 2617–2621

KAHAN, L., V. L. W. GO, and F. C. LARSON: Increased activity in serum of an alkaline phosphatase isoenzyme in cancer: Analytical method and preliminary clinical studies. Clin. Chem. **27** (1981), 104–107

KAHN, C. R., S. W. ROSEN, B. D. WEINTRAUB, S. S. FAJANS, and P. GORDEN: Ectopic production of chorionic gonadotropin and its subunit in islet-cell tumors: A specific marker for malignancy. New Engl. J. Med. **297** (1977), 565–569

KAMINSKA, J., I. CALVERT, and S. W. ROSEN: Radioimmunoassay of "pregnancy-specific" beta-1-glycoprotein ($SP_1$). Clin. Chem. **25** (1979), 577–580

KAMPFSCHMIDT, R. F., G. SCHULZ, and P. MC KINZIE: Effects of lipopolysaccharides derived from bacteria and tumor tissues on liver catalase activity, plasma iron concentration and organ weights. J. Natl. Cancer Inst. **28** (1962), 845–851

KANIA, J., G. WINTZER, and G. UHLENBRUCK: The predicted structure and implications of the N-terminal sequence of the carcinoembryonic antigen. Cancer biochem. biophys. **3** (1978), 7–14

KAPADIA, G. G., K. H. KORTRIGHT, S. Y. LEE, K. R. MC INTIRE, and T. A. WALDMANN: Isolation of human alpha-fetoprotein (AFP) in two fractionation steps and demonstration of heterogeneity. Prep. Biochem. **9** (1979), 109–132

KATO, H., F. MIYAUCHI, H. MORIOKA, T. FUJINO, and T. TORIGOT: Tumor antigen of human cervical squamous cell carcinoma – correlation of circulating levels with disease progress. Cancer **43** (1979), 585–590

KELLEN, J. A., A. CHAN, B. CAPLAN, and A. MALKIN: Aldolase isoenzyme patterns during human ontogeny and in lung, kidney and breast cancer. Enzyme **25** (1980), 228–235

KELLY, B. S. and J. G. LEVY: Purification of a protein associated with human bronchogenic squamous-cell carcinoma. Brit. J. Cancer **39** (1979), 224–233

KELLY, B. S. and J. G. LEVY: Detection of tumour-associated antigens in human bronchogenic carcinoma by the enzyme-linked-immunosorbent assay (ELISA). Brit. J. Cancer **41** (1980), 388–398

Kempner, D. H., M. R. Jay, and R. H. Stevens: Human lung tumour-associated antigens of 32000 D molecular weight. J. Natl. Cancer Inst. **63** (1979), 2121–2130

Kessel, D., V. Ratanatharathorn, and Ta Hsu Chou: Electrofocussing patterns of fucosyltransferases in plasma of patients with neoplastic diseases. Cancer Res. **39** (1979), 3377–3380

Khoo, S. K. and I. R. Mackay: Carcinoembryonic antigen in serum in diseases of the liver and pancreas. J. clin. Path. **26** (1973), 970–975

Khoo, S. K., N. L. Warner, J. T. Lie, and I. R. Mackay: Carcinoembryonic antigenic activity of tissue extracts: A quantitative study of malignant and benign neoplasms, cirrhotic liver, normal adult and fetal organs. Int. J. Cancer **11** (1973), 681–687

Khoo, S. K., S. Whitaker, I. Jones, and E. Mackay: Predictive value of serial carcinoembryonic antigen levels in long-term follow-up of ovarian cancer. Cancer **43** (1979), 2471–2478

Kim, N. K., W. G. Yasmineh, E. F. Freier, A. J. Goldman, and A. Theologides: Value of alkaline phosphatase, 5'-Nucleotidase, gamma-glutamyltransferase and glutamate dehydrogenase activity measurements (single and combined) in serum in diagnosis of metastases to the liver. Clin. Chem. **23** (1977), 2034–2038

Kiricuta, I., D. Ionescu, and T. Muresian: Possibilities for estimating the appearance of distant metastases in mammary cancer by serum immunoglobulin G assay. Arch. Geschwulstforsch. **40** (1972), 159–164

Kiricuta, I., O. Bojan, R. Comes, and R. Cristian: Significance of serum fucose, sialic acid, haptoglobine and phospholipids levels in the evolution and treatment of breast cancer. Arch. Geschwulstforsch. **49** (1979), 106–112

Kithier, K., J. Čejka, J. Belamaric, M. Al-Sarrat, W. D. Peterson jr., V. K. Vaitkevicius, and M. D. Poulik: Beta-2-microglobulin: Occurrence in fetal life and malignancy. Clin. chim. acta **52** (1974), 293–299

Kleist, v. S. and P. Burtin: Isolation of a fetal antigen from human colonic tumors. Cancer Res. **29** (1969), 1961–1964

Kleist, v. S., G. Chavanel, and P. Burtin: Identification of an antigen from normal human tissue that cross-reacts with the carcinoembryonic antigen. Proc. Natl. Acad. Sci. USA **69** (1972), 2492–2494

Knapp, M. L.: Partial characterisation of an oncofetal pancreatic antigen. Ann. clin. Biochem. **18** (1981), 131–142

Knauf, S. and G. I. Urbach: Purification of human ovarian tumor-associated antigen and demonstration of circulating tumor antigen in patients with advanced ovarian malignancy. Am. J. Obstet. Gyn. **127** (1977), 705–710

Knauf, S. and G. I. Urbach: A study of ovarian cancer patients using a radioimmunoassay for human ovarian tumor-associated antigen OCA. Am. J. Obstet. Gyn. **138** (1980), 1222–1223

Knauf, S. and G. I. Urbach: Identification, purification and radioimmunoassay of NB/70 K, a human ovarian tumorassociated antigen. Cancer Res. **41** (1981), 1351–1357

Köhler, G. and C. Milstein: Continous culture of fused cells secreting antibody of predefined specificity. Nature **256** (1975), 495–497

Korsten, C. B., J.-P. Persijn, and W. van der Slik: The application of the serum gamma-glutamyltranspeptidase and the 5'-nucleotidase assay in cancer patients: a comparative study. Z. klin. Chem. klin. Biochem. **12** (1974), 116–120

Korsten, C. B., J.-P. Persijn, J. Renaud, and C. A. M. Houtzager-Boelens: CEA-Activity in urine of patients with bladder carcinoma. Clinical evaluation of CEA-II. J. clin. Chem. **14** (1976), 389–394

Kottel, R. H., S. O. Hoch, R. G. Parsons, and J. A. Hoch: Serum ribonuclease activity in cancer patients. Brit. J. Cancer **38** (1978), 280–286

Kuhns, W. J. and R. Schoentag: Carcinoma-related alterations of glykosyltransferases in human tissues. Cancer Res. **41** (1981), 2767–2772

Kuo, T., J. Rosai, and T. W. Tillack: Immunological studies of membrane glycoproteins isolated from human breast carcinoma. Int. J. Cancer **12** (1973), 532–542

Ladenson, J. H., M. Mc Donald, and B. W. Renoe: Acid phosphatase and prostatic carcinoma. Clin. Chem. **24** (1978), 129–134

Lambana, S. (Tatsumura): Clinical value of proteinbound fucose in patients with carcinoma and other diseases. GANN **67** (1976), 379—388

Lamerz, R., und A. Fateh-Moghadam: Carcinofetale Antigene. I. Alpha Fetoprotein (AFP). Klin. Wschr. **53** (1975a), 147—170

Lamerz, R., und A. Fateh-Moghadam: Carcinofetale Antigene. II. Carcinoembryonales Antigen (CEA). Klin. Wschr. **53** (1975b), 193—205

Lamerz, R., und A. Fateh-Moghadam: Carcinofetale Antigene. III. Weitere carcinofetale Antigene. Klin. Wschr. **53** (1975c), 403—418

Lamerz, R., A. Leonhardt, H. Ehrhart, and H. v. Lieven: Serial carcinoembryonic antigen (CEA) determinations in the management of metastatic breast cancer. Oncodevel. Biol. Med. **1** (1980), 123—135

Latner, A. L., G. A. Turner, and M. M. Lamin: Plasma alpha-1-antitrypsin levels in early and late carcinoma of the cervix. Oncology **33** (1976), 12—14

Laurence, P. J. R., S. G. Turberville, S. G. Anderson, and A. M. Neville: First British standard for carcinoembryonic antigen (CEA). Brit. J. Cancer **32** (1975), 295—299

Lavin, P. T., J. Day, E. D. Holyoke, A. Mittelman, and T. M. Chu: A statistical evaluation of baseline and follow-up carcinoembryonic antigen in patients with resectable colorectal carcinoma. Cancer **47** (1981), 823—826

Lee, L. M. Y.: Serum phospholipids in neoplastic disorders. Clin. chim. acta **32** (1971), 25—32

Lee, M. and M. W. Burgett: A solid-phase enzyme immunoassay for the quantitation of serum ferritin. Clin. chim. acta **112** (1981), 241—246

Lehmann, F.-G., und D. Lehmann: Isolierung und Kristallisation von alpha-1-Fetoprotein aus einem primären Leberzellcarcinom. Z. klin. Chem. klin. Biochem. **9** (1971), 309—313

Lehmann, F.-G., und D. Lehmann: Alpha-Foetoprotein in malignen Tumoren. Klin. Wschr. **52** (1974), 222—232

Lehmann, F.-G.: Serologische Tumordiagnostik. Internist. **16** (1975a), 214—222

Lehmann, F.-G.: Tumorantigene in der gastroenterologischen Diagnostik. Leber, Magen, Darm **5** (1975b), 144—158

Lehmann, F.-G.: Preparation of monospecific antisera for immunoassay of human placental (REGAN) and intestinal alkaline phosphatase. J. immunol. Meth. **36** (1980), 137—148

Leon, S. A., A. Green, M. J. Yaros, and B. Shapiro: Radioimmunoassay for nanogram quantities of DNA. J. Immunol. Methods **9** (1975), 157—164

Leon, S. A., B. Shapiro, D. M. Sklaroff, and M. J. Yaros: Free DNA in the serum of cancer patients and the effect of therapy. Cancer Res. **37** (1977), 646—650

Leung, J. P., E. F. Plow, Y. Ashdat, V. T. Marchesi, and T. S. Edgington: Delineation of three classes of CEA-antigenic determinants: Identification of membrane associated CEA as an independent species of CEA. J. Immunol. **119** (1977), 271—283

Levy, M., E. P. Petreshock, C. Mandell, M. Deysine, I. Katzka, and A. H. Aufses: Response of local immunoglobulin system to malignant lesions of stomach — new diagnostic test. Cancer **36** (1975), 1191—1195

Lin, C. W., M. L. Orcutt, and L. L. Stolbach: Elevation of histaminase and its concurrence with Regan isoenzyme in ovarian cancer. Cancer Res. **35** (1975), 2762—2765

Lin, C. W., N. R. Inglis, A. H. Rule, R. N. Turksoy, C. M. Chapman, S. D. Kirley, and L. L. Stolbach: Histaminase and other tumor markers in malignant effusion fluids. Cancer Res. **39** (1979), 4894—4899

Lindstedt, G., P. A. Lundberg, and P. Rolny: Effect of secretin and cholecystokinin-pankreozymin on plasma-CEA-concentration in patients with pancreatic carcinoma and pancreatitis. Cancer **43** (1979), 2465—2470

Lipton, A., H. A. Harvey, S. Delong, I. Allegra, D. White, M. Allegra, and E. A. Davidson: Glycoproteins and human cancer. 1. Circulating levels in cancer serum. Cancer **43** (1979), 1766—1771

Lo, C. H. and D. Kritchevsky: Physical properties of human serum hexosaminidases A and B: Studies in normal and cancer patients. Clin. chim. acta **95** (1979), 105—112

LUDWIG, R., S. MATZKU, and W. RAPP: Quantitation of alpha 1-acid glycoprotein in neutralized gastric juice by electroradioimmunoassay. Clin. chim. acta **64** (1975), 253–262

LÜTHGENS, M. and H. v. JÜRGENSONN: TPA-RIA in clinical cancer diagnostics. In: Protides of the Biological Fluids, by H. PEETERS, Pergamon Press, Oxford u. New York 1979, S. 263 to 296

LUXTON, A. W., W. H. C. WALKER, J. GAULDIE, M. A. M. ALI, and C. PELLETIER: Radioimmunoassay for serum ferritin. Clin. Chem. **23** (1977), 683–689

MACH, J. P. and G. PUSZTASZERI: Carcinoembryonic antigen (CEA): Demonstration of a partial identity between CEA and a normal glycoprotein. Immunochemistry **9** (1972), 1031–1034

MACH, J. P., H. VIENNY, P. JAEGER, B. HALDEMANN, R. EGELY, and J. PETTAVEL: Longterm follow-up of colorectal carcinoma patients by repeated CEA radioimmunoassay. Cancer **42** (1978), 1439–1447

MARCUS, D. M.: Immunologic aspects of cancer of the breast. Amer. J. clin. Path. **64** (1975), 786–791

MARCUS, D. M. and N. ZINBERG: Measurement of serum ferritin by RIA — Results in normal individuals and patients with breast cancer. J. Natl. Cancer Inst. **55** (1975), 791–796

MARIANI, G., W. STROBER, H. KEISER, and T. A. WALDMANN: Pathophysiology of hypoalbuminemia associated with carcinoid tumor. Cancer **38** (1976), 854–860

MARTON, L. J., D. H. RUSSELL, and C. C. LEVY: Measurement of putrescine, spermidine and spermine in physiological fluids by use of an amino acid analyzer. Clin. Chem. **19** (1973), 923 to 926

MARTON, L. J. and P. L. Y. LEE: More sensitive automated detection of polyamines in physiological fluids and tissue extracts with o-phtalaldehyde. Clin. Chem. **21** (1975), 1721–1724

MARTON, L. J., M. S. EDWARDS, V. A. LEVIN, W. P. LUBICH, and CH. B. WILSON: CSF-Polyamines: A new and important means of monitoring patients with medulloblastoma. Cancer **47** (1981), 757–760

MASSART, J. P., B. MERIADEC, C. KLEPPING et F. MARTIN: Antigène carcinoembryonnaire, alcool et cirrhose. Bull. du Cancer **63** (1976), 639–648

MASSEYEFF, R., C. BONET, J. DROUET, P. SUDAKA, and C. LALANNE: Radioimmunoassay of alpha-fetoprotein. I. Technique and serum levels in the normal adult. Digestion **10** (1974), 17–28

MATSUMOTO, T., O. SUZUKI, Y. KATSUMATA, M. OYA, Y. NIMURA, M. AKITA, and T. HATTORI: A fluorimetric assay for total diamines in human urine using human placental diamine oxidase. Clin. chim. acta **112** (1981), 141–148

MATTHIAS, M., S. PFEFFERKORN und K. LINDENHAYN: Vergleichende Untersuchungen über den Wert der Hydroxyprolin-Bestimmung im Urin bei Patientinnen mit metastasierenden Mammakarzinomen. Dtsch. Gesundh. Wesen **32** (1977), 2459–2464

MC CREADY, J., G. D. BRAUNSTEIN, D. HELM, and M. E. WADE: Modification of the choriogonadotropin beta-subunit radioimmunoassay for determination cf urinary choriogonadotropin. Clin. Chem. **24** (1978), 1958–1961

MC GUIGAN, J. E.: RIA of gastrin. Man. Clin. Immunol. (1976), 182–189

MENENDEZ-BOTET, C. J., H. F. OETTGEN, C. M. PINSKY, and M. K. SCHWARTZ: A preliminary evaluation of tissue polypeptide antigen in serum or urine (or both) of patients with cancer of benign neoplasms. Clin. Chem. **24** (1978), 868–872

MESSMER, B.: Der Plasmaeisenumsatz vor und nach cytostatischer Therapie und seine Bedeutung als Indikator der Tumoraktivität. Klin. Wschr. **46** (1968), 1278–1281

MIHAS, A. A.: Immunologic studies on a pancreatic oncofetal antigen. J. Natl. Cancer Inst. **60** (1978), 1439–1444

MILANO, G., E. H. COOPER, J. C. COLIGHER, G. R. GILES, and A. M. NEVILLE: Serum prealbumin, retinol binding protein, transferrin and albumin levels in patients with large bowel cancer. J. Natl. Cancer Inst. **61** (1978), 687–692

MILANO, G., E. VIGUIER, J. P. CASUTO, M. SCHNEIDER, M. NAMER, J. L. BOUBLIL, G. LESBATS, P. CAMBON, B. P. KREBS et C. M. LALANNE: Polyamides et affections malignes. Path. Biol. **28** (1980), 328–334

MINTON, J. P., T. WISENBAUGH, and R. H. MATTHEWS: Elevated cyclic AMP levels in human breast cancer tissue. J. Natl. Cancer Inst. **53** (1974), 283—284

MINTON, J. P. and E. W. MARTIN: Use of serial CEA determinations to predict recurrence of colon cancer and when to do a 2nd-look operation. Cancer **42** (1978), 1422—1427

MIRANDA, M., T. VENTURA, L. IORIA, A. M. RAGNELLI, C. MARTANA, and L. DI VITO: 6-Phosphogluconate dehydrogenase, glucose-6-phosphate dehydrogenase, glucose-6-phosphate isomerase and hexokinase activity ratios in some human tumor cytosols. Tumori **64** (1978), 579—586

MITCHELL, K. F.: A carcinoembryonic antigen (CEA)-specific monoclonal hybridoma antibody that reacts only with high-molecular-weight CEA. Cancer Immunol. Immunther. **10** (1980), 1—6

MO CHA, C.-J., B. MASTROFRANCESCO, SUNGMAN CHA, and H. T. RANDALL: Electrophoretic patterns of alkaline phosphatase isoenzymes in human sera with abnormally high activity, and an unusual band observed in sera of patients with pancreatic cancer. Clin. Chem. **21** (1975), 1067—1071

MOHANAKUMAR, T., G. C. RUSSELL, R. S. METZGAR, N. DUNN, M. PHIBBS, N. B. MC WILLIAMS, and H. M. MAURER: Human acute myelogenous leukemia antigens defined by simian antisera: Evidence for leukemia associated antigens distinct from immune response associated alloantigens, J. Natl. Cancer Inst. **62** (1979), 1163—1168

MOHR, J. A., E. R. RHOADES, R. E. COALSON, and J. J. COALSON: Alveolar cell carcinoma-like antigen and antibodies in patients with alveolar cell carcinoma and other cancers. Cancer Res. **34** (1974), 1904—1907

MUNJAL, D., P. L. CHAWLA, J. J. LOKICH, and N. ZAMCHEK: CEA and phosphohexoseisomerase, gamma-glutamyltranspeptidase and LDH levels in patients with and without liver metastases. Cancer **37** (1976), 1800—1807

MUNZAROWA, M., A. TRNKA, and A. MALIR: Serum immunglobulin levels — A, G, M, D, and TNM classification in breast cancer. Brit. J. Cancer **35** (1977), 488—490

MYERS, R. E., D. J. SUTHERLAND, J. W. MEAKIN, J. A. KELLEN, D. G. MALKIN, and A. MALKIN: CEA in breast cancer. Cancer **42** (1978), 1520—1526

NAGASAWA, H.: Prolactin and human breast cancer — a review. Europ. J. Cancer **15** (1979), 267—280

NAKAYAMA, T., M. YOSHIDA, and M. KITAMURA: L-Leucine-sensitive, heat-stable alkaline phosphatase isoenzyme detected in a patient with pleuritis carcinomatosa. Clin. chim. acta **30** (1970), 546—548

NASH, D. R., J. W. MC LARTY, and N. G. FORTSON: Pretreatment, prediagnosis immunoglobulin and alpha-1-antitrypsin levels in patients with bronchial carcinoma. J. Natl. Cancer Inst. **64** (1980), 721—724

NEVILLE, A. M., and D. J. R. LAURENCE: Reports of the workshop on the carcinoembryonic antigen (CEA). The present position and proposals for future investigation. Int. J. Cancer **14** (1974), 1—18

NISHI, S. and H. HIRAI: A new radioimmunoassay of alphafetoprotein and carcinoembryonic antigen. Prot. Biol. Fluids Proc. Coll. **23** (1975), 303

NISHIHARA, H., H. AKEDO, H. OKADA, and S. H. HATTORI: Multienzyme patterns of serum adenosin-desaminase by agar gel electrophoresis. An evaluation of the diagnostic value in lung cancer. Clin. chim. acta **30** (1970), 251—258

NISHIOKA, K., M. M. ROMSDAHL, and M. J. MC MURTREY: Comparative studies of tyrosinases of malignant melanoma and correlation to serum tyrosinase in patients with malignant melanoma. Cancer Biochem. Biophys. **2** (1978), 145—150

NØRGAARD-PEDERSEN, B.: Human alpha-fetoprotein: A review of recent methodological and clinical studies. Scand. J. Immunol. Suppl. **4** (1976)

NYANDIEKA, H. S.: Searches for clinically exploitable biochemical differences between normal and cancer cells; glyoxalase system in malignancy and its relation to cellular proliferation. Clin. Biochem. **11** (1978), 150—155

NYDEGGER, U. E. and R. E. BUTLER: Serum lipoprotein levels in patients with cancer. Cancer Res. **32** (1972), 1756—1760

OELLERICH, M.: Enzyme immunoassays in clinical chemistry. Present status and trends. J. Clin. Chem. **18** (1980), 197–208

O'GORMAN, T. A. and J. T. LA MONT: Glycoprotein synthesis and secretion in human colon cancers and normal colonic mucosa. Cancer Res. **38** (1978), 2784–2789

OHARA, H., K. WATANABE, and T. WADA: Turnover rate of serum haptoglobin in malignant neoplastic diseases. Clin. chim. acta **19** (1968), 41–48

OKOCHI, T., H. SEIKE, K. HIGASHINO, T. HADA, S. WATANABE, Y. YAMAMURA, F. ITO, M. MATSUDA, M. OSAFUNE, T. KOTAKE, and T. SONODA: Alterations of hexosaminidase isoenzymes in human renal carcinoma. Cancer Res. **39** (1979), 1829–1834

PANT, K. D., H. L. DAHLMAN, and D. M. GOLDENBERG: Further characterization of CSAp, an antigen associated with gastrointestinal and ovarian tumors. Cancer **42** (1978), 1626–1634

PAPAIANNOU, D., P. GEGGIE, and J. KLASSEN: Study of serum beta-2-microglobulin levels in breast cancer patients. Clin. chim. acta **99** (1979), 37–42

PAPSIDERO, L. D., T. NEMETO, and T. M. CHU: Identification of a breast tumor-associated orosomucoid by concanavalin A affinity chromatography. Cancer Biochem. Biophys. **3** (1978), 15–18

PARSONS, R. G. and J. A. HOCH: Purification and identification of a human serum DNA-binding protein associated with malignant diseases. Europ. J. Biochem. **71** (1976) 1–8

PARSONS, R. G., R. L. LONGMIRE, S. O. HOCH, and J. A. HOCH: A clinical evaluation of serum C3DP levels in individuals with malignant diseases. Cancer Res. **37** (1977), 692–695

PARSONS, R. G., J. A. HOCH, and R. L. LONGMIRE: Correlation of serum C3DP levels with chemotherapeutic management of cancer patients. Cancer **41** (1978), 2099–2106

PARSONS, R. G., P. H. ALDENDERFER, and R. KOWAL: Detection of a human serum DNA-binding protein associated with malignant disease. J. Natl. Cancer Inst. **63** (1979a), 43–48

PARSONS, R. G., H. D. TODD, and R. KOWAL: Isolation and identification of a human serum fibronectin-like protein elevated during malignant disease. Cancer Res. **39** (1979b), 4341 to 4345

PAULY, J. L., M. G. SCHULLER, A. A. ZECCER, T. A. KIRSS, S. S. GORE, and M. J. GERMAIN: Identification and comparative analysis of thymidine phosphorylase in the plasma of healthy subjects and cancer patients. J. Natl. Cancer Inst. **58** (1977), 1587–1590

PEARSE, A. G. E.: The cytochemistry and ultrastructure of polypeptide hormone-producing cells of the APUD series and the embryologic, physiologic and pathologic implications of the concept. J. Histochem. Cytochem. **17** (1969), 303–313

PETERSEN, P. H. and T. DREYER: Electroimmunoassay of alpha-1-antitrypsin with high precision. Scand. J. Clin. Lab. Invest. **36** (1976), 103–108

PETERSON, P. A., B. A. CUNNINGHAM, I. BERGGAARD, and G. M. EDELMAN: Beta 2-microglobulin: A free immunoglobulin domain. Proc. Natl. Acad. Sci. USA **69** (1972), 1697

PETERSON, A., S. KVIST, M. KLINT, and K. WI MAN: Cell surface antigens containing beta-2-microglobulin as a common subunit. Path. Biol. **26** (1978), 283–289

PFLEIDERER, G.: Lactate dehydrogenase. An example for the development of modern enzymology. Naturwissenschaften **65** (1978), 397–406

PHILLIPS, R. W. and E. R. MANILDI: Elevation of leucine aminopeptidase in disseminated malignant disease. Cancer **26** (1970), 1006–1012

PHILLIPS, R. W. and E. R. MANILDI: Abnormal serum isoenzyme of leucine aminopeptidase (LAP) in malignant neoplastic disease. Cancer **34** (1974), 350–357

PLEŠNICAR, S. and Z. RUDOLF: Serum immunoglobulin levels and survival rates in bronchogenic carcinoma patients. Neoplasma **26** (1979), 721–728

PLOW, E. F. and T. S. EDINGTON: Isolation and characterization of a homogeneous isomeric species of carcinoembryonic antigen: CEA-S. Int. J. Cancer **15** (1975), 748–761

PODOLSKY, D. K. and M. M. WEISER: Galactosyltransferase-activities in human sera: Detection of a cancer-associated isoenzyme. Biochem. Biophys. Res. Comm. **65** (1975), 545–551

PODOLSKY, D. K. and M. M. WEISER: Purification of galactosyltransferase "isoenzymes" I and II. Comparison of cancer-associated and normal galactosyltransferaseactivities. J. biol. Chem. **254** (1979), 3938–3990

Polterauer, P., W. Horak, E. Legenstein und M. Müller: Hepatom-suspekte und -pathognomische Serumkonzentration von Alpha-1-Fetoprotein. Wiener klin. Wschr. **91** (1979), 201–204

Porr, P. J., O. Abrudan, and D. Dejica: Demonstration of alpha-2-pregnancy associated glycoprotein (alpha-2-PAG) in serum of men with different localization of cancer. Neoplasma **26** (1978), 325–328

Posey, L. E. and L. R. Morgan: Urine enzyme in patients with transitionell cell carcinoma of the bladder. Clin. chim. acta **74** (1977), 7–10

Posma, F. D., H. Groenewald, O. Kluft, and F. H. B. Tuynman: Reference values and analytical performance of the hydroxyproline/creatinine ratio in early morning urine samples. J. Clin. Chem. **19** (1981), 209–212

Pouillart, P., H. Magdalenat, T. Palangie et R. Gongora: Taux sérique de beta-2-microglobuline et d'antigène carcino-embryonnaire chez des malades cancéreux. Résultats d'une étude préliminaire chez 258 malades. Path. Biol. **26** (1978), 363–365

Powles, T. J., G. Rosset, C. L. Leese, and P. K. Bondy: Early morning hydroxyproline excretion in patients with breast cancer. Cancer **38** (1976), 2564–2566

Poznanska-Linde, H., J. H. Wilkinson, and W. A. Withycombe: Lactate dehydrogenase isoenzymes in malignant tissues. Nature **209** (1966), 727

Ratcliffe, J. G.: Ectopic hormones — biochemical aspects. Scottish Med. J. **25** (1980), 146 to 150

Reddi, K. K.: Serum ribonuclease of normal persons and patients with renal impairment. Clin. Biochem. **11** (1978), 133–134

Reif, A. E., R. M. Schlesinger, C. A. Fish, and C. M. Robinson: Acid phosphate isoenzymes in cancer of the prostate. Cancer **31** (1973), 689–699

Rennert, O. M., D. L. Lawson, J. B. Shukla, and T. D. Miale: Cerebrospinal fluid polyamine monitoring in central nervous system leukemia. Clin. chim. acta **75** (1977), 365–370

Robert, P. E.: Etudes experimentales du role de la corticothérapie dans le cancer primitif du foie. Arch. franç. Mal. Appar. dig. **59** (1970), 78

Roberts, J. G., M. Williams, J. M. Henk, A. S. Bligh, and M. Baum: The hypronosticon test in breast cancer. Clin. Oncol. **1** (1975), 33–43

Roberts, M. M., E. M. Bass, I. W. J. Wallace, and A. Stevenson: Local immunglobulin production in breast cancer. Brit. J. Cancer **27** (1973), 269–274

Roberts, M. M., E. M. Bathgate, and A. Stevenson: Serum immunoglobulin levels in patients with breast cancer. Cancer **36** (1975), 221–224

Rosen, S. W. and B. D. Weintraub: Ectopic production of the isolated alpha subunit of the glycoprotein hormones; a quantitative marker in certain cases of cancer. New Engl. J. Med. **290** (1974), 1441–1447

Rosenbaum, J. T. and J. M. Dwyer: Role of IgE in immune response to neoplasia — review. Cancer **39** (1977), 11–20

Rosenblum, M. G., B. G. M. Durie, S. E. Salmon, and D. H. Russell: Metabolism of [$^{14}$C]-spermidine an [$^{14}$C]-putreszine in normal volunteers and cancer patients. Cancer Res. **38** (1978), 3161–3163

Rostenberg, I., R. Rico, and R. Peñaloza: Gc globulin and prealbumin serum levels in patients with cancer and benign inflammatory diseases and in asymptomatic smokers. J. Natl. Cancer Inst. **62** (1979), 299–300

Russell, D. H.: Increased polyamine concentrations in the urine of human cancer patients. Nature **233** (1971), 144

Russell, D. H., and S. D. Russell: Relative usefulness of measuring polyamines in serum, plasma and urine as biochemical markers of cancer. Clin. Chem. **21** (1975), 860–863

Russell, D. H.: Clinical relevance of polyamines as biochemical markers of tumor kinetics. Clin. Chem. **23** (1977), 22–27

Rutanen, E. M.: The circulating alpha subunit of human chorionic gonadotropin in gyneacologic tumours. In. J. Cancer **22** (1978), 413–421

SASAKI, M. and W. H. FISHMAN: Ultrastructural studies on REGAN and Non-REGAN-isoenzymes of alkaline phosphatase in human ovarian cencer cells. Cancer Res. **33** (1973), 3008–3018

SAWABU, N., M. NAKAGEN, M. YONEDA, H. MAKINO, S. KAMEDA, K. KOBAYASHI, N. HATTORI, and M. ISHII: Novel gamma-glutamyl-transpeptidase isoenzyme specifically found in sera of patients with hepatocellular carcinoma. GANN **69** (1978), 601–606

SCANNI, A., M. TOMIROTTI, L. LICCIARDELLO. E. ANNIBALI, M. BIRAGHI, M. TROVATO, M. FITTIPALDI, P. ADAMOLI, and G. CURTARELLI: Variations in serum copper and ceruloplasmin levels in advanced gastrointestinal cancer treated with polychemotherapy. Tumori **65** (1979), 331–338

SCHAPIRA, F. and A. HATZFELD: Foetal molecular forms of enzymes in hepatomas. Biochimie **54** (1972), 695–702

SCHLEGEL, G. und M. LÜTHGENS: Klinische Bedeutung der tumorassoziierten Immunglobuline dargestellt am Beispiel des Immunglobulin E. Tumor Diagnostik 1 (1980), 24–30

SCHLEGEL, G., M. LÜTHGENS, G. EKLUND, and B. BJÖRKLUND: Correlation between activity in breast cancer and CEA, TPA and eighteen common laboratory procedures and the improvement by the combined use of CEA and TPA. Tumor Diagnostik **2** (1981), 6–11

SCHLIPKÖTER, H. W., H. IDEL, A. L. BARSOUM und U. J. VOLLMER: Tumorcharakteristische Antigene im Bronchialkarzinom (I). I. Zbl. Bakt. Hyg. I. Abt. Orig. B **158** (1973), 109

SCHNEBLI, H. P.: A protease-like activity associated with malignant cells. Schweiz. med. Wschr. **102** (1972), 1194–1197

SCHÜTT, K. H. und H. HOFFMEISTER: Continuous polyacrylamide electrophoresis. II The diagnosis of malignant and inflammatory lung conditions. Z. klin. Chem. **9** (1971), 201–206

SCHWEIGER, O. and A. TOMCSANYI: Importance of beta-2-microglobulin in primary bronchial cancer. Oncology **35** (1978), 210–211

SEAL, U. S., R. P. DOE, D. P. BYAR, and D. K. CORLE: Response of serum cholesterol and triglycerides to hormone treatment and relation of pretreatment values to mortality in patients with prostatic cancer. Cancer **38** (1976), 1095–1107

SEGA, E., G. CITRO, and P. G. NATALI: Partial characterization of a fetal lung antigen associated with human bronchogenic carcinoma. J. Natl. Cancer Inst. **62** (1979), 1125–1130

SEON, B. K. and D. PRESSMAN: Retinol-binding protein in the urine of cancer patients. Cancer Res. **39** (1979), 4423–4429

SERVIER, E. D. and R. A. REISFELD: Semi-automated solid phase double-antibody radioimmunoassay for beta-2-microglobulin. Immunochemistry **13** (1976), 35–37

SHAH-REDDY, I., P. KHILANANI, and C. R. BISHOP: Serum copper levels in non-HODGKIN's lymphoma. Cancer **45** (1980), 2156–2159

SHARMA, M. P., J. A. GREGG, M. S. LOEWENSTEIN, R. P. MC CABE, and N. ZAMCHECK: CEA-activity in pancreatic juice of patients with pancreatic carcinoma and pancreatitis. Cancer **38** (1975), 2457–2461

SHEID, B., T. LU, L. PEDRINAN, and J. H. NELSON: Plasma ribonuclease — Marker for detection of ovarian cancer. Cancer **39** (1977), 2204–2208

SHIMAMURA, J., L. FRIDHANDLER, and J. E. BERK: Unusual isoamylase in cancer-associated hyperamylasaemia. Cancer **38** (1976), 2121–2126

SHIMANO, T., R. M. LOOR, L. D. PAPSIDERO, M. KURIYAMA, R. G. VINCENT, T. NEMOTO, E. D. HOLYOKE, P. BERJIAN, H. O. DOUGLASS, and T. M. CHU: Isolation, characterisation and clinical evaluation of a pancreas cancer-associated antigen. Cancer **47** (1981), 1602–1613

SHIPE jr., J. R., D. F. HUNT, and I. SAVORY: Plasma polyamines determined by negative-ion chemical ionization mass spectrometry. Clin. Chem. **25** (1979), 1564–1571

SHUSTER, J., P. GOLD, and M. D. POULIK: Beta-2-microglobulin levels in cancerous and other disease states. Clin. chim. acta **67** (1976), 307–313

SHUSTER, J., S. O. FREEDMAN, and P. GOLD: Oncofetal antigens. Increasing the specificity of the CEA-radioimmunoassay. Am. J. Clin. Path. **68** (1977), Suppl. 679–688

SIBLEY, J. A. and A. L. LEHNINGER: Aldolase in the serum and tissue of tumour bearing animals. J. Natl. Cancer Inst. **9** (1949), 303–309

SICILIANO, M. J., M. E. BORDELON-RISER, R. S. FREEDMAN, and P. O. KOHLER: A human trophoblastic isoenzyme (LDH-Z) associated with choriocarcinoma. Cancer Res. **40** (1980), 283–287

SILVERMAN, L. M., G. B. DERMER, M. H. ZWEIG, A. C. VAN STEIRTEGHEM, and Z. TOKOS: Creatine kinase BB: A new tumor-associated marker. Clin. Chem. **25** (1979), 1432–1435

SINGER, A. L., R. P. SHERWIN, A. S. DUNN, and M. N. APPLEMNA: Cyclic nucleotide phosphodiesterase in neoplastic human mammary tissues. Cancer Res. **36** (1976), 60–66

SIZARET, P. and N. BRESLOW: Equivalence between international units and mass units of alphafoetoprotein. Clin. chim. acta **96** (1979), 59–66

SKRABANEK, P. and D. POWELL: Substance P. Annual Research Review, Vol. 1, 1977, Eden Press Quebec, Canada

SKRYTEN, A., B. UNSGAARD, B. BJÖRKLUND, and G. EKLUND: Serum TPA related to activity in a wide spectrum of cancer conditions. Tumor Diagnostik **3** (1981), 117–120

SMITH, C. J. P. and P. C. KELLEHER: Alpha-fetoprotein molecular heterogeneity. Physiologic correlations with normal growth, carcinogenesis and tumor growth. Biochim. biophys. acta **605** (1980), 1–32

SOMA, H., M. TAKAYAMA, K. TOKORO, T. KIKUCHI, K. KIKUCHI, and H. SAEGUSA: Radioimmunoassay of HCG as an early diagnosis of cerebral metastases in choriocarcinoma patients. Acta Obstet. Gynecol. Scand. **59** (1980), 445–448

STAAB, H. J., L. M. AHLEMANN, H. L. KOCH, and F. A. ANDERER: Serial carcinoembryonic antigen (CEA) determinations in the management of patients with breast cancer. Oncodevel. Biol. Med. **1** (1980a), 151–160

STAAB, H. J., F. A. ANDERER, K. HIESCHE, E. WEHRLE, and W. RODATZ: Is serum $\beta_2$-microglobulin a tumor-marker in gastrointestinal cancer? Clin. chim. acta **106** (1980b), 309 to 318

STAAB, H. J., F. A. ANDERER, E. STUMPF und R. FISCHER: Rezidivprognosen bei Patienten mit Adenokarzinomen des Gastrointestinaltraktes auf der Basis von Carcinoembryonalem Antigen (CEA) und seinen zirkulierenden Immunkomplexen. Klin. Wschr. **58** (1980c), 125–133

STAGG, B. H. and G. A. WHILEY: Some characteristics of lactate dehydrogenase isoenzymes in tumours of the female genital tract. Clin. chim. acta **22** (1968), 521–534

STARKWEATHER, W. H., R. A. GREEN, H. H. SPENCER, and H. K. SCHOCH: Alterations of serum lactate dehydrogenase isoenzymes during therapy directed at lung cancer. J. lab. clin. Med. **68** (1966), 314–323

STEELE, L., E. H. COOPER, A. M. MACKAY, M. S. LOSOWSKY, and J. C. COLIGHER: Combination of CEA and gammaglutamyltranspeptidase in the study of the evolution of colorectal cancer. Brit. J. Cancer **30** (1974), 319–324

STIMSON, W. H. and E. SCOTT: The isolation and partial characterization of a new alpha-macroglobulin from human pregnancy serum. FEBS Letters **23** (1972), 298–302

STIMSON, W. H. and J. M. SINCLAIR: An immunoassay for a pregnancy-associated alpha-2-macroglobulin using antibody-enzyme conjugates. FEBS Letters **47** (1974), 190–192

STIMSON, W. H.: Correlation of the blood-level of a pregnancy associated alpha macroglobulin with the clinical course of cancer patients. Lancet I (1975), 777

STORRING, P. L., R. E. GAINESDAS, and D. R. BANGHAM: International reference preparation of human chorionic gonadotropin for immunoassay — Potency estimates in various bioassay and protein binding assay systems — and international reference preparations of the alpha-subunits and beta subunits of human chorionic gonadotrophin for immunoassay. J. Endocrinol. **84** (1980), 295–310

STRAUBE, W., B. KLAUSCH, R. HOFMANN und K. BROCK: Immunchemische Untersuchungen zum Problem der pregnancy-zone. Arch. Gynäk. **212** (1972), 230–245

SUNDBLAD, G., H. JORNVALL, and S. HAMMARSTROM: Structural and antigenic properties of carcinoembryonic antigen (CEA). Molec. Immunol. **16** (1979), 335–340

SUZUKI, Y. and R. TANAKA: Carcinoembryonic antigen in patients with intracranial tumors. J. Neurosurgery **53** (1980), 355–360

TAKAHASHI, A., A. YACHI, T. ANZAI, and T. WADA: Presence of a unique serum protein in sera obtained from patients with neoplastic diseases and in embryonic and neonatal sera. Clin. chim. acta **17** (1976), 5–12

Takeda, Y., T. Tominaga, M. Kitamura, T. Taguchi, T. Takeda, and T. Miwatani: Urinary polyamines in patients with gastric cancer and their change after gestrectomy. GANN **66** (1975), 445–448

Takeuchi, T., H. Fujiki, and T. Kameya: Characterisation of amylases produced by tumors. Clin. Chem. **27** (1981), 556–559

Tal, C., T. Dishon, and J. Gross: The agglutination of tumour cells in vitro by sera from tumour patients and pregnant women. Brit. J. Cancer **18** (1964), 111–119

Tal, C. and M. Halperin: Presence of serologically distinct protein in serum of cancer patients and pregnant women – An attempt to develop a diagnostic test. Isr. J. Med. Sci. **6** (1970), 708–716

Tappeiner, C., H. Denk, R. Eckerstorfer und J. H. Holzner: Vergleichende Untersuchungen über Auftreten und Lokalisation des carcinoembryonalen Antigens (CEA) und eines normalen perchlorsäurelöslichen Dickdarmschleimhautantigens (NC) in Carcinomen und Polypen des Dickdarms. Virchow's Arch. Abt. A **360** (1973), 129

Teasdale, C., A. M. Mander, R. Fifield, J. W. Keyser, R. G. Newcombe, and L. E. Hughes: Serum beta-2-microglobulin in controls and cancer patients. Clin. chim. acta **78** (1977), 135–143

Thomson, J. A., J.-F. Chiu, K. Sukuma, and L. S. Hnilica: Nuclear protein phosphokinases in normal and neoplastic tissues. Cancer Res. **37** (1977), 3266–3273

Thränhardt, H., F. Zintl, J. Millek und W. Plenert: Fötale Antigene auf Leukämiezellen. Arch. Geschwulstforsch. **48** (1978), 750–755

Tischendorf, F. W., I. Wüst und M. M. Tischendorf: Klinische Wertigkeit von kationischen lysosomalen Leukozytenproteinen: Bedeutung der immunologischen Bestimmung von kationischen Leukozytenantigenen (CLA) für die Diagnose der Blastenkrise bei chronischer Myelose. Klin. Wschr. **55** (1977), 685–693

Tormey, D. C., T. P. Waalkes, D. Ahmann, C. W. Gehrke, R. W. Zumwalt, J. Snyder, and H. Hansen: Biological markers in breast carcinoma – Incidence of abnormalities of CEA, HCG, three polyamines and three minor nucleosides. Cancer **35** (1975), 1095–1101

Trouillas, P.: Carcinofetal antigen in glial tumours. Lancet II (1971), 552

Tsou, K. C., S. Ledis, and M. G. Mc Goy: 5′-Nucleotide phosphodiesterase isoenzyme pattern in the serum of human hepatoma. Cancer Res. **33** (1973), 2215–2217

Tsou, K. C., M. G. Mc Coy, K. W. Lo, and W. T. London: 5′-Nucleotide phosphodiesterase isoenzyme in patients with hepatitis B infection. Cancer Res. **35** (1975), 2361–2364

Tsou, K. C., and K. W. Lo: Serum 5′-nucleotide phosphodiesterase isoenzyme-V-test for human liver cancer. Cancer **45** (1980), 209–213

Tunstall, A. M., J. M. L. Merriman, J. Milne, and K. James: Normal and pathological serum levels of alpha-2-macroglobulin in men and mice. J. clin. Pathol. **28** (1975), 133–139

Twining, S. S. and A. S. Brecher: Identification of alpha-1-acid glycoprotein, alpha-2-macroglobulin and antithrombin III as components of normal and malignant human tissues. Clin. chim. acta **75** (1977), 143–148

Uhlenbruck, G., G. Wintzer, J. Kania und O. Koch: In: Immunologische und klinisch-diagnostische Studien an tumor-assoziierten Antigenen, S. 64–74. Opladen: Westdeutscher Verlag 1979 (Forschungsberichte des Landes Nordrhein-Westfalen, Nr. 2903: Fachgruppe Medizin)

Uotila, M., E. Engvall, and E. Ruoslahti: Monoclonal antibodies to human alpha-fetoprotein. Molecul. Immunol. **17** (1980), 791–794

Uotila, M., E. Ruoslahti, and E. Engvall: Two-site sandwich enzyme immunoassay with monoclonal antibodies to human alpha-fetoprotein. J. immunol. Meth. **42** (1981), 11–15

Urdal, P. and P. Kierulf: Sensitive and specific radioimmunoassay for creatine kinase BB isoenzyme in serum with use of an autoantibody. Clin. Chem. **27** (1981), 83–87

Usategui-Gomez, M., F. M. Yeager, and A. Fernandez de Castro: A sensitive immunochemical method for the determination of the Regan isoenzyme in serum. Cancer Res. **33** (1973), 1574–1577

Usategui-Gomez, M., F. M. Yeager, and A. Fernandez de Castro: Regan isoenzyme in normal human sera. Cancer Res. **34** (1974), 2544–2545

UTHMANN, U. und H. P. GEISEN: β-2-Mikroglobulin. Dtsch. med Wschr. **106** (1981), 782–786

VAITUKAITIS, J. L., G. D. BRAUNSTEIN, and G. T. ROSS: A radioimmunoassay which specifically measures human chorionic gonadotropin in the presence of human luteinizing hormone. Am. J. Obstet. Gynecol. **113** (1972), 751–758

VAN NAGELL, J. R., E. S. DONALDSON, E. G. WOOD, and D. M. GOLDENBERG: Clinical significance of CEA in plasma and tumors of patients with gynecologic malignancies. Cancer **42** (1978), 1527–1532

VAN NAGELL jr., J. R., E. S. DONALDSON, M. B. HANSON, E. C. GAY, and E. J. PAVLIK: Biochemical markers in the plasma and tumors of patients with gynecologic malignancies. Cancer **48** S (1981), 495–503

VIHKO, P., A. KOSTAMA, O. JANNE, E. SAJANTI, and R. VIHKO: Rapid radioimmunoassay for prostate-specific acid phosphatase in human serum. Clin. Chem. **26** (1980), 1544–1547

VIHKO, P., O. LUKKARINEN, M. KONTTURI, and R. VIHKO: Effectiveness of radioimmunoassay of human prostatespecific acid phosphatase in the diagnosis and follow-up of therapy in prostatic carcinoma. Cancer Res. **43** (1981), 1180–1183

VINCENT, R. G., F. M. CHU, and W. W. LANE: Value of CEA in patients with carcinoma of the lung. Cancer **44** (1979), 685–691

VIOT, G., M. LECA, J. L. MOLL, F. DA SALVADOR, M. NAMER, F. DEMARD et B. P. KREBS: Dosage de la beta-2-microglobuline dans les cancers du sein, du poumon, du côlon et de la sphère ORL. Path. Biol. **26** (1978), 351–352

VIZA, D.: Human leukemic and leukemoembryonic antigens. In: Embryonal and fetal antigens in cancer. Eds. N. G. ANDERSON and J. H. COGGIN. Vol. 1. S. 369 (1971). Natl. Techn. Inf. Serv.

VIZA, D., M. LOUVIER, J. PHILLIPS, C. BOUCHEIX, and R. A. GUERIN: Solubilization of an antigen associated with certain bronchial tumours. Europ. J. Cancer **11** (1975), 765–770

VUENTO, M., E. ENGVALL, M. SEPPÄLÄ, and E. RUOSLAHTI: Isolation from human gastric juice of an antigen closely related to the carcinoembryonic antigen. Int. J. Cancer **18** (1976), 156–160

WAALKES, T. P., C. W. GEHRKE, W. A. BLEYER, and R. W. ZUMWALT: The urinary excretion of nucleosides of ribonucleic acid by patients with advanced cancer. Cancer **36** (1975), 390–397

WAALKES, T. P., J. E. MROCHEK, S. R. DINSMORE, and D. C. TORMEY: Serum proteinbound carbohydrates for following the course of disease in patients with metastatic breast carcinoma. J. Natl. Cancer Inst. **61** (1978), 703–708

WAGENER, D. J. T., P. J. J. VANMUNSTER, and C. HAANEN: Immunoglobulins in HODGKIN's disease. Europ. J. Cancer **12** (1976), 683–688

WANG, C. C., C. BANJO, A. FUKS, J. SHUSTER, and P. GOLD: Heterogeneity of the protein moiety of CE Antigens. Immunol. Comm. **5** (1976), 205–210

WANG, D. Y., R. D. BULBROOK, J. L. HAYWARD, J. C. HENDRICK, and P. F. FRANCHIMONT: Relationship between plasma CEA and prognosis in women with breast cancer. Europ. J. Cancer **11** (1975), 615–618

WANG, D. Y., P. R. GOODWIN, R. D. BULBROOK, and J. L. HAYWARD: Plasma Immunoglobulin levels in patients with breast cancer. Cancer **39** (1977), 2190–2193

WANG, H.-P. and C. Y. T. CHU: A solid-phase-enzyme linked immunosorbent assay for the quantitation of human plasma alpha-1-acid glykoprotein. Clin. Chem. **25** (1979), 546–549

WARD, E., B. PAIGEN, K. STEENLAND, R. VINCENT, J. MINOWADA, H. L. GURTOO, P. SARTORI, and M. B. HAVENS: Aryl hydrocarbon hydroxylase in persons with lung or laryngeal cancer. In. J. Cancer **22** (1978), 384–389

WEINHOUSE, S., J. B. SHATTON, W. E. CRISS, and H. P. MORRIS: Molecular forms of enzymes in cancer. Biochemie **54** (1972), 685–694

WELLS, S. A., D. A. ONTJES, G. W. COOPER, J. F. HENNESSY, G. J. ELLIS, H. T. MC PHERSON, and D. C. SABISTON jr.: The early diagnosis of medullary carcinoma of the thyroid gland in patients with multiple endocrine neoplasia type II. Ann. Surg. **182** (1975), 362–368

WELLS, S. A., D. E. HAAGENSEN, W. M. LINEHAM, R. E. FARRELL, and W. G. DILLEY: Detection of elevated plasma levels of CEA in patients with suspected or established medullary thyroid carcinoma. Cancer **42** (1978), 1498–1503

WEPSIC, H. T. and A. KIRKPATRICK: Alpha-fetoprotein (AFP) and its relevance to human disease. Gastroenterology **77** (1979), 787–796

WIBELL, L.: The serum level and urinary excretion of beta-2-microglobulin in health and renal disease. Path. Biol. **26** (1978), 295–301

WIEME, R. J., W. Z. VAN HOVE, and M. E. VAN DER STRAETEN: The influence of cytostatic treatment on serum LDH-patterns of patients with bronchial carcinoma and its relation to tumor regression. Ann. N.Y. Acad. Sci. **151** (1968), 213–221

WILHELM, A., P. G. BERGE, and H. SCHRIEWER: Analysis of sialyltransferase activity in human serum. J. clin. Chem. clin. Biochem. **18** (1980), 271–274

WILLIAMS, R. D., D. L. BRONSON, A. D. MYL, J. P. VANDERVOORDE, and A. Y. ELLIOTT: Carcinoembryonic antigen-like substance derived from human prostate. Cancer Res. **39** (1979), 2447 to 2450

WOLF, A., M. MIKSCHE, and H. BAUER: An improved antigenic marker of human lung carcinomas and its use in radioimmunoassays. Brit. J. Cancer **43** (1981), 267–275

WOOD, C. B., J. G. RATCLIFFE, R. W. BURT, A. J. H. MALCOLM, and L. H. BLUMGART: Clinical significance of the pattern of elevated serum carcinoembryonic antigen (CEA) levels in recurrant colorectal cancer. Brit. J. Surg. **67** (1980), 46–48

WOODS, R. L., F. SEARLE, P. WILSON, K. D. BAGSHAWE, and E. H. COOPER: Serum kappa-casein in breast cancer. Europ. J. Cancer **13** (1977), 1113–1118

YACHI, A., Y. MATSURA, C. M. CARPENTER, and L. HYDE: Immunochemical studies on human lung cancer antigens soluble in 50% saturated ammonium sulphate. J. Natl. Cancer Inst. **40** (1968), 663–682

YOUNG, J. L., R. G. REID, and J. W. CRAWFORD: Purification and radioimmunoassay of human alpha-1-fetoprotein: The effect of aggregates on the radioimmunoassay. Clin. chim. acta **69** (1976), 11–20

ZAMCHECK, N.: A summary of the present status of CEA in diagnosis, prognosis and evaluation of therapy of colonic cancer. Bull. Cancer **63** (1976), 463–472

ZAMCHECK, N. and E. W. MARTIN: Factors controlling the circulating CEA levels in pancreatic cancer. Some clinical correlations. Cancer **47** (1981), 1720–1730

ZARDI, L., B. CARNEMOLLA, D. CAGNASSO, and L. SANTI: Alpha-2-macroglobulin in normal and malignant human cells. Europ. J. Cancer **16** (1980), 35–42

ZAWADZKI, Z. A. and M. A. KRAJ: Attempts to demonstrate "tumor-globulin" in sera of patients with malignant neoplasms. Cancer **33** (1974), 965–969

ZIEGENBEIN, R., und K. RIECHE: LDH-Isoenzyme im Serum in der Verlaufskontrolle bei Tumorkranken. Dtsch. Gesundheitswes. **26** (1971), 1337–1340

ZIEGENBEIN, R., und C. N. SCHREMMER: LDH-Isoenzyme in Mamma-Karzinomgeweben unterschiedlicher Reifegrade. Z. exp. Chir. **7** (1974), 228–234

ZIEGENBEIN, R., K. H. JACOBASCH, G. PILGRIM und W. SEIFARTH: Zur CEA-Bestimmung im Plasma von Patienten mit Karzinomen und Polypen des Colons und Rektums. Arch. Geschwulstforsch. **50** (1980), 165–168

ZIMMERMANN, R., B. WAHREN, and F. EDSMYR: Assessment of serial CEA-determinations in urine of patients with bladder carcinoma. Cancer **46** (1980), 1802–1809

ŽIŽKOVSKÝ, V., H. KOPŘIVOVÁ, and J. SOUČEK: Isolation of alpha-1-fetoprotein. Neoplasma **25** (1978), 559–564

ZONDAG, H. A. and F. KLEIN: Clinical applications of lactate dehydrogenase isoenzymes: alterations in malignancy. Ann. N.Y. Acad. Sci. **151** (1968), 578–586

## Sachwortverzeichnis

FSC
www.fsc.org
MIX
Papier | Fördert
gute Waldnutzung
FSC® C083411

Kolibri 360 GmbH
Ferdinand-Jühlke-Straße 7
99095 Erfurt, Deutschland
produktsicherheit@kolibri360.de